全国医药职业教育药学类规划教材

药学微生物实用技术

（供高职高专使用）

主　　编　李榆梅

副 主 编　张晓光

编写人员　（以姓氏笔画为序）

王诚刚（山西生物应用职业技术学院）

李榆梅（山西生物应用职业技术学院）

巩海涛（山东药品食品职业学院）

张晓光（山西省医药规划设计院）

劳文艳（北京市医疗器械学校）

杜　敏（广东食品药品职业学院）

杨德花（山西生物应用职业技术学院）

吴　萍（山西中医学院中西医结合医院）

穆　童（山西保健食品研究中心）

中国医药科技出版社

全国医药职业教育药学类规划教材

编 写 说 明

随着我国医药职业教育的迅速发展，医药院校对具有职业教育特色药学类教材的需求也日益迫切，根据国发［2005］35号《国务院关于大力发展职业教育的决定》文件和教育部［2006］16号文件精神，在教育部、国家食品药品监督管理局、教育部高职高专药品类专业教学指导委员会的指导之下，我们在对全国药学职业教育情况调研的基础上，于2007年7月组织成立了全国医药职业教育药学类规划教材建设委员会，并立即开展了全国医药职业教育药学类规划教材的组织、规划和编写工作。在全国20多所医药院校的大力支持和积极参与下，共确定78种教材作为首轮建设科目，其中高职类规划教材52种，中职类规划教材26种。

在百余位专家、教师和中国医药科技出版社的团结协作、共同努力之下，这套“以人才市场需求为导向，以技能培养为核心，以职业教育人才培养必需知识体系为要素、统一规范科学并符合我国医药事业发展需要”的医药职业教育药学类规划教材终于面世了。

这套教材在调研和总结其他相关教材质量和使用情况的基础上，在编写过程中进一步突出了以下编写特点和原则：①确定了“市场需求→岗位特点→技能需求→课程体系→课程内容→知识模块构建”的指导思想；②树立了以培养能够适应医药行业生产、建设、管理、服务第一线的应用型技术人才为根本任务的编写目标；③体现了理论知识适度、技术应用能力强、知识面宽、综合素质较高的编写特点。④高职教材和中职教材分别具备“以岗位群技能素质培养为基础，具备适度理论知识深度”和“岗位技能培养为基础，适度拓宽岗位群技能”的特点。

同时，由于我们组织了全国设有药学职业教育的大多数院校的大批教师参加编写工作，强调精品课程带头人、教学一线骨干教师牵头参与编写工作，从而使这套教材能够在较短的时间内以较高的质量出版，以适应我国医药职业教育发展的需要。

根据教育部、国家食品药品监督管理局的相关要求，我们还将组织开展这套教材的修订、评优及配套教材（习题集、学习指导）的编写工作，竭诚欢迎广大教师、学生对这套教材提出宝贵意见。

全国医药职业教育药学类

规划教材建设委员会

2008 年 5 月

前　　言

本书是依据全国医药职业教育药学类规划教材建设委员会的统一安排，针对高职教育和高职学生的特点，体现医药职业教育特色，以强化技能训练和素质教育为主编写的，可供高职院校药学、药物制剂技术、生物制药技术、药品质量检测技术、中药制药技术及中药学专业试用的教材。

在编写过程中，遵照以实践为导向的课程体系，按“教学做”合一的思路，探索项目导向、课堂与实训一体化的教学模式，弱化了学科的系统性，突出了实用性、技术性及应用性，使学生重点掌握药学微生物操作的基本技能。因此，全书采用创新的体例格式，以项目集、项目、模块代替了篇、章、节，每一项目都有明确的学习目标与工作任务，这是本书的特色。

本书由山西生物应用职业技术学院教授李榆梅负责编写项目1、项目3及附录，并对全书进行修改；北京市医疗器械学校劳文艳负责编写项目2、项目12；山西保健食品研究中心穆童负责编写项目3、项目9；广东食品药品职业学院杜敏负责编写项目4；山东药品食品职业学院巩海涛负责编写项目5；山西省医药规划设计院高级工程师张晓光负责编写项目8；山西中医学院中西医结合医院吴萍负责编写项目10、项目11；山西生物应用职业技术学院杨德花负责编写项目6、项目9、项目11；山西生物应用职业技术学院王诚刚负责编写项目7、项目8；本书副主编为山西省医药规划设计院高级工程师张晓光，由非高职院校的一线技术人员参与高职教材的编写，保证了人才培养与岗位需求的直接接轨，使教材内容改革做到工学结合，从而更好地体现了高职教育的特点。

书中涉及的培养基名称、染色液名称等均以《中国药典》2005年版为依据。在本书的编写过程中，主要参阅了近年来由沈萍、范秀容、王道若及钱存柔等主编的有关微生物学及微生物学实验等教材，特此致谢。

由于编写医药类高职教材还在初创阶段，加之编写时间仓促、编者水平有限，书中错误和不妥之处在所难免，恳请广大师生在使用过程中批评指正。

编　者

2008年3月

目　录

欣弗事件发人深省，它所反映的是商品经济浪潮冲击下人类社会的诚信缺失，药物相关从业人员的素质关系到千千万万渴求健康的人的命运，从学生时代培养我们的职业道德是构建和谐社会的基础。

基本技能训练项目集

基本技能项目集包括药学微生物实用技术中最基础的技术，涉及进入实训室就应该掌握的清洗技术；进行消毒灭菌所必需的包扎、灭菌技术；观察微生物要求掌握的染色技术及镜检技术。

以上技术内容分属项目1、项目2、项目3、项目4。

项目1　常用清洗、包扎技术

项目2　消毒与灭菌技术

项目3　镜检技术

项目4　染色技术

项目1　常用清洗、包扎技术

学习目标

1. 微生物的概念。
2. 微生物的种类。
3. 微生物的命名。
4. 微生物的作用。

工作任务

1. 清洗、包扎微生物常用的玻璃器皿。
2. 配制微生物实训室常用的几种洗涤剂。

地球上的生物，除了常见的动物、植物外，还有众多个体微小、构造简单、存在广泛的微生物。这些微生物多数是有益的，它们已经涉及食品、医药、化工、冶金、环保和农业等众多领域。但是少数微生物可以造成人类、动物、植物的疾病，引起食品腐败、药物变质等危害。正是由于微生物广泛存在，在制药工业中，为保证药品质量和实验数据的真实、准确，就必须对各种器皿进行正确的清洗和包扎。

模块1　必备知识——微生物概述

一、微生物的概念

微生物是自然界中一类体型微小、结构简单的低等生物。必须借助光学显微镜或电子显微镜放大才能看见其个体的形态。其结构主要有单细胞、简单多细胞，甚至于没有细胞结构。

微生物同其他生物一样，都能从外界环境吸取养分，除此之外，微生物还具有种类多、分布广、繁殖快、易变异、与人类关系密切等特点。

二、微生物的种类

1．根据其生物学特性分类

（1）细菌　如大肠埃希菌、结核杆菌、金黄色葡萄球菌等。

（2）立克次体　如普氏立克次体、莫氏立克次体等。

（3）支原体　如肺炎支原体、解脲支原体等。

（4）螺旋体　如梅毒螺旋体、回归热螺旋体等。

（5）衣原体　如沙眼衣原体、肺炎衣原体等。

（6）放线菌　如灰色链霉菌、细黄链霉菌等。

（7）真菌（酵母菌和霉菌）　如黑根霉、青霉及曲霉等。

（8）病毒　如乙肝病毒、SARS 病毒等。

各类微生物形态见图 1－1。

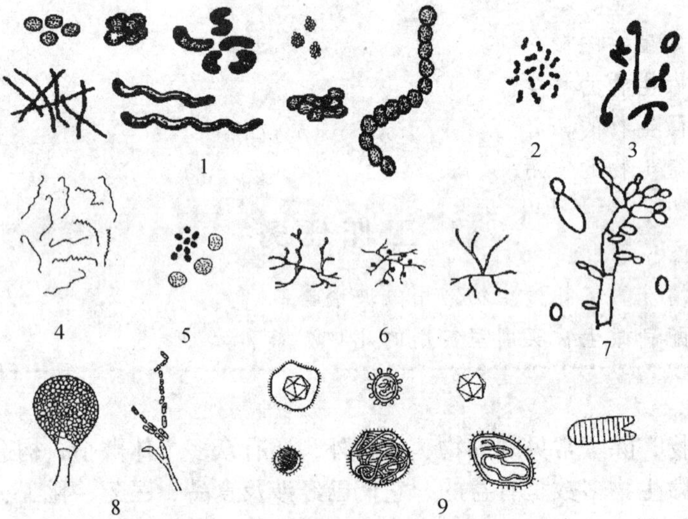

图 1－1　各种微生物形态示意图

1．细菌；2．立克次体；3．支原体；4．螺旋体；5．衣原体；6．放线菌；7．酵母菌；8．霉菌；9．病毒

2．根据其结构有无细胞及细胞核分类

（1）非细胞型微生物　个体结构极其微小，需用电子显微镜观察，不具细胞结构，只含有一类核酸（DNA 或 RNA），只能在活细胞中增殖，如病毒（图 1－2）。

（2）原核细胞型微生物 仅有原始核，称为核质，无核膜、核仁等结构，缺乏细胞器，同时含有两类核酸（DNA 和 RNA），如细菌、立克次体、支原体、螺旋体、衣原体和放线菌（图 1－3）。

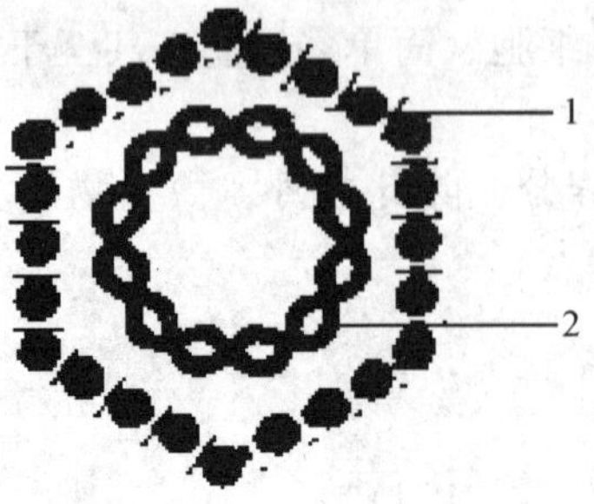

图 1－2　非细胞型微生物示意图

1．蛋白质（衣壳）；2．核酸（核酸芯）

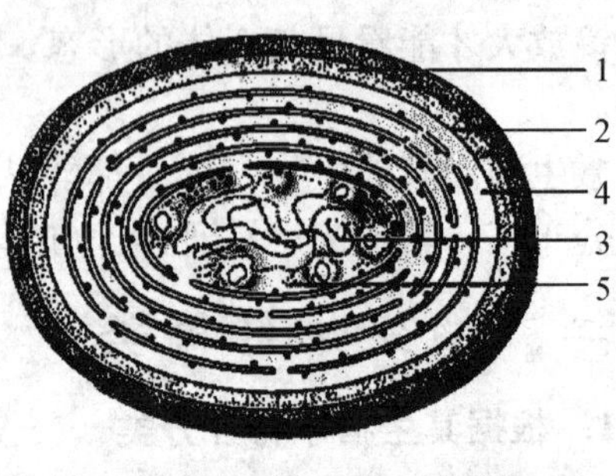

图 1－3　原核细胞型微生物示意图

1. 细胞壁；2. 细胞膜；3. 核质；4. 细胞质；5. 核糖体；

（3）真核细胞型微生物　有分化程度较高的细胞结构，有细胞核，具核膜、核仁等结构，有染色体、线粒体等完整的细胞器，同时含有两类核酸（DNA 和 RNA），如真菌（图1－4）。

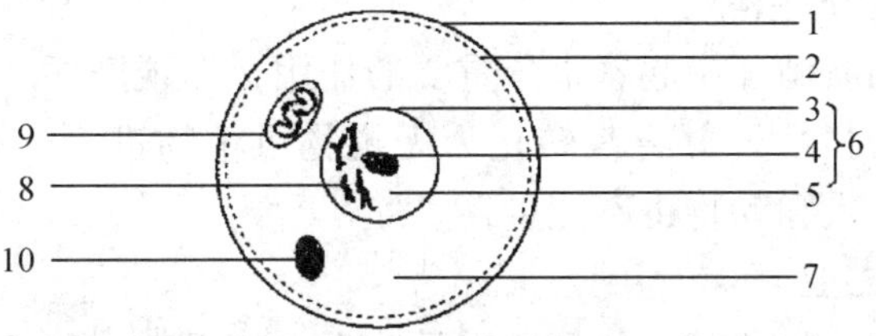

图1－4　真核细胞型微生物示意图

1. 细胞壁；2. 细胞膜；3. 核膜；4. 核仁；5. 核质；6. 细胞核；7. 细胞质；8. 染色体；9. 线粒体；10. 核糖体

三、微生物的命名

微生物的命名方法和其他高等生物命名方法一样，采用“双名法”。

“双名法”是瑞典植物学家林奈创立的，“双名法”是指用两个拉丁词给一个生物命名的方法。

“双名法”规定：

（1）一个物种的学名由两个拉丁词构成，常用斜体表示，前一个词是名词，表示属名，第一个字母大写，后一个词是形容词，表示种名，第一个字母小写。

（2）由于自然界物种繁多，容易出现同种异名或同名异种现象，为避免混乱，在种名后加上命名人的姓以区别。如金黄色葡萄球菌的学名为：*Staphylococcus aureus* Rosenbach。*Staphylococcus* 是名词为属名，第一字母大写，表示“葡萄球菌”的意思，*aureus* 是形容词为种名，第一个字母小写，表示金黄色的意思，Rosenbach 是金黄色葡萄球菌的定名人。

（3）只泛指某一属的微生物而不特指某一具体种时，则在属名后加 sp. 或 spp.（sp. 表示单数，spp. 表示复数，都是 species 的缩写）如：*Staphylococcus* sp. 表示葡萄球菌属的某一种细菌，*Staphylococcus* spp. 表示葡萄球菌属的细菌。

（4）在种名后加上 var.（variety 的缩写）表示某一变种，如结核分枝杆菌皮肤变种 *Mycobacterium tuberculosis* var. *cutis* Hauduroy。

（5）在种名后加上 subsp.（subspecies 的缩写）表示某一亚种，如结核分枝杆菌牛亚种 *Mycobacterium tuberculosis* subsp. *bovis* Hauduroy。

除以上表示外，微生物的分类中还存在型与株的名称：型（type）指的是同一种菌但在某些性质上有所区别，如根据抗原组成不同的血清型（serotype）；株（strain）是指一种微生物的每一不同来源的纯培养物，具有典型特征的菌称为标准株（standard strain）。在细菌检验的质量控制中，均需用标准株作为检验的质量指标。

四、微生物的作用

微生物在自然界广泛存在，与人类关系密切。大部分微生物对人和动物无害，有些甚至是有益的。

1. 参与自然界的物质循环

微生物在自然界物质循环中起着十分重要的作用，如碳循环、氮循环，只有微生物能分解和利用环境中的有机物，并将其转化为无机物供植物进行光合作用，如果没有微生物，植物将不能生存，人和动物也不能生存。

2. 微生物与医药工业

微生物可用于生产生物药剂，如利用青霉菌生产青霉素，利用大肠埃希菌、酵母菌生产胰岛素、人类血红蛋白、基因工程疫苗、干扰素、白细胞介素-2等细胞因子，微生物也可以生产预防传染病的菌苗、疫苗、类毒素和抗毒素。许多种微生物本身是很好的药材，如灵芝、猴头、马勃等。

随着基因工程技术的发展和完善，许多新型药物和菌苗、疫苗的不断开发成功，微生物在今后的药品生产上将越来越受到人们的重视。

3. 微生物与农业

微生物可用来制造发酵饲料、菌肥，还可进行生物防治，如利用白僵菌、苏云金芽孢杆菌消灭植物害虫。

此外，微生物在食品酿制、皮革、石油化工、冶金、“三废”处理及环保等众多方面也起着十分重要的作用。

但是，也有一部分微生物能引起人类或动植物病害，称之为病原微生物，引起人类疾病，如痢疾、伤寒、肝炎、AIDS以及SARS等。

模块2　技术安全常识

一、清洗

清洗是指在微生物实验、科研、药品检验等操作过程中，对所用的玻璃器皿等用具采用洗涤剂去除内外污物的过程。

清洗的方法和所用的洗涤剂因目的不同，清洁程度也不相同。一般来说，水只能洗去可溶于水的污染物，不溶解于水中的污染物，必须用其他方法处理后再用水洗。

所有微生物实验、科研、药品检验所用的器皿，无论是用过的，或新购置的，在使用前都要清洁达到要求，才能进行灭菌，否则将影响质量，必须加以重视。

玻璃器皿清洁之后，有些要灭菌，有些则需晾干、烘干后备用。

二、包扎

对于需要灭菌的器皿，在灭菌前，必须正确包扎，灭菌之后取出才不会被污染，只有在使用之前才能按要求拆开包扎物。

三、注意事项

(1) 玻璃器皿一旦沾染了微生物，均要先用高压灭菌锅进行灭菌，或在消毒液如5%石炭酸溶液中浸10min以后才能清洗。

(2) 新购置的玻璃器皿因含有游离碱，使用前也必须清洗。

(3) 玻璃器皿用过后，最好在未干燥前进行清洗，尤其是滴管、移液管等，如不立即清洗，也应浸在水中或消毒液中。

四、常用玻璃仪器、用具的品种及规格

微生物实验中最常用的玻璃仪器有：试管（18mm × 180mm，13 ~ 15mm × 150mm，10 ~ 12mm × 100mm）、烧杯（50ml，100ml，150ml，200ml，250ml，500ml，800ml，1000ml）、锥形瓶（50ml，100ml，200ml，250ml，300ml，500ml）、移液管（吸管）(0.5ml，1ml，2ml，5ml，10ml，25ml，50ml)、培养皿（据皿底直径有75mm，90mm，一般用玻璃皿盖，必要时用陶瓷皿盖）、载玻片（75mm × 25mm）、盖玻片（18mm × 18mm）、滴定管（50ml，100ml）、滴管（0.1ml，0.5ml）、广口玻璃瓶（25ml，50ml，100ml，250ml，500ml，1000ml）、细口玻璃瓶（25ml，50ml，100ml，250ml，500ml，1000ml）、滴瓶（含棕色）（30ml，50ml）、活塞吸管（微量加样器）（5μm，10μm，20μm，25μm，50μm，100μm，200μm，500μm，1000μm）、吸嘴。

五、配制洗涤剂的常用试剂

重铬酸钾（工业用）、浓硫酸、氢氧化钠溶液（0.1mol/L）、苏打水、氨水、乙醇（95%）、石炭酸溶液（0.5%，5%）、浓硝酸、漂白粉液、蒸馏水、肥皂、氢氧化钾溶液（0.1mol/L）、盐酸溶液（10%，0.1mol/L）

模块3 玻璃器皿的洗涤、干燥和包扎

一、玻璃器皿的洗涤

1. 新购置的器皿

新购置的玻璃器皿最好的办法是用10%的盐酸溶液浸泡12h，再用清水洗净；也可浸在肥皂水中1h，再用清水洗净。

2. 一般器皿

(1) 一般器皿如试管、烧杯、培养皿等，若沾有有害微生物，先用高压灭菌锅灭菌或用漂白粉溶液消毒后，再用水洗。

(2) 用肥皂水洗时，可以加热煮沸，洗过之后用清水冲洗几次，最后用少量蒸馏水洗一次，器皿干燥后就会更加洁净、光亮。

（3）若需更洁净的器皿，可用浓铬酸洗液处理。试管、烧杯、培养皿等在铬酸洗液中浸10min，滴定管、吸管和移液管则要1~2h。洗涤液处理后的玻璃器皿，要用水充分冲洗，将洗液完全洗去，最后用少量蒸馏水再洗1次。

3. 载玻片与盖玻片

已用过的带有活菌的载玻片与盖玻片，可先浸在5%的石炭酸溶液中消毒，然后用水冲洗干净，水洗后在铬酸洗涤液中浸数小时后再用水洗几次。

若载玻片和盖玻片上沾有油脂等物质，可先用肥皂水煮过后再洗。

洗净的载玻片与盖玻片，可贮存在95%的酒精（滴入少量浓盐酸）中，用时可用柔软洁净的布擦干或将酒精烧去。

4. 滴定管、吸管和移液管

带菌的滴定管、吸管和移液管等，应立即投入5%石炭酸溶液中浸泡12h，先进行灭菌。然后用自来水冲洗，再用蒸馏水冲净。不带菌的可直接清洗。

5. 特殊清洁法

精密的实验，只将玻璃表面附着物洗去还不够，玻璃中的可溶性杂质也影响实验结果。这些玻璃器皿，可先在0.1mol/L的氢氧化钾溶液或0.1mol/L的氢氧化钠溶液中煮1h，洗过后再在0.1mol/L的硫酸或0.1mol/L的盐酸溶液中煮1h。然后再用蒸馏水洗几次，再在蒸馏水中浸几小时后干燥。

二、玻璃器皿的干燥

洗净后的玻璃器皿，一般是放在木架上或其他合适的地方，在室温下干燥。若需要高温干燥，温度一般在80~100℃为宜。压缩空气吹干比较快，但压缩空气不太洁净，需要很干净的器皿时不宜用。若需快速干燥，可将洗净的玻璃器皿先用无水酒精少许湿润，倒去后再加少许乙醚，任其干燥。

三、玻璃器皿的包扎

洗净的玻璃器皿，有些还需在电烤箱中进行干燥，灭菌前需要包扎。

1. 培养皿

培养皿可单独用纸包装，也可几套培养皿一起用纸包装。

2. 试管、烧杯、锥形瓶

试管、锥形瓶先加棉塞，烧杯口加盖6~8层纱布，最后用纸包扎后在电烤箱中进行干热灭菌。

3. 移液管

为防止细菌进入口中，并避免将口中细菌吹入移液管内，移液管应距管口1~2mm处用铁丝塞入棉花少许（约4~5cm长）。棉花要塞得松紧适宜，吹时能通气但棉花不滑下去。将塞好棉花的移液管尖端，放在4~5cm宽的纸条一端约成45°角，折叠纸条包住尖端，用左手捏住移液管，右手将移液管压紧，在桌面上向前搓转，每只移液管分别以螺旋式包扎起来。上端剩余纸条折叠打结，放在电烤箱中准备灭菌（图1-5）。

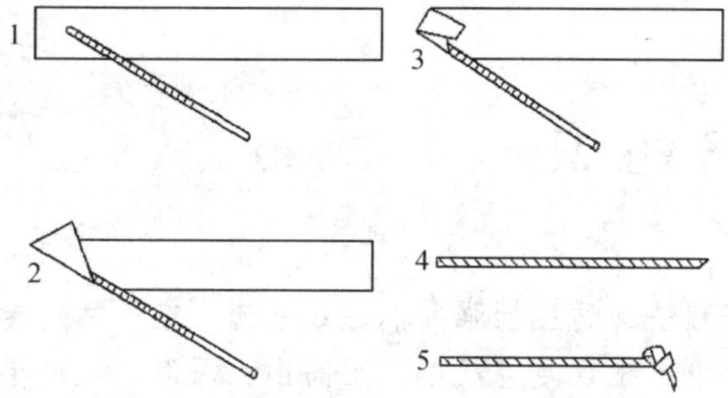

图1-5 吸管的包装方法

模块4 常用洗涤液配制使用技术

一、铬酸洗涤液的配制与使用

1. 配方

浓配方：	重铬酸钾（工业用）	40g
	浓硫酸（粗）	500ml
	自来水	160ml
稀配方：	重铬酸钾（工业用）	50g
	浓硫酸（粗）	100ml
	自来水	850ml

2. 方法

将重铬酸钾溶解在自来水中，慢慢加入浓硫酸，边加边搅拌，配好后，贮存于广口的玻璃瓶内，盖紧塞子备用。应用此液时，器皿必须干燥，同时切忌把大量还原物质带入，这样就可应用多次，直到溶液呈青褐色为止。在使用时，为增加去污作用，稀的铬酸洗涤液可以煮沸使用。

二、酸和碱的使用

若器皿上沾有焦油和树脂等物质，可用浓硫酸或40%的氢氧化钠溶液使它们溶解后洗去，一般只需5~10min，有时需数小时。

三、肥皂和其他洗涤剂的使用

肥皂水是很好的去污剂，加热后去污力更强。油脂太多的器皿，先用吸水纸将油擦去后，再用肥皂水洗。此外还有其他洗涤剂如10%的磷酸钠溶液去污、去油脂能力更强，比用肥皂洗更加洁净。

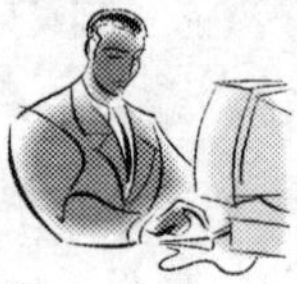

扩展知识

微生物种类多、繁殖快、适应性强并能通过水流、空气到处传播，因此它们广泛分布于自然界中。无论是土壤、水还是空气中甚至高山、深海、人迹罕至的冰川，温度极高的温泉和火山口中都有微生物的足迹。它们对自然界的物质循环、生态平衡起着极其重要的作用。可以说没有微生物就没有自然界。

尽管空气中营养缺乏，且受紫外线照射，不适宜微生物的生长繁殖，然而，空气中却含有相当数量的微生物。它们主要来自土壤飞扬起来的尘土、水面吹起的小水滴、人和动物体表的干燥脱落物，及通过唾液飞沫、咳嗽、痰、打喷嚏等方式排出的呼吸道废物。它们附着在短暂悬浮于空气中的尘土和液滴中随气流在空气中传播。所以，尘埃越多，人口越稠密，微生物也越多。一般在畜舍、公共场所、宿舍、医院、城市街道的空气中微生物的数量最多，而海洋、高山、森林地带和终年积雪的山脉及高纬度地带的空气中，微生物的数量少。

空气中常见的微生物有：细菌、霉菌的孢子及酵母菌、放线菌等非致病菌；有时还有病原微生物，如：结核杆菌、白喉杆菌、葡萄球菌、链球菌、肺炎双球菌、流感病毒、脊髓灰质炎病毒等。大部分微生物在空气中存活时间只有数秒钟，有的则能继续存活几个星期、几个月甚至更长的时间。一些抵抗力比较强的微生物存活时间较长，例如细菌中的芽孢杆菌、小球菌、八叠球菌等，霉菌中的青霉、曲霉、镰刀霉、毛霉、根霉野生酵母等，以及少数放线菌。一般病原微生物在空气中一般很容易死亡，但结核杆菌、白喉杆菌、葡萄球菌、链球菌、肺炎双球菌、炭疽杆菌、流感病毒、脊髓灰质炎病毒、SARS 病毒等，也可在空气中存活一段时间。

空气中的病原微生物易引起呼吸道疾病和创口感染，因此，医院病房、门诊部、手术室应进行空气消毒，以免病原菌散布；空气中的微生物还会污染培养基、生物制品、药物制剂等，因此菌种接种室，无菌制剂生产车间都应进行空气消毒以保证产品质量。

甲型链球菌是人呼吸道菌群中最常见的细菌，我们可以通过测定甲型链球菌的指标来分析空气被微生物污染的程度。

操作与练习

一、复习思考题

1. 什么是病原微生物，什么是微生物?
2. 简述微生物的种类及主要特征。

3．简述微生物的作用及命名方法。

二、实践练习题

1．微生物实验室常用的洗涤剂如何配制？
2．如何清洗带致病菌的载玻片和盖玻片？
3．移液管在进行干热灭菌前应如何包扎？
4．带菌的吸管应如何处理？

（李榆梅）

项目2　消毒与灭菌技术

学习目标

1. 控制有害微生物的重要性。
2. 灭菌、消毒、防腐、无菌的概念。
3. 常用的灭菌方法。
4. 常用的消毒方法。

工作任务

1. 火焰灭菌法灭菌接种环。
2. 用干热灭菌法灭菌试管、小烧杯等玻璃仪器以及石蜡油等。
3. 用高压蒸汽灭菌法灭菌微生物培养基、移液器枪头、玻璃仪器等。
4. 用煮沸法消毒玻璃注射器。
5. 用过滤除菌法过滤溶液。

微生物包括细菌、真菌、病毒等，凡有生命的地方都有微生物存在，他们在自然界的物质转化过程中，起着不可代替的作用。多数微生物对农业生产、药物生产及环境保护都有利，但是许多病原微生物可引起生物疾病，部分霉菌、放线菌可引起粮食、药材霉变，给国民经济带来重大损失。因此，要掌握正确的消毒、灭菌方法，以控制有害微生物的传播与扩散。

模块1　必备知识——消毒与灭菌

一、控制有害微生物的重要性

1. 控制病原微生物，阻断病原传播

病原微生物可引起人类及动、植物的各种疾病，严重者可导致瘟疫流行、灾民遍野。鼠疫、霍乱、狂犬病、SARS等传染性疾病曾严重威胁人类生命健康，只有有效阻断微生物的传播与扩散，才能控制疫情蔓延。

2. 控制微生物，有利于国民经济发展

微生物引起的食物、粮食、药材等的霉变给国民经济带来重大损失，因此，要防止放线菌、霉菌等易引起霉变的微生物传播。

3．有效控制微生物，防止药源性疾病的发生

药源性疾病（人类使用了变质药物后，药物中的微生物及其代谢产物引起的疾病称药源性疾病）可引起人体严重的疾病甚至导致死亡。为减少微生物污染药物造成的经济损失，防止引起药源性疾病发生，要控制有害微生物的传播。

4．控制微生物传播，可避免杂菌污染及有害菌传播

在研究微生物过程中或细胞培养过程中如果被杂菌污染，会造成假结果或培养基霉变引起试验过程失败。微生物制药过程中污染杂菌，会导致整个过程失败，造成重大经济损失。因此在微生物制药和研究微生物及细胞培养的过程中，要严格灭菌、消毒，避免杂菌污染及有害菌传播。

二、基本概念

1．灭菌

利用物理或化学方法，使物体上或介质中的所有微生物（包括细菌和芽孢）死亡的方法称灭菌。微生物的“死亡”指微生物不可逆地失去生长、分裂、繁殖的能力。

2．消毒

杀灭物体上或介质中的病原微生物，但不一定杀死芽孢和部分非病原微生物的方法，称消毒，其目的是防止病原菌的传播。

3．防腐

抑制或防止微生物的生长、繁殖以防物品腐败的方法，称防腐。常用于保存药品、食品、生物制品等。

4．无菌

在一定范围内，没有活的微生物存在，称无菌。灭菌后的物品或介质为“无菌状态”。

三、灭菌与消毒方法简介

1．化学方法

主要用于杀灭病原微生物和抑制微生物生长繁殖，因此，化学方法常针对消毒而言。用于消毒的化学药品称为消毒剂。低浓度的消毒剂在一定范围内能抑制有机体表面微生物的生长、繁殖，称为防腐，此时该化学药剂称为防腐剂。消毒剂的种类很多，性质不一，应根据具体情况选择既安全又有效的消毒剂。

消毒剂在适合酸碱度范围内及合适的浓度下，杀菌速度随着温度的升高而加快，同时，使用消毒剂时还要考虑微生物的种类、数量及环境中有机物质的保护效应。以下是常用的消毒剂种类（表2－1）。

表2－1 常用的消毒剂名称、浓度及用途

消毒剂名称	浓度	用途	使用注意事项
乙醇	70%～75%	常用于皮肤消毒	
苯氧乙醇	2%水溶液	用于治疗铜绿假单胞菌感染的伤口及烧伤感染	

续表

消毒剂名称	浓度	用途	使用注意事项
洗必泰	0.2% ~0.5% 0.05%	消毒器械 消毒皮肤、黏膜、冲洗伤口	常制成葡萄糖酸盐、盐酸盐、醋酸盐使用，在中性或弱碱性溶液中活性较高。对芽孢、结核杆菌和病毒的消毒效果较差。0.5%的洗必泰与70%的乙醇混合使用，杀菌效果更好。不能与肥皂、洗衣粉、升汞及其他阴离子物质合用
过氧乙酸	0.5% 0.2% ~0.5%	皮肤消毒 用于塑料、织物、水果、蔬菜、鸡蛋、药材等消毒	市售的20%过氧乙酸水溶液性质不稳定，易分解，可用冰箱保存。过氧乙酸为强氧化剂，对皮肤、金属有较强腐蚀性，使用浓度不宜过高
碘伏	0.05%， 1% ~5% 0.1%，	广谱杀菌 餐具 治疗炎症或溃疡 冲洗	作用较慢。持续效果约1h，有机物存在时，消毒效果下降，对金属腐蚀性较小，但对银、铝、和二价合金铜、碳、钢制品有一定影响，浓度过高，易使皮肤干燥。稀溶液不稳定，使用前配制
甲醛	3% ~5% 4%甲醛加5%硼酸 8%水溶液与70%乙醇混合 30% ~40%（福尔马林）	杀灭细菌菌体、芽孢、真菌和病毒 浸泡医疗器械12h达到灭菌效果 浸泡器械或消毒排泄物 常用于保存动植物标本；用于气体熏蒸和液体消毒，可用于灭活制备菌苗和类毒素	室内消毒：①室温20℃，湿度达到70%以上，用过量甲醛，紧闭门窗16h或②甲醛和$KMnO_4$（$400ml/30g \cdot m^2$）产生大量甲醛气体，用于室内消毒
碘酒（碘酊）	2.5%	常用皮肤消毒。广谱杀菌，对分支杆菌、真菌、病毒和一些芽孢有效果	碘对皮肤有刺激性，易使皮肤、衣物着色，可用70%乙醇擦去。由于对碘过敏可引起发热和全身性皮疹反应。忌与升汞、红汞溶液混用
戊二醛	2%水溶液	用于精密仪器及不耐热的物品消毒	①用0.3%固体碳酸氢钠或枸橼酸调pH为7.8~8.5，杀灭芽孢作用最强；②对皮肤、黏膜、眼有刺激，应避免与皮肤直接接触；③浓的水溶液在4℃稳定，温度低于10℃消毒效果低，pH9以上发生聚合反应；④使用10h达灭菌效果，30min达到消毒效果，欲对肝炎病毒起到作用，需1h
苯酚（石炭酸）	3% ~5%水溶液	能杀灭细菌营养体，不能杀灭芽孢、真菌和病毒，常用于浸泡玻片、器械和室内空间喷雾消毒	①酸性条件下，活性最强；②对金属有腐蚀作用，对皮肤组织有刺激作用，对人的神经细胞有毒性
苯酚:乳酸	1:1（*V/V*）	用于熏蒸无菌操作室	

续表

消毒剂名称	浓度	用途	使用注意事项
来苏儿（甲酚皂）	2% 3% 5%	皮肤消毒 杀多数病菌繁殖体，对芽孢作用弱 消毒玻片、器械、衣物	①不能消毒与食品、药品有关的容器、工具及生产场所；②有毒性，消毒手后有麻木感
苯扎溴铵	0.05%～0.1%	对 G^+ 菌作用较强，0.1%的水溶液对皮肤、黏膜、创伤、器械、棉织物有清洗、消毒的双重作用	①在中性或弱碱性溶液中效果佳；②与肥皂、其他合成洗衣剂、有机物接触时，降低活性
乳酸	0.33～1mol/L	空气消毒	熏蒸房间做空气消毒时可与等量苯酚合用熏蒸，密闭12h以上
高锰酸钾	1%水溶液	消毒皮肤、尿道、蔬菜、水果、碗筷等	用高锰酸钾消毒物品时，表面要清洁干净
过氧化氢	3%	消毒皮肤、创伤、溃疡、口腔黏膜、化脓性炎症，厌氧菌感染等	不稳定、易失效
含氯消毒剂（氯和次氯酸盐） 漂白粉	0.2～0.5mg/ml 10%～20%	消毒、清洗伤口、溃疡、坏疽和体腔等，对细菌、真菌、病毒均有作用。 消毒无渗透设备的表面，如：脸盆等	①对分枝杆菌、芽孢需较高浓度，较长时间才有效；②氯有刺激性和毒性；③次氯酸盐对金属有腐蚀性；④有机物可降低次氯酸盐的活性；⑤pH＜5或pH＞9时抗菌效能降低
甲紫	2%～4%	对 G^+ 菌，特别是对葡萄球菌作用强，常用于消毒伤口、烧伤、溃疡、真菌感染等	
环氧乙烷	1%～5%	对病毒、真菌、细胞及芽孢有较强杀灭作用，适用于塑料、橡胶、纸板等包装的固体药品及纸张、木材、皮革、金属、塑料、化纤、橡胶等制品的灭菌	①灭菌时，环氧乙烷应充满被消毒物品所在的真空容器或耐压容器中，连续作用4h以上；②环氧乙烷的沸点为10.8℃，易爆，使用时严禁接触明火；③环氧乙烷对人体有毒，使用时防止直接接触；④搬运环氧乙烷贮存罐时，应轻拿轻放，避免撞击；⑤环氧乙烷滴在皮肤上，用水冲洗，浸入眼内，用硼酸水冲洗

用甲醛熏蒸法对消毒接种室、培养室的空气进行消毒。

（1）加热熏蒸　按熏蒸空间计算，量取40%甲醛溶液，盛在小烧杯或白瓷坩埚内，用铁架支好，在酒精灯内注入适量酒精（估计能蒸干甲醛溶液所需的量）。将室内各种物品准备妥当后，点燃酒精灯，关闭室门。任甲醛溶液煮沸挥发。酒精灯最好能在甲醛溶液蒸完后即自行熄灭。

（2）氧化熏蒸　称取高锰酸钾（相当于甲醛用量的一半）于一白瓷坩埚或玻璃烧杯

内，再量取定量的甲醛溶液，室内准备妥当后，把甲醛溶液倒在盛有高锰酸钾的器皿内，立即关门。几秒钟后，甲醛溶液即沸腾挥发。氧化作用产生的热可使其余的甲醛溶液挥发为气体。甲醛溶液熏蒸后关门密闭保持12h以上。

甲醛熏蒸对人的眼、鼻有强烈刺激，在一定时间内不能入室工作。为减弱甲醛对人的刺激作用，甲醛熏蒸12h后，再量取与甲醛等量的氨水中和，迅速放于室内，同时敞开门窗，释放有刺激性气体。

2．物理方法

物理因素影响着微生物的化学合成和新陈代谢，因此可用改变环境中物理因素的方法进行灭菌、消毒和防腐。常用的物理方法有：低温抑菌法、热力灭菌法、射线照射灭菌法，超声波灭菌法及机械除菌法等。这些方法将在本项目模块2、模块3、模块4、模块5内容中详细介绍。

模块2　干热灭菌技术

一、焚烧与灼烧

焚烧与灼烧，是直接利用火焰将微生物烧死的一种灭菌方法，又称火焰灭菌法。焚烧是一种彻底的灭菌方法，其作用范围：污染纸张、垃圾等废弃物及动物尸体等；灼烧一般用于可直接加热的仪器、器皿等的灭菌，例如：接种环、手术刀、镊子等金属器械及试管、三角瓶、小烧杯等。

注意事项：

（1）灼烧时要用酒精灯外焰加热。

（2）灼烧接种环时，要不停捻动接种环的棒部，以便受热均匀，先烧环部，烧红、烧透，再烧柄部。

（3）灼烧试管、三角瓶、小烧杯等玻璃器皿时，要用灼烧过的镊子夹住仪器口壁，然后使器皿口朝上倾斜45°，用酒精灯外焰从底部依次向上均匀加热（注意仪器内不能有水存留），最后烧灼管口、瓶口。

（4）纸片等易燃物品用灼烧法灭菌时，用无菌镊子夹住纸片，迅速在酒精灯外焰移动，以杀死微生物（注意纸的两侧应均匀灼烤）切忌烤糊。

二、干热灭菌法

其原理是利用热辐射及干热空气进行灭菌，常用仪器是恒温干燥箱（图2－1）。此法适用于玻璃、金属和木质的器皿的灭菌。

1．恒温干燥箱的注意事项

（1）对玻璃器皿、瓷器、金属等耐热物品灭菌时，首先要清洗干净，控干水，不能沾有油脂等有机物。按要求包扎好后，放入恒温干燥箱内，且忌用油纸包扎，以防着火。然后调节温度到160～170℃持续2h以上，温度不要超过170℃。

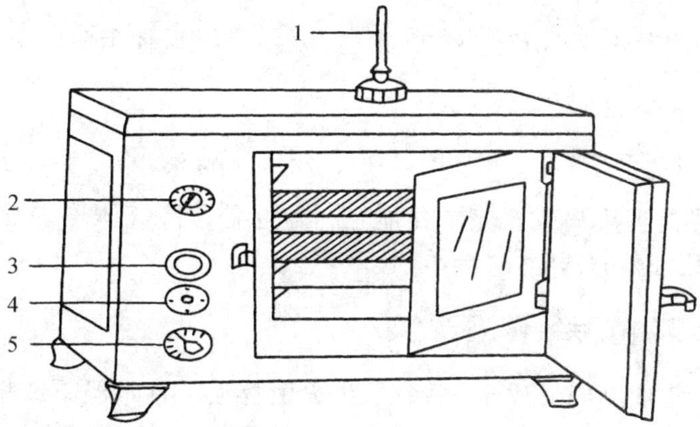

图2-1 恒温干燥箱

1. 温度与排气孔；2. 温度调节旋钮；3. 指示灯；4. 温度调节器；5. 鼓风钮

（2）对纸张、棉花等物品及凡士林、部分粉剂等药品灭菌可用140℃ 持续3h。

（3）对注射器、安瓿等灭菌时，180℃、45min 即可。用180℃、2h 或250℃、45min 可除去热原质。

（4）灭菌开始前要调节好温度、时间，关好箱门，待温度慢慢升高。灭菌结束时，关闭电源，温度慢慢降至60℃左右再开启箱门，以免高温度的玻璃因骤冷而破碎。

（5）灭菌时，干燥箱内物品不能堆放过多、过密，以防空气不易流通。用纸包扎的待灭菌物，不可紧靠干燥箱壁，以防着火。

（6）取出灭菌物品时，小心不要碰破电热干燥箱顶部放置的温度计。水银温度计打破后，立即报告老师，一定要及时处理，防止水银蒸发中毒。可先用硫磺铺洒在污染的地面和仪器上，然后用吸管清除水银。

（7）干燥箱内有焦煳味应立即关闭电源，报告教师。

2. 干热灭菌箱的使用方法

（1）把待灭菌物品包好，放置入干燥箱内，不要堆放过挤。

（2）接通电源，按下开关，黄灯亮，旋转干燥箱顶部调气阀，打开通气孔，排出箱内冷空气；旋转恒温调节器至红灯亮，逐渐升温，待干燥箱内温度上升至100～105℃时，旋转调气阀，关闭通气孔。

（3）继续加热，调节电热干燥箱温度至所需温度，箱内有纸、棉花时不能超过170℃。恒温所需时间一般为：160～170℃、2h 以上；170～180℃、1h 以上；250℃、45min 以上。

（4）灭菌完毕，切断电源，待箱内温度降到60℃，再打开干燥箱门，取出物品。

模块3 湿热灭菌技术

湿热灭菌是利用湿热蒸汽比干热空气穿透力大，易使菌体蛋白质变性而使微生物死亡的方法。

一、流通蒸汽法

把待灭菌物品置于蒸锅或蒸笼的蒸屉上，盖好盖，待气体均匀冒出后，持续15~30min，此法可杀死细菌的营养体，不能杀灭芽孢。

二、间歇灭菌法

先用100℃蒸汽加热15~30min后，取出灭菌物品，置常温下或培养箱中过夜，芽孢萌发成营养体，再用蒸汽灭菌。如此反复3次，可达到完全灭菌的目的，此方法适用于不能耐100℃以上温度的物质和一些糖类或蛋白质类物质。如：含血清培养基的灭菌。

三、高压蒸汽灭菌法

高压蒸汽灭菌法是一种彻底而迅速的灭菌方法。现在已经被广泛使用。适用范围：①耐高温和潮湿的物品，如：培养基、衣物、敷料、玻璃器材以及传染性污染物等；②接种及培养后的培养基。

高压蒸汽灭菌法需要的设备为：高压蒸汽灭菌器。

高压蒸汽灭菌器的工作原理：常压下，水的沸点是100℃，随着容器里的压力升高，水的沸点也将升高，因此可以提高蒸汽的温度，人为使容器内的压力持续一定的时间，可达到彻底灭菌的目的。

使用高压蒸汽灭菌器要按要求操作，特别注意安全事项。

一般微生物实验室使用小型手提式、立式或卧式高压蒸汽灭菌器（图2-2）。手提式多为人工控制型，而立式或卧式高压蒸汽灭菌器现多为全自动或半自动型，使用时根据需要调整灭菌温度与时间。

1. 使用高压蒸汽灭菌锅注意事项

（1）加水　使用高压蒸汽灭菌器注意仪器内水量充足，加水达到标识线。

（2）加料　将灭菌物品疏松排列在高压蒸汽灭菌器内，保证空气畅通。被灭菌的容器表面必须洁净且不污染有机物质，并用一定方法包扎，防止脱落。盛装液体制剂的容器要耐高温，高压、并保证器皿盖上有通气孔，使容器内外相通，如：灭菌生理盐水时，在瓶盖上插一注射器针头可使容器内外气体相通，保证容器不会因高压而损坏。

（3）加盖　盖好灭菌器盖，拧紧加压装置，检查放气阀和安全阀，全自动仪器要设置好压力、温度、时间。

（4）排放冷空气　加压之前必须先排除仪器内的冷空气，待灭菌器内有白色蒸汽持续冒出时，关上放气阀（全自动装置可忽略此环节）。

（5）灭菌　实验室中常用的方法是：121.3℃，持续20min，可达到较好的灭菌效果。不能耐受121℃的含糖培养基或注射液可用115℃，持续30min或更长的时间达到灭菌目的。也可用126.5℃，15min达到灭菌目的。

（6）开盖取物　高压蒸汽灭菌结束时不要急于打开锅的压力阀，要等仪器内外压力平衡后（压力表降至接近“0”时）再打开压力阀，以免锅内液体喷溅伤人及灭菌器皿破裂。

（7）严密监控　灭菌时不能离开工作现场，控制好灭菌压力，以防压力过高破坏培养基成分，防止高压锅超过耐压范围时爆炸伤人。

2. 操作练习

手提式高压灭菌锅的使用方法

（1）加水　打开灭菌锅盖，向锅内加水至量高水位的标示高度。

（2）加料　将待灭菌物品包扎后放入灭菌桶内，注意物品不要堆放太紧或紧靠锅壁。

（3）盖好锅盖　将盖上的软管插入灭菌桶的槽内，加盖，对齐上、下栓口，以对角方式均匀旋紧螺栓，使锅盖紧闭。

（4）排放锅内冷空气及升温灭菌器　打开放气阀，加热。自锅内开始产生持续的高温蒸汽3～5min后关闭放气阀。待压力逐渐上升至所需温度时，控制热源，维持所需温度

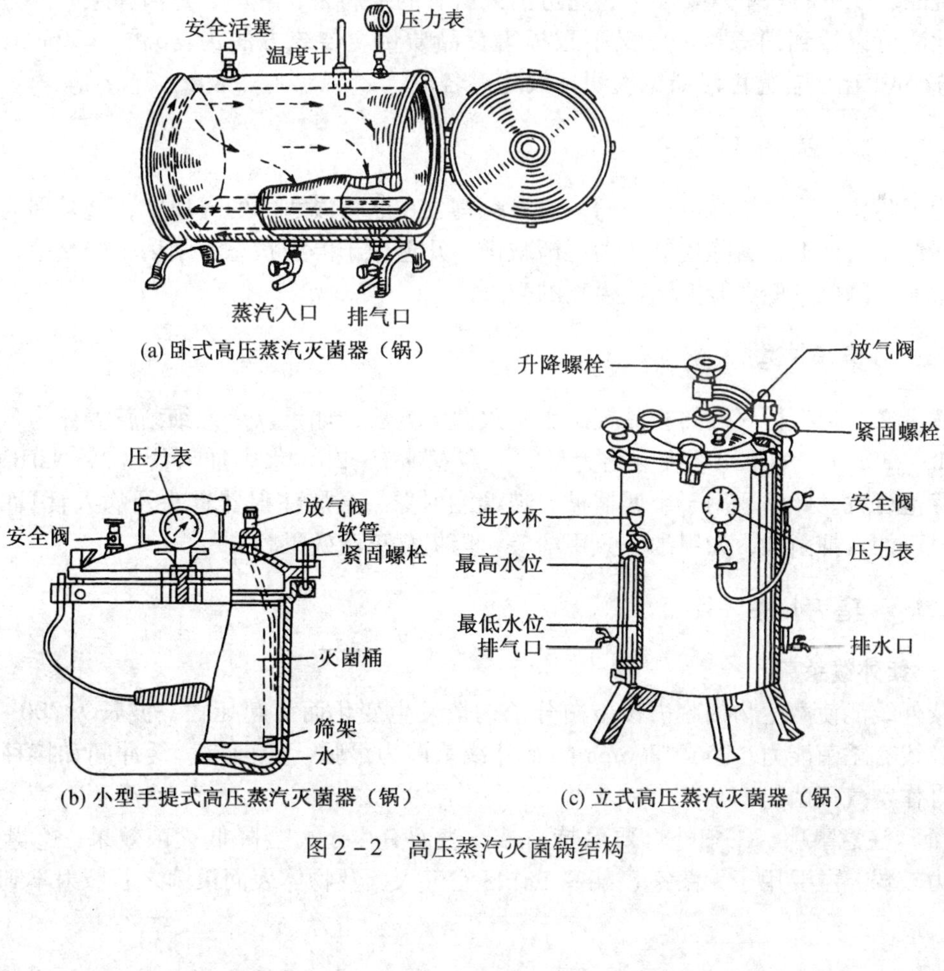

(a) 卧式高压蒸汽灭菌器（锅）

(b) 小型手提式高压蒸汽灭菌器（锅）

(c) 立式高压蒸汽灭菌器（锅）

图2－2　高压蒸汽灭菌锅结构

和压力达所需时间（115℃、30min；121.5℃、20min；126.5℃、15min）后，关闭热源，停止加热。

（5）灭菌后开盖取物及后处理　待压力降至“0”时，慢慢打开放气阀（排气口），开盖，立即取出灭菌物品。斜面培养基自锅内取出后，要趁热摆成斜面；灭菌后的空培养皿、试管、移液管等需烘干或晾干。如果连续使用灭菌锅，每次需补充水。灭菌完毕，除去锅内剩余水分，保持灭菌锅内干燥。

（6）灭菌情况检查　抽取少数灭过菌的培养基置37℃恒温箱中培养24h，如无菌生长，则称为灭菌彻底。

模块4　其他灭菌技术

一、巴氏消毒法

巴氏消毒法是法国人巴斯德于1865年发明的，经后人改进，用于彻底杀灭啤酒、酒、牛奶、血清白蛋白等液体中病原体的方法，也是目前世界通用的一种牛奶消毒法。指在规定时间内以不太高的温度处理液体食品（如牛奶、啤酒）的一种加热灭菌方法。巴氏消毒是乳品加工中的一个重要环节，它可消灭所有的致病菌、酵母、霉菌和绝大部分其他细菌。此法可以达到消毒目的，又不致损害食品质量。传统方法为：63℃、30min；74℃、30s。这种灭菌法首先由巴斯德发明，故此得名。

二、低温抑菌法

为了防止食物过快腐烂，人们一般将食物放在冰箱或寒冷的环境中，这是因为多数微生物在低温条件下，新陈代谢活动逐渐减慢，几近处于停滞状态，细菌不能繁殖，但仍能维持生命。因此，低温能抑制微生物的生长。

三、煮沸法

煮沸法是指将待灭菌的物品置沸水中灭菌的方法，如果以杀死细菌营养体为目的，需煮沸15～30min；如果以杀死芽孢为目的，需煮沸1～2h，水中加入盐（2% $NaHCO_3$）可加速芽孢死亡。此法适用于金属器械、玻璃注射器、金属注射器针头及病人食具的消毒。必要时可加入抑菌剂，如甲酚、氯甲酚等，以提高灭菌效果。

四、辐射法

1. 紫外线杀菌

紫外线能使微生物细胞内核蛋白分子构造发生变化而引起死亡，波长为200～300nm的紫外线有杀菌能力。256～266nm的紫外线杀菌力最强，无菌室、缓冲间和接种箱常用紫外灯作空气灭菌。

（1）注意事项　①紫外灯要保持清洁，表面有尘土，会降低灭菌效果；②紫外线的穿透力较弱，主要用于无菌室、某些工作区空气灭菌及物体表面灭菌，若照射不到则不能灭菌；③新的紫外灯杀菌力较强，随着使用时间的延长，应适当延长灭菌时间。一般使用超过100h应更换；④使用紫外线杀菌的适宜温度为20～40℃，相对湿度为40～60%；⑤紫外线对人体有害，其照射空气产生的臭氧对人体有刺激，因此对无菌室及超净工作台进行紫外线照射杀菌结束时，应先停止照射，待臭氧消散后再开始进行实验。

（2）操作练习　紫外线杀菌实验 ①材料：大肠埃希菌肉汤培养物、普通琼脂平板培养基、接种环、紫外光灯、无菌镊子、灭菌黑纸片（中央剪一圆孔）；②方法：取普通琼脂平板培养基，用接种环取大肠埃希菌肉汤培养物，均匀涂布于整个琼脂平板培养基表面。用无菌镊子夹取黑纸片盖住或贴于平板培养基表面。将上述平板置于紫外光灯下20cm处照射30min后，关闭紫外灯。用镊子取出纸片焚烧，盖好平板，于37℃恒温箱培养24h，观察并分析琼脂平板上细菌生长情况；③结果：上述照射过的平板经培养后，紫外线照射部分，细菌被杀死，黑纸遮挡的部位，紫外线不易透过，细菌未被杀死，故有细菌生长。实验结束时，用于覆盖培养的纸片要焚烧。

2. 微波消毒

微波消毒是采用波长短、频率高的电磁波照射产生热能杀灭微生物的发法。该法对微生物有灭杀作用。因其加热快、均匀、设备简单，常用于消毒、保鲜包装好的物品，如：牛奶、某些药品、面包等，也可用于对玻璃器械、敷料包等物品的灭菌，但是因其遇金属反射，所以不能用于金属器械的消毒。使用微波消毒应注意以下几点：①微波穿透力不是很强，需要处理好物料的放置；②水丸及盛装液体制剂的安瓿瓶用微波灭菌会破裂，不适宜用此法消毒；③微波对人体有害，要防止微波泄漏。

3. ^{60}Co 灭菌

^{60}Co 照射灭菌是近年来发展较为迅速的一种灭菌方法。被灭菌的物质一般仅约升温5℃，因此又称“冷灭菌”。其灭菌的主要物品有医疗器械、医用塑料制品、外科敷料、抗生素、肌素、肝素、乳糖、动物饲料等。

^{60}Co 的使用需要有专门的辐射源和相应的防护安全设备，要按有关规定建造使用基地并有专门技术人员操作，本书在此不做详细介绍。

4. 干燥

干燥可引起微生物体内脱水，盐类物质浓度升高而导致死亡。粮食、药材、食品等通常用自然干燥或烤干、晾干等方法保存，可保持较长时间不坏。细菌芽孢和真菌孢子较耐受干燥，有机物的保护可加强微生物对干燥的耐受性，如：金黄色葡萄球菌在干燥脓汁中，结核杆菌在干燥的痰中可保持生命达数月之久。

五、渗透压法

渗透压法是利用高渗透压溶液进行灭菌的方法。大多数微生物突然进入高渗透压环境时，细胞脱水，发生质壁分离，生长受抑制甚至死亡。日常生活中常用较高浓度的盐液（10%～50%）或糖液（50%～70%）保存食物以延长保存时间。另外，微生物受环境影响可发生变异，逐渐适应高渗透液，如：海水、盐湖水、果汁等高渗透液中也有微生物存在。

六、机械除菌法

人们常用肥皂等洗涤剂擦拭的方法以去除附着于表面的微生物和脏物，保持环境和自身卫生，这是机械擦拭和化学消毒剂双重作用的消毒方法。工厂、科研单位常需要无菌的空间或大量液体，因此常将空气或液体中的微生物及杂质用薄膜滤器过滤而得到无菌的空气或液体。过滤除菌法主要适用于对热不稳定的药物、溶液、气体、水等的除菌，供除菌用的滤器，要求能有效地从溶液中除净微生物，溶液能顺畅地通过，容易清洗，操作简便。常用的过滤材料有：玻璃棉、陶瓷、石棉等；目前常用直径为：0.2～0.45μm 的醋酸纤维滤膜。

细菌过滤器有很多种（图2－3），过滤少量液体常用一次性过滤器，除一次性过滤器外其他的过滤器使用方法几近相同。现以蔡氏过滤器为主介绍过滤器的使用方法。

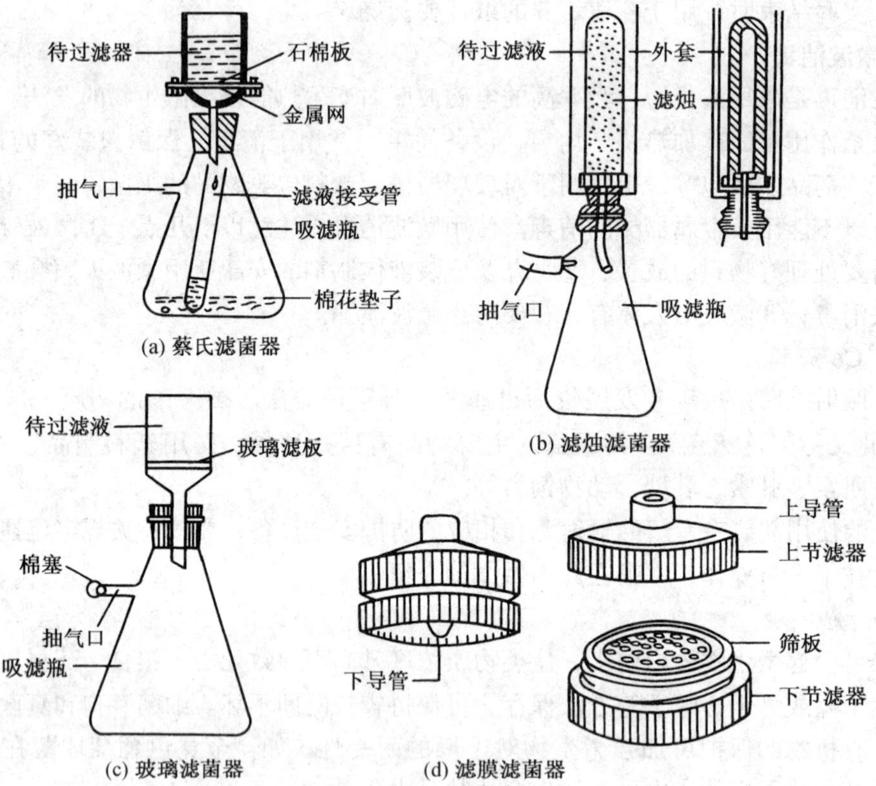

(a) 蔡氏滤菌器　(b) 滤烛滤菌器　(c) 玻璃滤菌器　(d) 滤膜滤菌器

图2－3　各种细菌过滤器

1. 清洗过滤器与灭菌

（1）拆洗过滤器　拆开过滤器，用水洗净各部件，洗好后用蒸馏水浸泡数小时。

（2）组装　石棉滤板装在有支持作用的金属网上，拧紧螺旋（但不宜太紧），然后插入瓶口有软木塞的抽滤瓶内（抽滤瓶底垫有棉花，放有一支收集滤液用的试管）。

（3）包装与灭菌　抽滤瓶口上的部分全部用纱布包好，抽气瓶的抽气口内塞有棉花，然后各自用牛皮纸包好。最后用高压蒸汽灭菌法灭菌。

2. 自来水（或含菌水）的除菌

（1）安装过滤器 在装有抽气装置的水龙头上，先接上一个安全瓶。解开抽气口的牛皮纸，让该处橡皮管与安全瓶相接。拆去抽气瓶口以上包裹蔡氏过滤器的牛皮纸和纱布，立即拧紧三只螺旋，使石棉板紧紧夹在上、下两节滤器之间。

（2）过滤 向滤器筒内倒入样品。打开水龙头，抽滤。抽滤完毕，先使安全瓶与抽气瓶相脱离，然后再关水龙头，以防水倒流。取下抽气瓶口的软木塞，取出试管，通过无菌操作塞上无菌的棉塞。

（3）拆卸过滤装置 拆开过滤装置，弃去石棉滤板，换上新的石棉滤板，组装、备用。

（4）培养与结果观察 用无菌操作的方法分别取0.1ml滤过除菌水和自来水（或含菌水）接种于2支肉汤培养基中，置37℃培养箱中培养24h后，观察结果：有菌生长，肉汤混浊；无菌生长，肉汤澄清。

模块5 相关设备标准操作规程

一、机动门纯蒸汽灭菌器标准操作规程

操作规程：

（1）加水：每次灭菌前加水，水位以刚刚浸到灭菌器内的筛板底部为准。

（2）堆放：将被灭菌物品包扎好后，有序地放在灭菌器内的筛板上。

（3）密封：灭菌器盖盖好后，旋紧上盖，使盖与桶体密合，不宜旋得太紧，以免损坏橡胶密封垫圈。

（4）加热、排放冷空气：打开电源，电源指示灯亮，电热管工作。开始加热时应将放气阀旋至放气位置，使灭菌器内冷空气排放，待有较急的蒸汽喷出时，即将放气阀旋至关闭位，压力上升。

（5）灭菌：当灭菌器内蒸汽压力（温度）升至所需灭菌压力（温度）值时，开始计时。此时可关闭一组电热管，小心旋开放气阀，释放适量的蒸汽，使得压力（温度）稳定在灭菌压力（温度）值，待灭菌时间到达后，关闭电源，待压力降至5磅左右时打开放气阀缓慢放气至气压为“0”，或待容器内压力因冷却而下降至接近“0”。

（6）结束：待容器内压力下降至接近“0”时，打开器盖取出样品。

注意事项：

（1）灭菌前一定注意检查水位。

（2）注意灭菌前排气充分。

（3）为节省时间，可在提前20~30min前预热灭菌锅。

（4）取放物品时注意不要被蒸汽烫伤（可戴上线手套）。

（5）灭菌锅定期排污。

二、手提压力蒸汽消毒器标准操作规程

见高压蒸汽灭菌方法。

三、立式自动蒸汽消毒器标准操作规程

以（Tomy ES－315）全自动立式高压蒸汽灭菌器为例介绍立式自动蒸汽消毒器的使用方法：

（1）按“POWER”键打开仪器电源。

（2）按“MODE”键选择消毒模式（琼脂、普通液体、固体模式）。

（3）按“SET/ENT”键，消毒温度开始闪动，用“▲”或“▼”将数字改为所需要的数值。

（4）按“NEXT”键消毒时间开始闪动，用“▲”或“▼”将数字改为所需要的消毒时间。

（5）按“NEXT”键排气速率开始闪动，用“▲”或“▼”将排气改为所需要的数值（在固体模式中没有此项）。

（6）按“NEXT”键保温温度值开始闪动，用“▲”或“▼”将数字改为所需要的保温数值（在普通液体和固体模式中没有此项），按“SET/ENT”键保存所设定的参数。

注意事项：

（1）每次使用前必须检查灭菌腔内是否有足够的水。

（2）消毒完毕，必须等压力表指示压力降到“0”位后方可开盖。

（3）每次使用前必须检查手动排气旋钮是否关闭。

（4）如果长期不使用必须将灭菌腔内的水排干。

（5）要经常检查排气壶内的水是否在安全线内。

（6）建议使用专用电源。

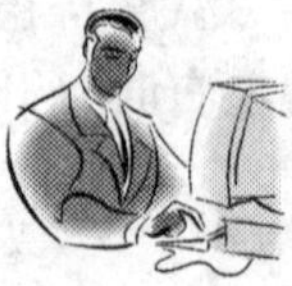

扩展知识

巴氏灭菌法

巴氏灭菌法（pasteurization），亦称低温消毒法，冷杀菌法，是一种利用较低的温度既可杀死病菌又能保持物品中营养物质风味不变的消毒法。

一、由来

巴氏灭菌法的产生来源于巴斯德解决啤酒变酸问题的努力。1865年，法国酿酒业面

临着一个令人头疼的问题，那就是啤酒在酿出后会变酸，根本无法饮用。而且这种变酸现象还时常发生。巴斯德受人邀请去研究这个问题。经过长时间的观察，他发现使啤酒变酸的罪魁祸首是乳酸杆菌。营养丰富的啤酒简直就是乳酸杆菌生长的天堂。采取简单的煮沸的方法是可以杀死乳酸杆菌的，但是，这样一来啤酒也就被煮坏了。巴斯德尝试使用不同的温度来杀死乳酸杆菌，而又不会破坏啤酒本身。最后，巴斯德的研究结果是：以50~60℃的温度加热啤酒0.5h，就可以杀死啤酒里的乳酸杆菌和芽孢，而不必煮沸。这一方法挽救了法国的酿酒业。这种灭菌法也就被称为“巴氏灭菌法”。

二、主要原理

在一定温度范围内，温度越低，细菌繁殖越慢；温度越高，繁殖越快。但温度太高，细菌就会死亡。不同的细菌有不同的最适生长温度和耐热、耐冷能力。巴氏消毒其实就是利用病原体不是很耐热的特点，用适当的温度和保温时间处理，将其全部杀灭。但经巴氏消毒后，仍保存小部分无害或有益、较耐热的细菌或细菌芽孢，因此巴氏消毒牛奶要在4℃左右的温度下保存，且只能保存3~10d，最多16d。

三、现行方法

当今使用的巴氏杀菌程序种类繁多。“低温长时间”（LTLT）处理是一个间歇过程，如今只被小型乳品厂用来生产一些奶酪制品。“高温短时间”（HTST）处理是一个“流动”过程，通常在板式热交换器中进行，如今被广泛应用于饮用牛奶的生产。通过该方式获得的产品不是无菌的，即仍含有微生物，且在储存和处理的过程中需要冷藏。“快速巴氏杀菌”主要应用于生产酸奶乳制品。目前国际上通用的巴氏高温消毒法主要有两种：

一种是将牛奶加热到62~65℃，保持30min。采用这一方法，可杀死牛奶中各种生长型致病菌，灭菌效率可达97.3%~99.9%，经消毒后残留的只是部分嗜热菌及耐热菌以及芽孢等，但这些细菌多数的是乳酸菌，乳酸菌不但对人无害反而有益健康。

第二种方法将牛奶加热到75~90℃，保温15~16s，其杀菌时间更短，工作效率更高。即所谓超巴氏消毒法，其基本原理是能将病原菌杀死即可，温度太高反而会损失较多的营养。

四、主要应用

主要用于消毒牛奶，既可杀死对健康有害的病原菌又可使乳质尽量少发生变化。也就是根据对耐高温性极强的结核杆菌热致死曲线和乳质中最易受热影响的奶油分离性热破坏曲线的差异原理，在低温下长时间或高温下短时间进行加热处理的一种方法。其中，在60℃以下加热30min的方式，作为低温灭菌的标准，早为世界广泛采用。利用高温处理，虽对乳质多少有些影响，但可增强灭菌效果，这种方法称为高温灭菌（sterilization），也就是在95℃以上加热20min。巴氏灭菌法除牛奶之外，也可应用于发酵产品。

通常，市场上出售的袋装牛奶就是采用巴氏灭菌法生产的。工厂采来鲜牛奶，先进行低温处理，然后用巴氏消毒法进行灭菌。用这种方法生产的袋装牛奶通常可以保存较长时间。当然，具体的处理过程和工艺要复杂得多，不过总体原则就是这样。

需要指出的是，喝新鲜牛奶（指刚刚挤出的牛奶）反而是不安全的，因为它可能包含对我们身体有害的细菌。另一点是，巴氏消毒法也不是万能的，经过巴氏消毒法处理的牛奶仍然要储存在较低的温度下（一般 <4℃）否则还是有变质的可能性。目前市场上出售袋装牛奶的消毒方法有一些是很不规范的。

巴氏消毒牛奶是世界上消耗最多的牛奶品种，英国、澳大利亚、美国、加拿大等国家巴氏消毒奶的消耗量都占液态奶80%以上，品种有全脱脂、半脱脂或全脂的。在美国市场上，实际几乎全是巴氏消毒奶，而且是大包装（1L、2L）的，市民上超市一次就买够一个星期喝的鲜奶。市场很少有灭菌纯牛奶卖，有的小城镇根本买不到。

巴氏消毒纯鲜奶较好地保存了牛奶的营养与天然风味，在所有牛奶品种中是最好的一种。其实，只要巴氏消毒奶在4℃左右的温度下保存，细菌的繁殖就非常慢，牛奶的营养和风味就可在几天内保持不变。

五、替代方法

随着技术的进步，人们还使用超高温灭菌法（高于100℃，但是加热时间很短，对营养成分破坏小）对牛奶进行处理。经过这样处理的牛奶的保质期更长。我们看到的那种纸盒包装的牛奶大多是采用这种方法。

操作与练习

一、复习思考题

1. 常用的灭菌与消毒方法有哪些？
2. 注射器等塑料器皿最好用什么方法？
3. 灭菌紫外线灭菌与^{60}Co灭菌的区别是什么？
4. 用作消毒剂的乙醇，常用浓度是多少？

二、实践练习题

1. 使用高压蒸汽灭菌器应注意哪些事项？
2. 使用干热灭菌器应注意哪些事项？
3. 使用环氧乙烷消毒剂时应注意哪些事项？
4. 如何对无菌室进行灭菌？
5. 紫外线灭菌的应用范围有哪些？
6. 进行空气消毒可使用那些消毒剂？
7. 为什么滤过除菌抽滤完毕，不能先关水龙头？
8. 使用干热灭菌器对有棉花、纸包装的物品灭菌时，对时间和温度有什么要求？

（劳文艳）

项目三　镜检技术

学习目标

1. 常见酵母菌与霉菌的形态特征。
2. 细菌的形态及大小。
3. 放线菌的基本形态。
4. 螺旋体、支原体、衣原体、立克次体及病毒的主要特点。

工作任务

1. 借助光学显微镜观察各种微生物形态。
2. 学会在光学显微镜下辨别常见的真菌、细菌及放线菌。

微生物个体微小，通常必须借助显微镜才能观察到其个体的形态。在显微镜下微生物的大小与形态千差万别，丰富多彩，是我们区别各类微生物的主要依据。而镜检技术是鉴别不同类微生物的必要手段。

模块1　必备知识——认识微生物

一、真菌

(一) 概述

真菌是真核细胞型微生物，有高度分化的细胞核，具完整的核膜、核仁，核物质由DNA和蛋白质组成。真菌营养生长阶段的结构称为营养体。绝大多数真菌的营养体都是可分枝的丝状体，单根丝状体称为菌丝。许多菌丝在一起统称菌丝体。菌丝体在基质上生长的形态称为菌落。当营养生活进行到一定时期时，真菌就开始转入繁殖阶段，真菌的繁殖体包括无性繁殖形成的无性孢子如分生孢子、孢囊孢子、游动孢子、厚垣孢子及芽生孢子和有性生殖产生的有性孢子如卵孢子、接合孢子、担孢子及子囊孢子。真菌多为发达的菌丝体，但也有少数为单细胞如酵母菌类。真菌按其外观特征可分为酵母菌（单细胞真菌）、霉菌（丝状真菌）和蕈菌（大型子实体真菌）。

真菌是微生物中种类最多的一大类，约10万余种。广泛分布于自然界，其中很多对人类有益，但也有一些真菌可使人和动、植物致病。近年来，由于广谱抗生素、免疫制剂的普遍应用，在器官移植和放射治疗时，一些原来对人不致病的真菌可转为致病菌。现经国际确认的致病真菌和条件致病真菌已有百余种。此外，真菌可产生毒素，引起中毒症，甚至可诱发癌症。因而，药学领域应加强对真菌的深入研究。

（二）酵母菌的形态结构（图3－1）

酵母菌是指能发酵糖类产生酒精的各种单细胞真核微生物。其菌体细胞即营养细胞呈圆形、卵圆形或圆柱形，菌体大小为5～30μm×3～5μm，比细菌细胞大。酵母菌细胞具细胞壁、细胞核、细胞膜、细胞质等各种细胞器。细胞壁成分主要为酵母多糖（葡聚糖与甘露聚糖），其次含少量几丁质、蛋白质、脂类等物质；细胞多为单核，具核膜、核仁和染色体；细胞质中有一或多个液泡。一般来说，酵母菌对抗生素不敏感。其无性繁殖除裂殖酵母属裂殖外，其他一般以出芽方式进行，产生芽生孢子。有性繁殖产生子囊及子囊孢子。

有的酵母细胞通过出芽方式繁殖形成的酵母细胞连在一起形成类似菌丝的结构，称为假菌丝。常见的酵母菌有啤酒酵母（不产生假菌丝且有子囊形成，为酵母属）、热带假丝酵母和白色念珠菌（能形成假菌丝且无子囊形成，为假丝酵母属）及新型隐球菌（既无假菌丝又无子囊，为隐球菌属）。

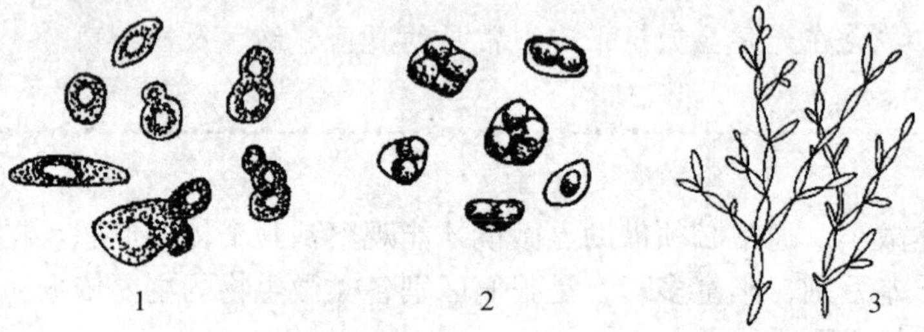

图3－1 酵母菌形态

1．营养细胞；2．子囊及子囊孢子；3．假菌丝

1．啤酒酵母（*Saccharomyces cereuisiae*）（图3－2）

啤酒酵母的菌落在麦芽汁琼脂培养基上呈乳白色，有光泽，平坦，边缘整齐。其营养细胞有圆形、卵圆形或腊肠形；细胞大小为2.2～10.5μm×3.5～5μm；无性繁殖产生芽生孢子，有性繁殖形成子囊孢子。在发酵工业上，可用来发酵生产酒精或药用酵母，也可通过菌体的综合利用提取凝血质、麦角固醇、卵磷脂、辅酶甲与细胞色素丙等产品。

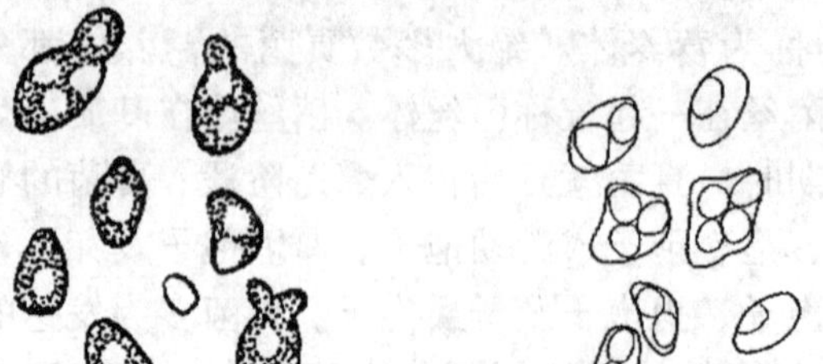

图3－2 啤酒酵母

1．营养细胞及芽生孢子；2．子囊及子囊孢子

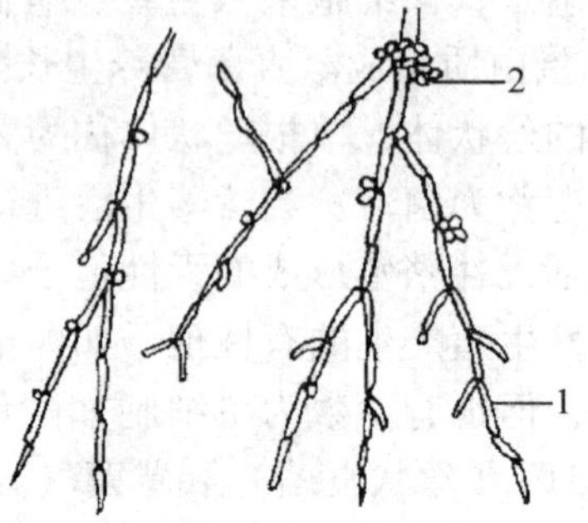

图3－3 热带假丝酵母

1．假菌丝；2．芽生孢子

2. 热带假丝酵母（*Candida tropicalis*）（图3－3）

热带假丝酵母菌体细胞卵圆形，约5～9μm×6～12μm。在玉米琼脂培养上可形成假菌丝及发育良好的芽生孢子。

3. 白色假丝酵母（*Candida albicans*）（图3－4）

白色假丝酵母俗称白色念珠菌，细胞卵圆形；约为2.5～4μm，无性繁殖产生芽生孢子，有性阶段不明。在玉米琼脂培养基上可形成假菌丝。假菌丝很少分支，其上生有芽生孢子，其顶端和侧面生有厚垣孢子。通常存在于正常人的口腔、肠道、上呼吸道等处，能引起鹅口疮等口腔疾病或其他疾病。

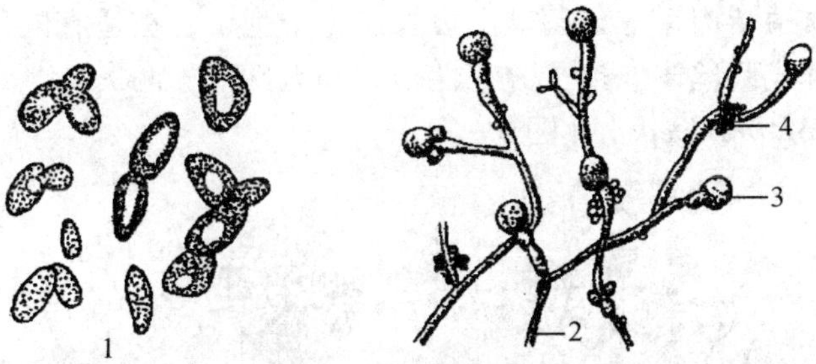

图3－4　白色假丝酵母

1. 细胞；2. 假菌丝；3. 厚垣孢子；4. 芽生孢子

4. 新型隐球菌（*Cryptococcus neoformans*）（图3－5）

新型隐球菌为病原真菌。菌体细胞具厚壁、球圆形，直径2.5～8μm，无性繁殖产生芽生孢子，无假菌丝，也无子囊及子囊孢子。其细胞外围有一透光的厚荚膜，与细菌的荚膜类似。荚膜厚度为5～7μm。

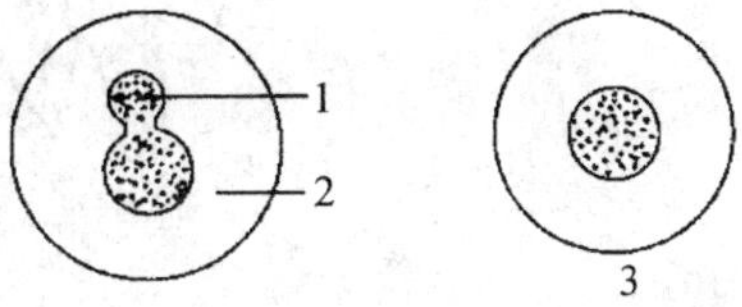

图3－5　新型隐球菌

1. 芽生孢子；2. 荚膜；3. 营养细胞

（三）霉菌的形态结构

霉菌是丝状真菌的一个俗称，多腐生。在潮湿的气候下，它们往往在有机物上大量生长繁殖，从而引起食物、药材、工农业产品的霉变。

霉菌细胞由细胞壁、细胞膜、细胞质、细胞核及各种细胞器组成。细胞壁成分主要为几丁质。由于霉菌细胞壁成分与细菌细胞壁的成分不同，因此它们对药物的敏感性不同，一般来说，真菌对抗生素不敏感。细胞核由核膜、核仁及染色体组成，属真核。细胞中还存在着与高等植物细胞相似的线粒体、核糖体等细胞器。

霉菌由菌丝和孢子组成。

霉菌的基本单位是菌丝，其直径通常为3～10μm，根据菌丝中是否存在隔膜，可把菌丝分为无隔菌丝（如毛霉属和根霉属等低等真菌）和有隔菌丝（曲霉属、青霉属等高等真菌）两大类（图3－6）。

在光学显微镜下，可清楚地观察到菌丝的形态和构造。

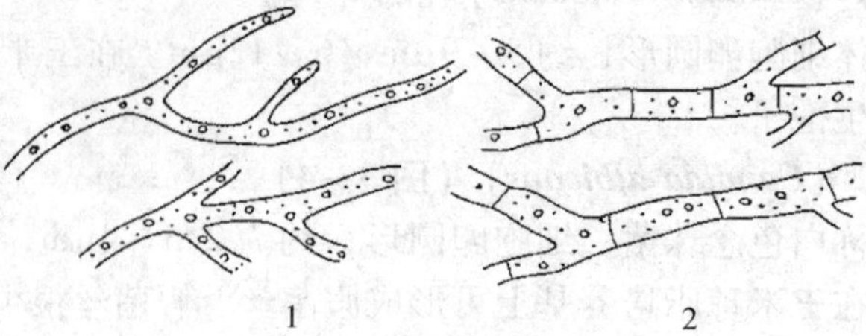

图3-6 霉菌的菌丝

1. 无隔菌丝；2. 有隔菌丝

孢子是真菌的繁殖结构，一条菌丝上可长出多个孢子，在适宜的环境下，孢子又可发芽形成菌丝，并发育成菌丝体。孢子分有性孢子和无性孢子两类。

1. 高大毛霉（*M. breviceps*）（图3-7）

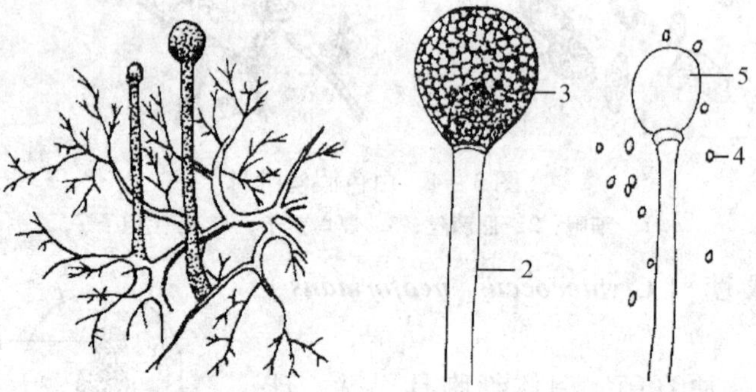

图3-7 高大毛霉

1. 菌体全图；2. 孢囊梗；3. 孢子囊；4. 孢囊孢子；5. 囊轴

高大毛霉有直立的孢囊梗，孢囊梗不分枝，宽约30~70μm；孢子囊顶生，直径70~200μm，初黄色，后变灰褐色，孢子囊壁表面有刺；孢囊孢子椭圆形近短柱形，3~11μm×6~19μm，无色或暗黄色，表面光滑；接合孢子球形，直径90~250μm，黑色，表面有疣。高大毛霉最大的特点是菌丝高大，可达3~12μm，或更高。

2. 总状毛霉（*M. racemosus*）（图3-8）

总状毛霉的孢囊梗为总状分枝。孢子囊球形，直径20~200μm，淡黄色或黄褐色。囊轴球形至卵圆形。孢囊孢子大多数为椭圆形。

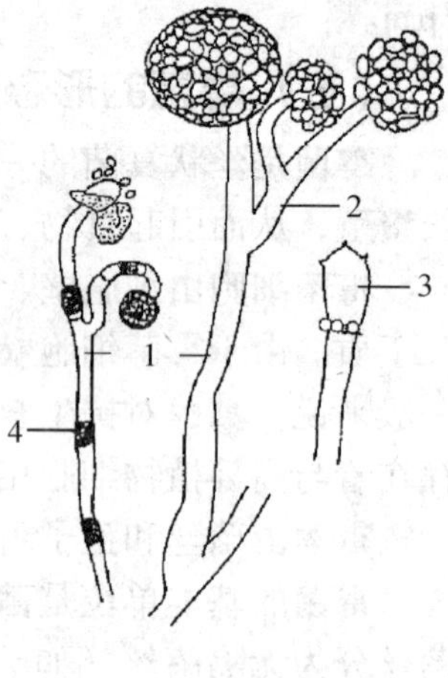

图3-8 总状毛霉

1. 孢囊梗；2. 分枝孢囊梗；3. 囊轴；4. 厚垣孢子

3. 匍支根霉（*R. stdonifer*）（图3-10）

匍支根霉的匍匐菌丝呈弓形弯曲，无色；假根发达，分枝多，褐色；孢囊梗直立，不分枝，成簇生于假根相反的方向；孢子囊球形或近球形，直径50~360μm；孢囊孢子近球形或卵形，表面有线状网纹，约5.5～13.5μm×7.5～8μm；接合孢子球形或卵圆形，有粗糙的突起，直径160～220μm。

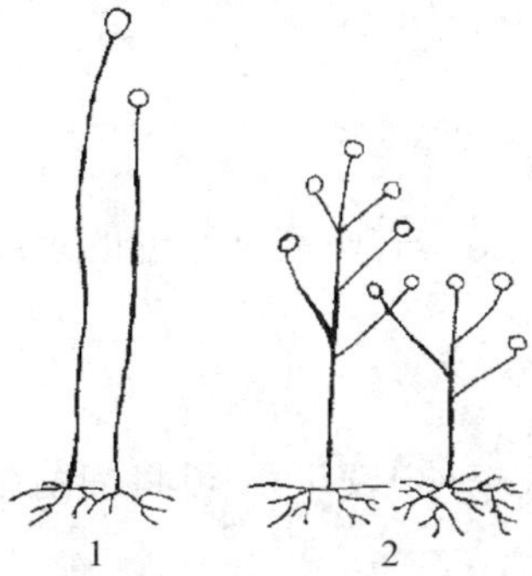

图3-9　毛霉的分枝状态

1. 不分枝；2. 总状分枝；3. 假轴状分枝

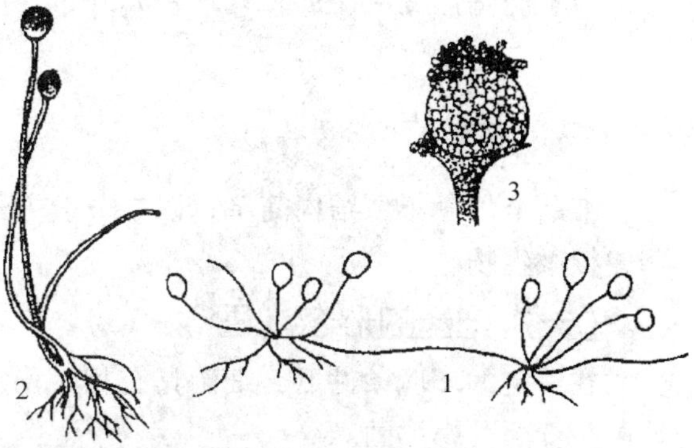

图3-10　匍支根霉

1. 匍匐菌丝分枝生长图；2. 孢囊梗及假根；3. 囊轴及附着在上的孢囊孢子

4. 黄曲霉（*A. flavus*）（图3-11）

多见于发霉的粮食、粮食制品或其他霉腐的有机物上。黄曲霉菌落生长较快，10～14天直径可达3～7cm，初呈黄色，渐变黄绿色，最后变成棕绿色。菌落表面平坦或有放射状沟纹；分生孢子梗宽约10～20μm；长约400～1000μm，无色；顶囊呈烧瓶状或近球形，直径一般为25～45μm；小梗单层或双层；分生孢子球形或近球形，表面粗糙，直径约3.5～6.0μm。近年来，发现其中某些菌株会产生引起人、畜肝脏致癌的黄曲霉毒素。早在六世纪时，《齐民要术》中就有用“黄衣”、“黄蒸”两种麦曲来制酱的记载，这两种黄色的麦曲，主要由黄曲霉一类微生物产生的大量孢子和蛋白酶、淀粉酶所组成。

5. 产黄青霉（*P. chryrsogenum*）（图3-12）

产黄青霉的菌落一般呈蓝绿色，菌落表面有明显的放射状沟纹。长时间培养菌落呈现

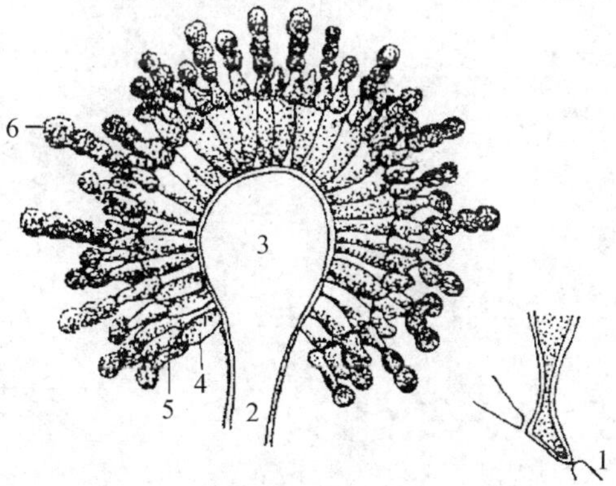

图3-11　黄曲霉

1. 足细胞；2. 分生孢囊梗；3. 顶囊；4. 梗基；5. 小梗；6. 分生孢子

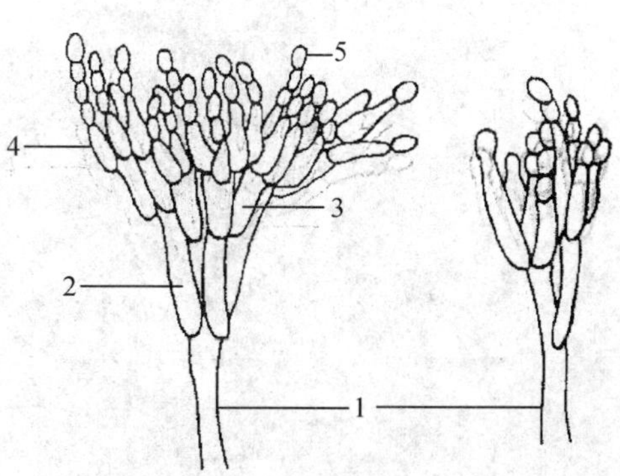

图3-12　产黄青霉

1. 分生孢子梗；2. 副枝；3. 梗基；4. 小梗（瓶梗）；5. 分生孢子

灰色至紫褐色，因此能分泌黄色色素，故培养基背面呈黄色；分生孢子梗光滑，直径3～3.5μm，有2～3次分枝，副枝长短不等，梗基直径2～3μm；小梗轮生，直径2～2.5μm；分生孢子椭圆形2～4μm×3μm～3.5μm，排成链状。产黄青霉是生产青霉素的重要产生菌。

二、细菌

细菌个体微小，结构简单，以二分裂方式进行繁殖，是一类具有坚韧细胞壁的单细胞型原核微生物。

（一）细菌的形态（图3－13）

在一定的环境条件下，细菌具有相对稳定的基本形态。根据外形不同，可将细菌分为球菌、杆菌和螺形菌。

1．球菌

单个球菌呈球形、类球形。按其分裂方向和分裂后排列方式又可分为：①双球菌，如脑膜炎奈瑟氏球菌；②四联球菌，如四联微球菌；③八叠球菌，如藤黄八叠球菌；④链球菌，如溶血性链球菌；⑤葡萄球菌，如金黄色葡萄球菌。在球菌标本或培养物中，除上述排列形式外，还经常看到散在的单个菌体。

2．杆菌

杆菌呈杆状或圆筒状，在细菌中杆菌种类最多。杆菌基本呈杆状，如大肠埃希菌；有的末端膨大呈棒状，称为棒状杆菌，如白喉棒状杆菌；菌体较短近于椭圆形者称为球杆菌，如布氏杆菌。杆菌一般分散存在，也有链状排列的，如炭疽芽孢杆菌，称为链杆菌；也有呈分枝状的，如结核分枝杆菌，称为分枝杆菌。

3．螺形菌

螺形菌菌体弯曲，又可分为弧菌和螺菌两类。

（1）弧菌　菌体只有一个弯曲，呈弧状或逗点状，如霍乱弧菌。

（2）螺菌　菌体较坚硬，有数个弯曲，呈螺旋形，较僵硬，如鼠咬热螺菌。

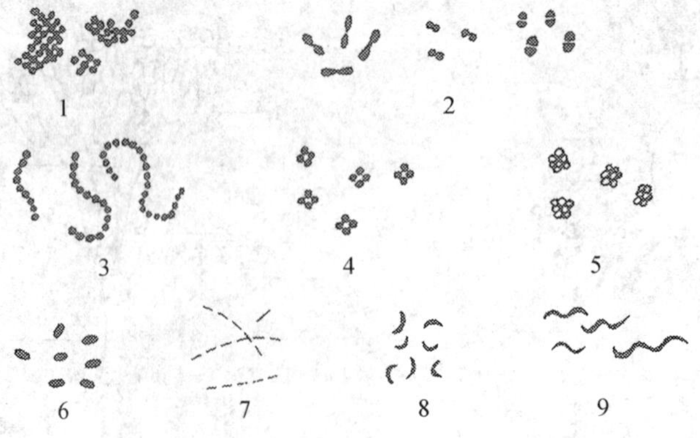

图3－13　细菌的基本形态

1．葡萄球菌；2．各种双球菌；3．链球菌；4．四联球菌；5．八叠球菌；6．球杆菌；7．链杆菌；8．弧菌；9．螺菌细菌的形态是细菌分类和鉴定的重要依据之一。一般在适宜的生长条件下，细菌培养8~18h时，其形态比较典型。然而，细菌的形态受环境因素影响很大，环境条件改变，细菌可出现多种不规则形态，称为多形性。

（二）细菌的大小

细菌个体微小，通常以微米（μm）为测量单位，可用测微尺在显微镜下进行测量。各种细菌大小不一，同种细菌因菌龄和环境影响也有所差异。大多数球菌的直径为0.8~1.2μm；杆菌一般长1~5μm，宽0.5~1.0μm；弧菌一般长1~5μm，宽0.3~0.5μm；螺菌一般长1~50μm，宽0.3~1μm。

一个典型细菌的大小可用大肠埃希菌作代表，它的细胞平均长度约2μm，宽度约0.5μm。

（三）大肠埃希菌（*Escherichia coli*）（图3-14）

大肠埃希菌俗称大肠杆菌，菌体呈短杆或长杆状，长1.0~3.0μm，宽0.5~1.0μm。革兰染色阴性，大多数有周鞭毛，能运动，有菌毛。无芽孢，一般无荚膜。菌落呈白色至黄白色，表面光滑、闪光。

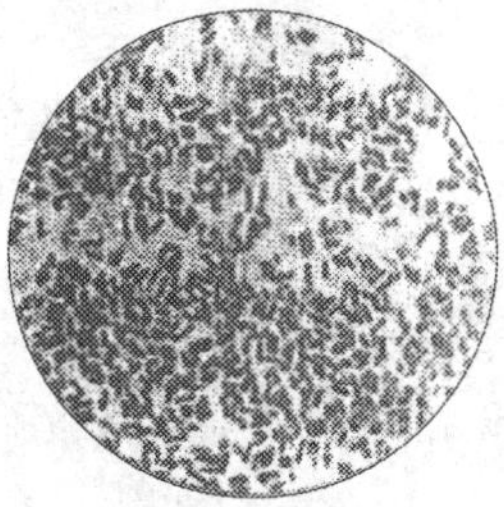

图3-14 大肠埃希菌

大肠埃希菌是人类肠道菌群的重要成员，在肠道内能合成维生素B、维生素K，供人体吸收利用，产生的大肠菌素，能抑制志贺菌、沙门菌等病原菌的生产，对机体是有利的。但若离开肠道侵入其他组织器官时，可引起化脓性炎症，如腹膜炎、肾盂肾炎等。

三、放线菌

（一）概述

放线菌是一类介于细菌与真菌之间的单细胞、呈分枝状生长的原核细胞型微生物。放线菌的细胞内无完整的核（即核膜和核仁），它的核由缠绕的DNA组成。细胞壁中含有细菌等原核细胞型微生物所特有的肽聚糖，不含有真菌细胞中所具有的纤维素或几丁质。

放线菌因其菌落呈放射状而得名。放线菌在自然界中分布很广，主要以孢子或菌丝状态存在于土壤、空气、水中，而以中性或偏碱性肥沃土壤中含量最多。放线菌对分解有机物质，改变土壤结构以及在自然界物质转化中起一定的作用。

放线菌是抗生素的主要产生菌，且能产生不同种类的抗生素。根据菌丝形态和功能的不同，放线菌菌丝可分为基内菌丝、气生菌丝和孢子丝三种。

放线菌主要的代表属有链霉菌属、诺卡菌属和小单孢菌属等。

（二）链霉菌属的形态

1. 菌丝体（图3-15）

链霉菌孢子在适宜环境下吸收水分萌发出芽管，芽管伸长成为菌丝，菌丝分枝再分枝相互缠绕形成菌丝体。本菌属有发育良好的基内菌丝体、气生菌丝体和孢子丝。

（1）基内菌丝体（营养菌丝体）该菌丝生长在培养基内，其主要功能是吸收营养物质。基内菌丝无横隔，直径约为0.5~1.2μm，有的无色，有的产生色素，呈现各种颜色，色素有脂溶性和水溶性两大类，水溶性色素向培养基扩散，使培养基也呈现一定的颜色。

（2）气生菌丝体　基内菌丝发育到一定阶段，由基内菌丝长出培养基外伸向空间的菌丝，叫做气生菌丝体。气生菌丝较基内菌丝粗些，直径约为1～1.4μm，呈直线或弯曲状分枝，有的产生色素，颜色较基内菌丝深。在显微镜下观察时，一般基内菌丝颜色浅、发亮，而气生菌丝颜色较深。

（3）孢子丝（图3－16）气生菌丝发育到一定阶段，在其顶端分化出可形成孢子链的菌丝，称为孢子丝。并通过横隔分裂方式，产生成串的分生孢子。

孢子丝的形状以及在气生菌丝上的排列方式，随菌种的不同而异。一般有直形、波曲，螺旋之分，螺旋有左旋、右旋之分，着生方式有轮生、丛生和总状之分。这些不同的形态特征也都是链霉菌菌种鉴定的重要依据。

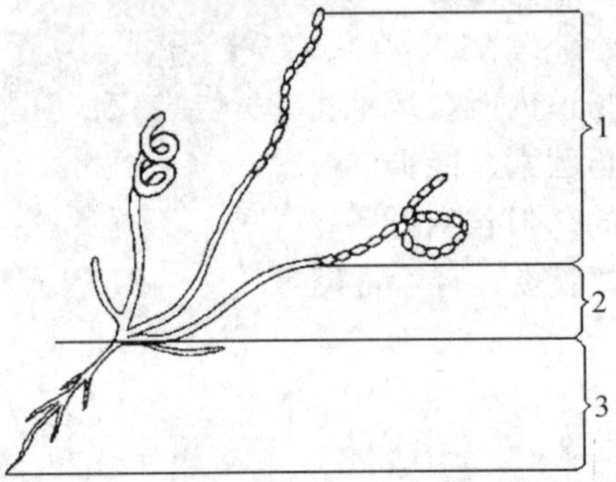

图3－15　链霉菌基内菌丝体、气生菌丝体和孢子丝着生位置示意图

1. 孢子丝；2. 气生菌丝体；3. 基内菌丝体

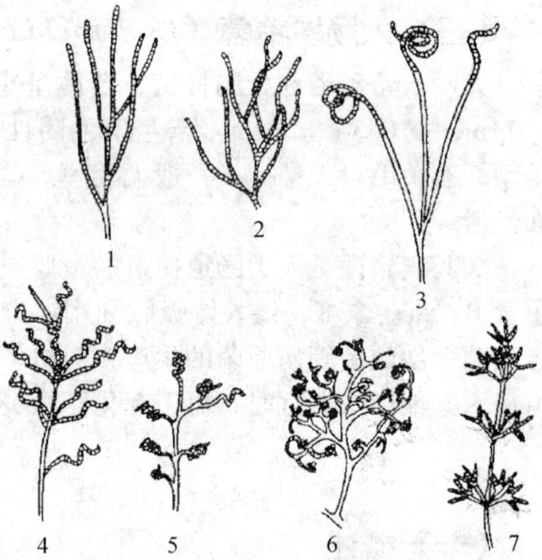

图3－16　链霉菌不同类型的孢子丝

1. 孢子丝直；2. 孢子丝丛生，波曲；3. 孢子丝顶端大螺旋；4. 孢子丝螺旋；5. 孢子丝紧螺旋；6. 孢子丝紧螺旋呈团；7. 孢子丝轮生

2. 孢子

孢子丝发育到一定阶段即产生孢子，为无性孢子，是放线菌的繁殖器官。

孢子呈球形或椭圆形，联结成链状。在电镜下可见孢子表面光滑，有的长有小疣、刺或毛发。孢子颜色呈白、灰、黄、橙黄、蓝色等。成熟的孢子堆颜色在一定的培养基和培养条件下比较稳定，因此，孢子堆的颜色和孢子表面结构也是链霉菌属菌种鉴定的重要依据。

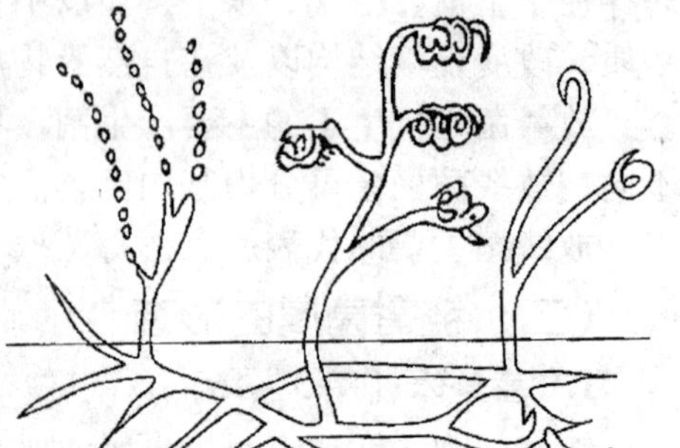

图3－17　灰色链霉菌形态图

3. 灰色链霉菌（*S. griseus*）（图3－17）

灰色链霉菌为链霉菌属的代表种。此菌在葡

萄糖－硝酸盐培养基上生长，菌落平而薄，起初白色，渐变为橄榄色，气生菌丝浓密、粉状，呈水绿色，生长发育适温为37℃，产生链霉素适宜温度为26.5～27.5℃。

（三）诺卡菌属（*Nocardia*）（图3－18、图3－19）

本菌属主要形成基内菌丝体，菌丝纤细，直径0.3～1.2μm，一般无气生菌丝，少数产生一薄层气生菌丝，成为孢子丝。基内菌丝与孢子丝均有横隔，断裂后成不同长度的杆形，这是本菌属的主要特征。

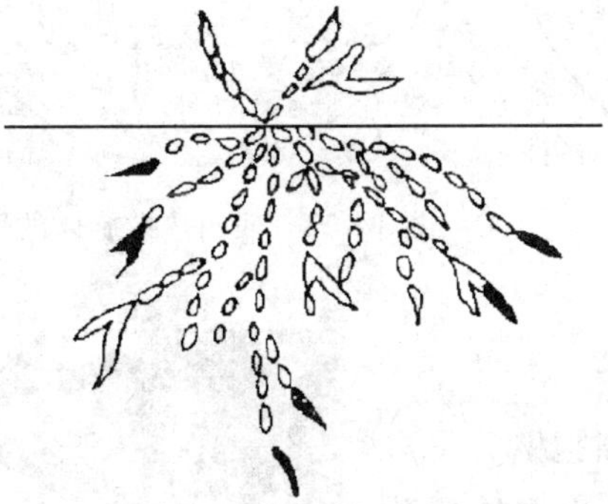

图3－18　诺卡菌的形态

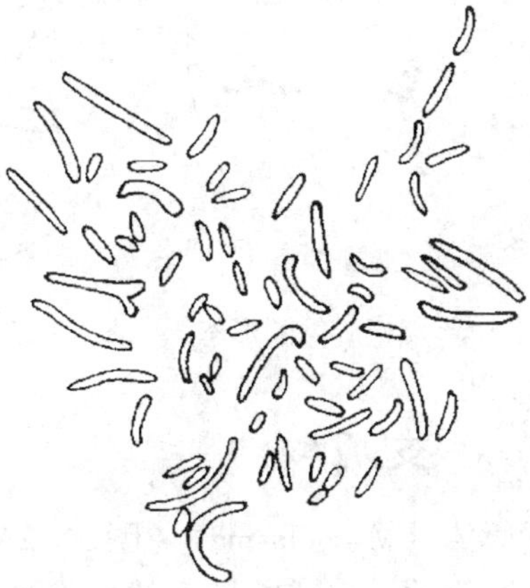

图3－19　诺卡菌菌丝断裂后形态

（四）小单孢菌属（*Micromonospora*）（图3－20）

小单孢菌属基内菌丝体纤细，直径0.3～0.6μm，直或弯曲，无横隔，不断裂，不形成气生菌丝，只在基内菌丝上长出孢子梗，顶端着生一个球形、椭圆形孢子，孢子表面多为棘或疣状。

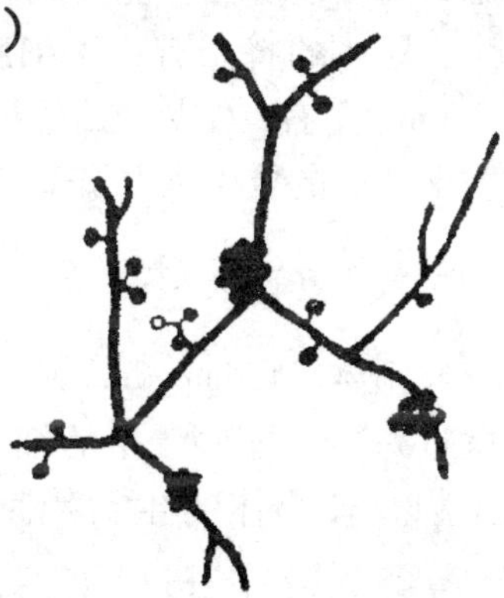

图3－20　小单孢菌的形态

四、螺旋体

螺旋体是一类细长、柔软、呈螺旋状、运动活泼，介于细菌与原虫之间的单细胞原核微生物。它具有与细菌相似的细胞壁，对抗生素和溶菌酶敏感。以二分裂方式繁殖。

1. 钩端螺旋体（*Leptospira*）（图3－21）

简称钩体，其中寄生性的螺旋体可使人、畜等患钩端螺旋体病，简称钩体病。钩体体形纤细，宽为0.1～0.2μm，长6～20μm，螺旋细密而规则，菌体一端或两端弯曲如钩。

2. 梅毒螺旋体（*Treponema pallidum*）（图3－22）

是引起人类一种危害较大的性病——梅毒的病原体。其体形纤细，长5～15μm，宽0.09～0.18μm，螺旋致密而规则，两端尖直，运动活泼。梅毒螺旋体可通过暗视野显微镜观察。

3. 回归热螺旋体（*Borrelia recurrentis*）（图 3－23）

螺旋稀疏，有不规则弯曲、呈波浪形，运动活泼。该螺旋体对砷剂、青霉素、四环素敏感。

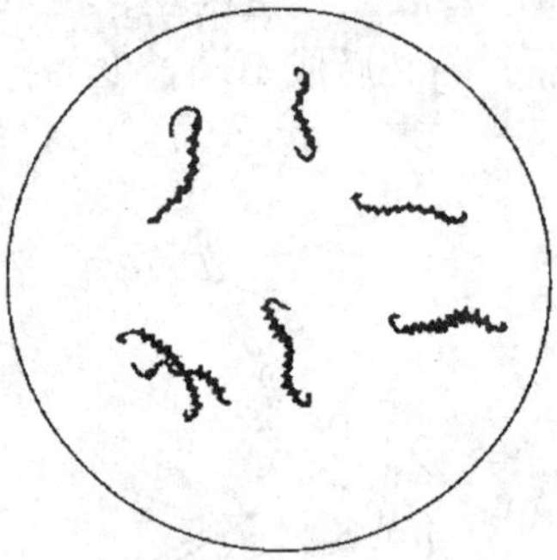

图 3－21 钩端螺旋体的形态

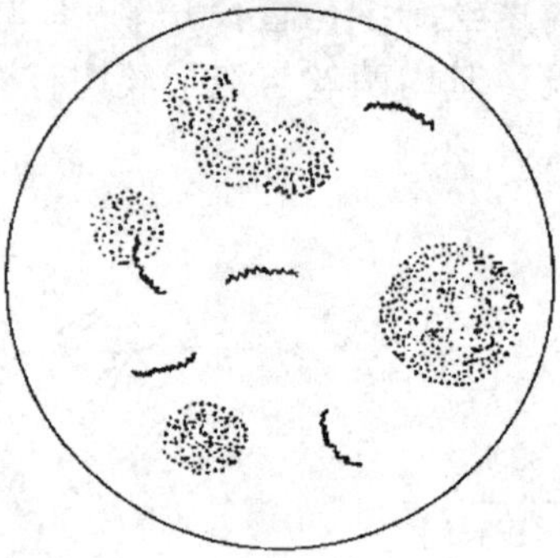

图 3－22 梅毒螺旋体的形态

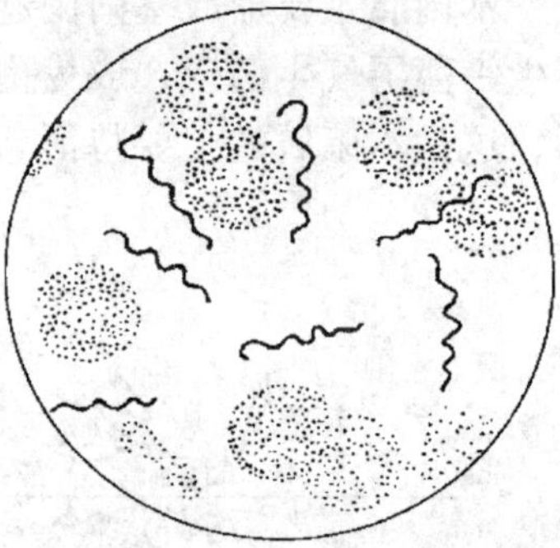

图 3－23 回归热螺旋体的形态

五、支原体

支原体（Mycoplasma）（图 3－24）是一类无细胞壁，呈多种形态，能独立生活的最小的原核细胞型微生物。支原体体积微小，能通过一般细菌过滤器。因支原体缺乏细胞壁，所以其形态具高度多形性，能形成有分支的长丝，故称支原体。

支原体的特点有：①细胞很小，直径为 50～300nm，多数为 250nm 左右；②因无细胞壁，故呈 G^- 且形态易变，对抑制细胞壁合成的抗生素（如青霉素）不敏感。

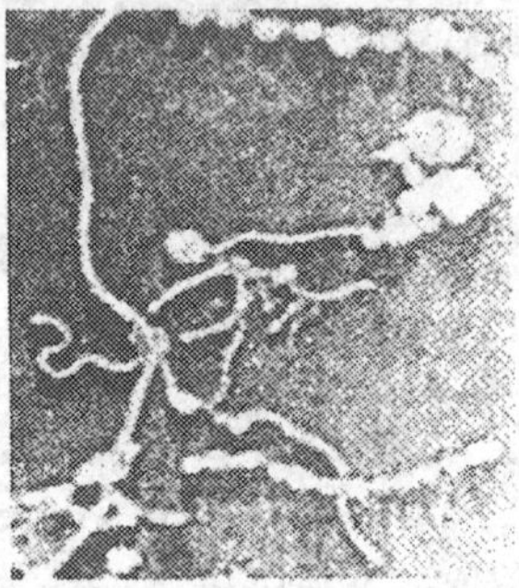

图 3－24 支原体的形态

六、衣原体

衣原体（Chlamydia）（图 3－25）是一类能通过细菌过滤器，进行严格的细胞内寄生的原核细胞型微生物。衣原体的生活周期包括原体和始体两个阶段。

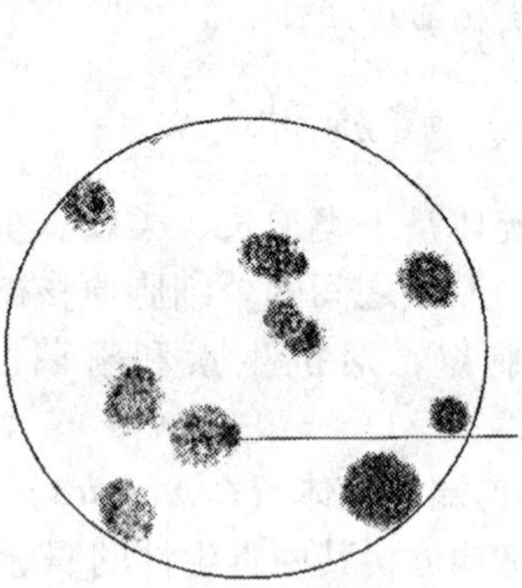

图 3－25 衣原体的包涵体

（一）原体

原体是衣原体的感染性颗粒，圆形，直径约 300nm，有坚韧的细胞壁和类核结构。原体吸附于易感细胞表面，经吞饮进入宿主细胞。原体逐渐增大，演化为始体。

（二）始体

始体比原体大，直径 500～1000nm，呈球形，染色质分散呈纤网结构，因此始体又称网状体。始体在空泡中以二分裂方式繁殖，直至空泡中充满了子代衣原体的小颗粒，并形成各种形态的包涵体，如：帽形、桑椹形等。新生的小颗粒（原体）从宿主细胞释放出来，又可感染新的细胞，开始新的生活周期。始体是衣原体的繁殖型，无感染性。

七、立克次体

立克次体（Rickettsia）（图3－26）是一类介于细菌与病毒之间、由节肢动物传播、专性细胞内寄生的原核细胞型微生物。立克次体有短杆状、球状等多种形态，具肽聚糖构成的细胞壁。革兰染色阴性。立克次体含DNA和RNA两种核酸，以二分裂方式繁殖。不同的立克次体在被感染细胞内分布位置不同，可供初步识别。如：斑疹伤寒立克次体常分散在胞浆中；恙虫病立克次体常在细胞浆近核处堆积。

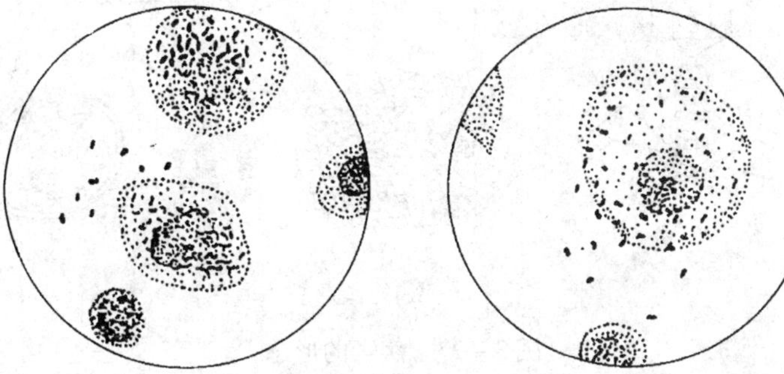

图3－26 立克次体的形态

1. 恙虫病立克次体；2. 斑疹伤寒立克次体

八、病毒

病毒是一类个体微小、结构简单、含单一核酸（DNA或RNA）型，必须在活的专性细胞内才能生长增殖的非细胞型微生物。其主要特点是：①含有单一种核酸（DNA或RNA）的基因组和蛋白质外壳，没有细胞结构；②在感染细胞的同时或稍后释放其核酸，然后以核酸复制的方式增殖，而不是以二分裂方式增殖；③严格的细胞内寄生性。病毒主要由核酸和蛋白质外壳组成。核酸位于它的中心称为核心（core）或基因组（genome），蛋白质包围在核心周围形成衣壳（capsid），有保护核酸的作用。

病毒在自然界分布广泛，可寄生于动物、植物、细菌、放线菌、支原体等的细胞内。人类的传染病，约80%由病毒引起，如艾滋病、脊髓灰质炎、狂犬病、SARS、病毒性肝炎、风疹等。

（一）病毒的大小

病毒的个体极小，测量其大小的单位通常用纳米（nm）。最大的病毒直径约200～300nm，如天花病毒、牛痘病毒等；最小的病毒仅有12～30nm，如脊髓灰质炎病毒为27nm，黄热病毒仅为12nm，多数病毒为直径约150nm的中型病毒。因此，绝大多数病毒用电子显微镜才能看见。

（二）病毒的形态（图 3－27）

病毒的基本形态有球形、砖形、杆形、长丝形和蝌蚪形疱疹病毒、脊髓灰质炎病毒等使人和动物致病的病毒多数为球形（或多面体形），痘病毒呈砖形；植物病毒多呈杆状，如烟草花叶病毒；细菌病毒（噬菌体）呈蝌蚪形。还有少数病毒像螺丝或弹簧状，如番茄花叶病毒、狂犬病毒等。

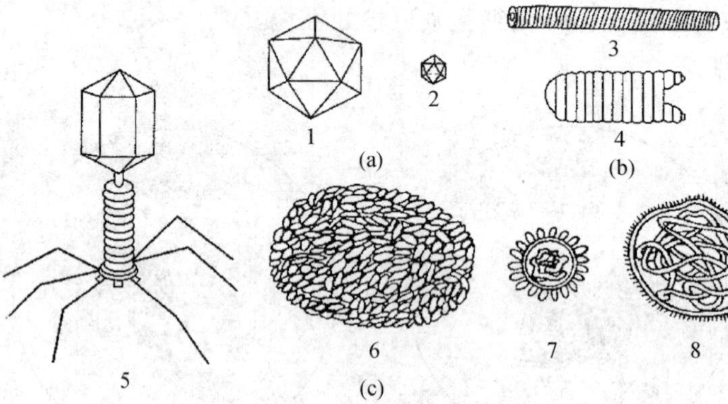

图 3－27 病毒的形态

a. 二十面体对称型；b. 螺旋对称型；c. 复合对称型

1. 单纯刨疹病毒；2. 脊髓灰质炎病毒；3. 烟草花叶病毒；4. 狂犬病毒；5. 噬菌体；6. 豆病毒；7. 冠状病毒；8. 流感病毒

（三）代表种介绍

人类免疫缺陷病毒（HIV）（图 3－28）

1981 年，在中美洲首次发现一种新的传染病——获得性免疫缺陷综合征（AIDS），俗称艾滋病。引起艾滋病的病原体是人类免疫缺陷病毒 HIV，该病毒迅速扩散蔓延至世界各地，其发病率有逐年成倍增长的趋势。艾滋病目前已成为危害人类健康最严重的疾病之一。

HIV 呈球形，直径约 100nm，有包膜。病毒核心含两条单链 RNA 和逆转录酶，衣壳由三种核心蛋白组成，包膜表面含有病毒特异性糖蛋白形成的刺突，与病毒识别、吸附易感细胞有关。

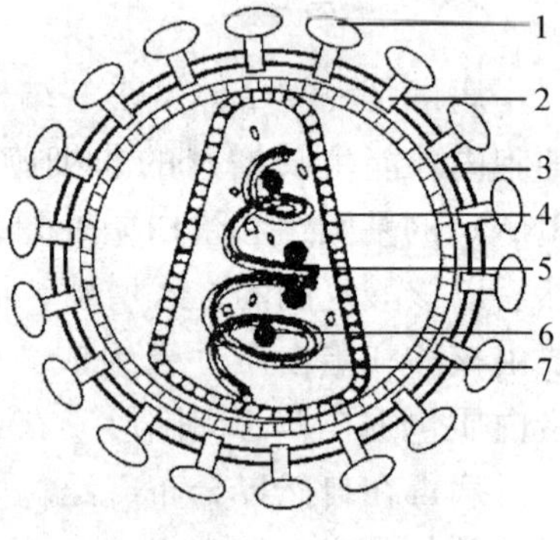

图 3－28 HIV 结构示意图

1. gp120；2. gp41；3. 包膜；4. 衣壳；5. RNA；6. 反转录酶；7. 核蛋白

HIV 对热敏感，加热 56℃ 30min 即被灭活。一般消毒剂，如 0.5% 次氯酸钠，5% 甲醛、70% 乙醇等处理 10～30min，或高压蒸汽灭菌 20min 均可达到灭活病毒的目的。但病毒在室温下可保存 7d，对紫外线、γ 射线有耐受性。

模块2 光学显微镜

一、构造

微生物个体微小，必须用显微镜放大成百上千倍才能看到。微生物实验室中最常用的是普通光学显微镜（以下简称显微镜），它的构造可分为两部分即机械部分和光学部分（图3－29）。

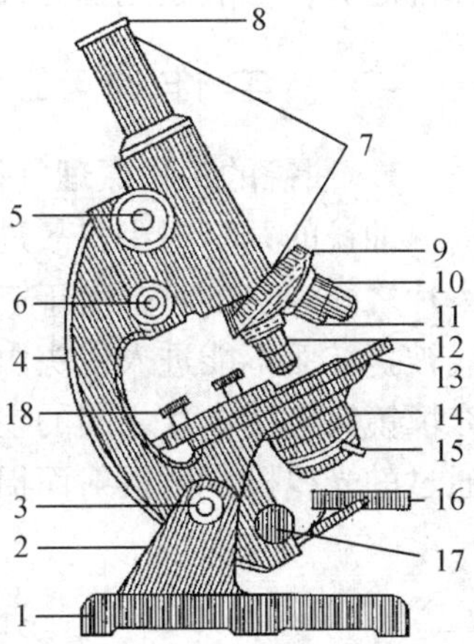

图3－29 光学显微镜

1. 镜座；2. 镜柱；3. 倾斜关节；4. 镜臂；5. 粗调节器；6. 细调节器；7. 镜筒；8. 接目镜；9. 转换器；10. 油接物镜；11. 低倍接物镜；12. 高倍接物镜；13. 载物台；14. 聚光器；15. 光圈把手；16. 反光镜；17. 聚光器调节螺旋；18. 标本移动旋钮

（一）机械部分

（1）镜臂　为一弓形金属柱，为搬取显微镜时手握之处。

（2）镜筒　位于显微镜的上方，为一空心圆筒。上端连接目镜，下端与转换器相连。

（3）转换器　用来安装和转换物镜，通常有三孔，可装配不同放大倍数的物镜。使用时根据需要可自由旋转，更换放大倍数不同的物镜。

（4）调节器　分粗调节器和细调节器两种，用来调节物镜与标本之间的距离，使被观察物在正确的位置上形成清晰的图像。粗调节器可使镜筒有较大距离的升降，细调节器升降的距离很小，一般在已见到图像，但还不太清晰时使用。

（5）载物台　镜筒下的平台，用以载放被检标本。中央有孔，称为通光孔，可通过集中的光线。载物台上装有压片夹，以固定标本片；有的装有推进器，可固定或移动标本片。

（6）镜座　支持全镜的底座。

（二）光学部分

（1）目镜　又称接目镜，安放于镜筒上端，上面刻有5×、10×、15×等标识，各代表其放大倍数。为便于指示物像，目镜中常装有指针。

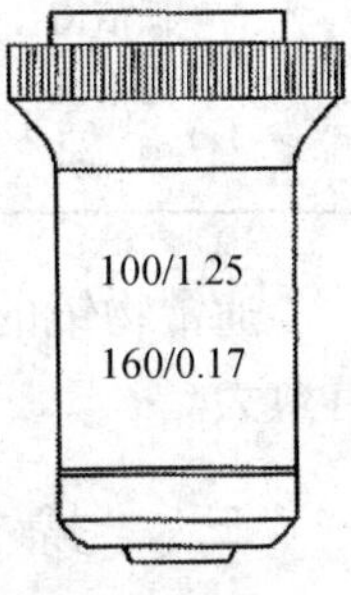

图3－30　物镜上标明的主要参数

（2）物镜（图3－30）　又称接物镜，它是决定显微镜性能的最重要部件，装在转换器的圆孔内，一般有3个镜头，即低倍镜、高倍镜和油镜。物镜上一般都标有表示物镜光学性能和使用条件的一些数字和符号，以图中物镜为例，这里100指的是放大倍数，1.25是物镜的数值口径，数值口径越大，分辨物体的能力愈强，160表示镜筒的机械长度（mm），0.17为所用盖玻片的最大厚度（mm）。物镜下缘常还刻有一圈带色的线，如油镜下方有一圈白线用以区别不同放大倍数的物镜。

(3) 聚光器　位于载物台下方，其位置可上下移动，上升则视野明亮，下降则光线减弱。在聚光器下方装有虹彩光圈，借此可以调节视野亮度。

(4) 反光镜　位于聚光器下方，可采集外来光线并反射到聚光器中。有平面镜和凹面镜之分，一般在光源光线较强时用平面镜，光源光线较弱时用凹面镜。

二、工作原理

1. 油镜的工作原理（图3-31）

油镜的开口很小，故进入镜中的光线较少，其视野较用低、高倍镜时暗。当油镜与标本片之间为空气时，由于空气中的折光率为1.0，而玻璃的折光率为1.52，故有一部分光线被折转而不能进入镜头内，以至视野很暗。为了增强光照亮度，一般用香柏油（人造）充填镜头与标本片之间的空隙。因为香柏油的折光率为1.51，与玻璃的折光率相近，故通过的光线极少因折射而损失，使得视野充分明亮，便于清晰地观察标本。

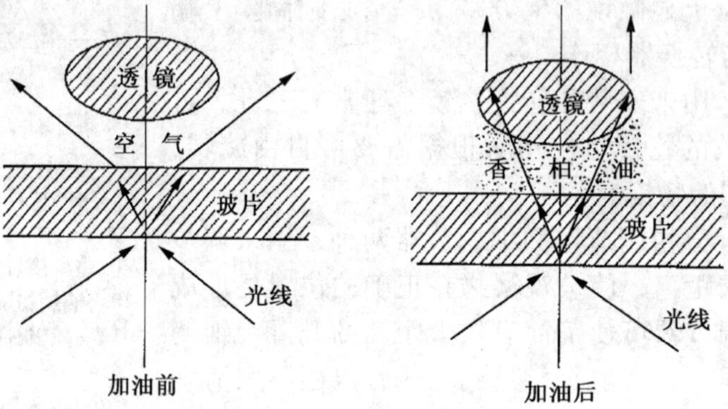

图3-31　油镜工作原理

2. 放大倍数

标本的放大倍数是指物镜放大倍数与目镜放大倍数的乘积（表3-1）

表3-1　显微镜的放大倍数

	物　镜	目　镜	放大倍数
低倍镜	10	10×	100
高倍镜	40	10×	400
油　镜	100	10×	1000

通常物镜的放大倍数愈大，物镜镜头与标本片之间的距离就愈短，这时光圈就要打开得愈大。

三、操作方法

1. 取镜

取显微镜时，右手紧握镜臂，左手托住镜座，保持镜身直立，小心放置在离实验桌边缘约10cm的桌面上，端正坐姿，使镜臂正对左肩。放置妥当后，检查各部分是否完好。

2. 对光

转动粗调节器，使镜筒上升，再转动转换器，使低倍物镜与镜筒成一直线，打开光圈，左眼向目镜内观察，调节反光镜、聚光器和光圈，使整个视野亮度均匀适宜。

3. 装片

将标本片置于载物台上，用压片夹固定，调节标本移动旋钮，将所要观察的部分对准通光孔。

4. 低倍物镜的使用

观察标本必须首先从低倍镜开始。首先往下缓慢调节粗调节器，可在显微镜侧面观察物镜和标本之间的距离，以免损坏物镜镜头，使物镜与标本片接近，然后再往上调节粗调节器，直至初见物像，再调节细调节器使物像清晰。镜检时，两眼都要睁开，一般用左眼观察，用右眼协助绘图或记录。

5. 高倍物镜的使用

在低倍镜下找到物像后，将需要观察的部位移至视野中央，然后，小心转换高倍物镜进行观察。如果看不清物像，可用细调节器稍加调节使物像清晰。若光线较暗，可调节聚光器及光圈。

6. 油镜的使用

升高镜筒，换入油镜。在标本片的待检部位滴加一滴香柏油，从显微镜侧面观察，调节粗调节器，缓缓使油镜头浸入油滴内，几乎与标本片相接，但两者切不可相碰！然后调节光照，一边从目镜观察，一边徐徐往上调节粗调节器，看到模糊图像之后，再调节细调节器使物像清晰。如镜头离开油面还未看到物像，则需重新操作。

7. 清洁

观察完毕，调节粗调节器使镜筒上升，取下标本片，及时用擦镜纸将油镜和标本片擦干净，再用蘸过二甲苯的擦镜纸擦拭，随后用干净的擦镜纸再擦2次。

8. 还原

将物镜转离通光孔，以防镜头与聚光器碰撞。将镜头下降与载物台相接，降下聚光器，竖直反光镜，罩好防尘罩，或放回镜箱内。

四、注意事项

（1）显微镜为精密、贵重仪器，应注意细心爱护，不得随便拆卸。发现故障，应及时向老师提出，以便检查修理。

（2）拿显微镜要做到“一握、一托、镜身直”，取用过程中应避免碰撞。

（3）用显微镜观察的水浸标本片应盖上盖玻片。

（4）临时标本片制好后，必须用吸水纸吸净载玻片或盖玻片外面的试液，方可置载物台上观察，严防酸碱等试液腐蚀镜头和载物台。

（5）从高倍物镜和油镜下取出标本时，必须首先提升镜筒，将镜头转离通光孔，方可取出。

（6）降下镜筒时，宜慢忌快，一定要注意物镜与标本片之间的距离，谨防损坏镜头。

在整个调焦过程中，动作要慢、要细心。

（7）保持清洁，一切光学部分，尤其是物镜和目镜镜头，禁止用手触摸。

（8）使用完毕，各个附件要清点齐全，归还原位，置于通风干燥处。

五、维护方法

（1）常用的显微镜，应尽可能有固定位置，不要随意东搬西移。在镜上加盖玻璃罩，内放干燥剂。用时去罩，用毕盖上。这样，既可防尘，又可防潮。潮湿会使镜片上长霉、起雾，灰尘沾染镜头，影响观察效果。

（2）搬动显微镜时，动作要稳、要轻，应一手提臂一手托座，不可单独提臂，同时应避免剧烈的震动，以免损伤机械部件，失去原有的精度。

（3）擦拭显微镜的机械部分可以使用干净柔软的细布擦拭。如擦不掉，可蘸少量二甲苯擦拭，不宜用酒精或乙醚，否则，会侵蚀油漆使之脱落。

光学部件沾染灰尘，可用干净毛笔清除或用吹风球吹除。物镜内的灰尘，可用摩擦带静电的塑料棒插入镜头内吸出。若镜片上有拭不掉的污迹，可用表面光滑的细木棒裹上脱脂棉或擦镜纸，并蘸一点二甲苯小心轻拭，遇有镜片长霉、起雾时，可用酒精乙醚混合液拭擦，但蘸液不要过多，擦前一定要清除灰尘。擦拭时，勿将镜片表面一层紫蓝色透光膜视为污染物。严禁用普通纸、布或徒手擦拭。

（4）膨胀系数不同，过冷或过热以及使用过多的有机溶剂（如二甲苯等），均可使镜片脱胶。因此，要避免阳光直晒，勿使显微镜受热；用二甲苯拭擦镜头，用量要少，擦后一定要把多余的二甲苯擦干净。

（5）要爱护高倍物镜和油镜。使用高倍物镜观察液体样品时，应加盖玻片，防止样品液浸入物镜，腐蚀物镜。

（6）显微镜使用完毕，应将物镜以“八”字形降位于载物台上，避免震动时滑下与聚光镜碰撞。

模块3 光学显微镜镜检技术

一、霉菌观察技术

由于霉菌菌丝较粗大，细胞容易收缩变形，而且孢子很容易飞散，因此在制片时常用乳酸石炭酸棉蓝染色液。

乳酸石炭棉蓝染色液有如下优点：①可使菌丝细胞不变形；②具有杀菌防腐作用；③制成的片子不易干燥，而且能保持较长时间；④由于染色液本身为蓝色，因而有一定的染色效果。

在进行霉菌制片时常采用一般的制片方法，即用接种环或解剖针从培养基取菌制片，用这种方法，霉菌菌丝及孢子易受损影响观察。为了更清晰的观察霉菌菌丝及孢子的完整结构，可采用小培养法或玻璃纸透析培养法进行观察。尤其小培养法不仅能观察生活状态下霉菌的形态结构，还能观察其发育过程，此法操作简便，在霉菌的分类和鉴定方法上有重要意义。

1．一般观察法

（1）取一洁净的载玻片，滴一滴乳酸石炭酸棉蓝染色液，用解剖针从菌落边缘处取少量带有孢子的菌丝于染色液中，再仔细地将菌丝挑开，然后盖上盖玻片，注意不要产生气泡。

（2）将制好的载玻片置显微镜下观察，先用低倍镜观察，必要时将所需放大部位调到视野中央，转换高倍镜头继续观察。

2．玻璃纸透析培养观察法

（1）向霉菌斜面试管中加入5ml无菌水，洗下孢子，制成孢子悬液。

（2）用无菌镊子将已灭菌的圆形玻璃纸（直径同培养皿）覆盖于沙保琼脂平板上。

（3）用1ml无菌吸管吸取0.2ml孢子悬液于上述玻璃纸平板上，并用无菌玻璃刮棒涂布均匀。

（4）将培养皿置于28℃的恒温箱中培养48h，取出后打开皿盖，用镊子将玻璃纸与培养基分开，再用剪刀剪取小片置于载玻片上，加盖玻片，再用显微镜观察。

3．小培养法（图3－32）

（1）用高压蒸汽灭菌锅将实验所用的培养皿、载玻片、盖玻片等灭菌，备用。

（2）倒平板：将已经高压灭菌并冷却到50～60℃的沙保琼脂培养基倾注于一无菌培养皿内10～15ml。

（3）待培养基凝固后，用无菌操作技术将培养基切成0.5cm^2的小方块置于已灭菌的载玻片中央。

（4）将已灭菌的接种针沾取霉菌菌种，点种于培养基块的四边，最后用无菌盖玻片盖好。

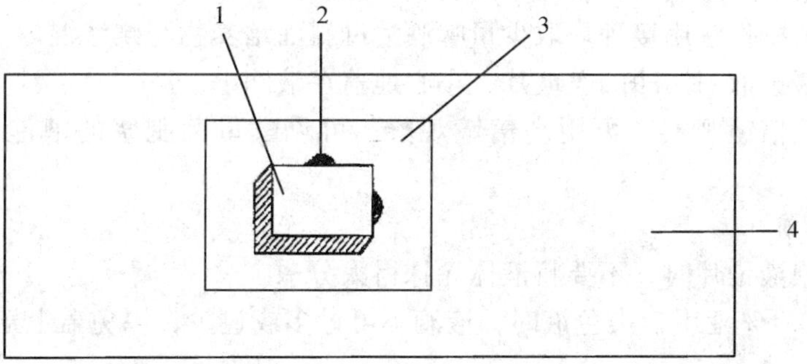

图3－32　霉菌小培养

1．琼脂块；2．霉菌；3．盖玻片；4．载玻片

（5）取一稍大的培养皿，内放沾有无菌水的无菌纱布，将已接有菌种的载玻片放在纱布上，放入28℃恒温箱内培养2～3d。

（6）待霉菌生长后，可逐日取出载玻片，在低倍镜和高倍镜下进行观察。

4．注意事项

（1）为避免污染，在用小培养法观察霉菌生活状态及发育过程中，要采用无菌操作法。最好在超净工作台或无菌室内进行。

（2）用小培养法观察霉菌形态时，已接种的载玻片要放置在有一定温度的容器内，使霉菌更好生长。

二、酵母菌观察技术

酵母菌为单细胞真核微生物，细胞核与细胞质已明显分化，菌体比细菌要大得多，菌体形态呈多形性，有圆形、卵圆形或腊肠形。酵母菌的繁殖方式较复杂：无性繁殖主要是出芽繁殖，仅裂殖酵母属是以分裂方式繁殖；有性繁殖产生子囊孢子。

为更清晰地观察酵母菌的形态，可用亚甲蓝染色液制成水浸片。可以根据是否染上颜色来区别死活细胞，因为活细胞不停地进行着新陈代谢，细胞的还原能力强，若无毒染料进入细胞，则被还原脱色，故活细胞染不上颜色。而死细胞及代谢缓慢的老细胞无此还原能力，因此能染上颜色。

1．观察酵母细胞的形状、大小及出芽情况。

（1）在载玻片中央处加 1 滴 0.1% 亚甲蓝染色液。

（2）按无菌操作法取少许培养 48h 的啤酒酵母斜面培养物，放在亚甲蓝染色液滴中，使菌体与染色液混合。

（3）用小镊子夹一片盖玻片，小心地盖在液滴上，注意不要产生气泡。

（4）将制好的水浸片先用低倍镜观察，再用高倍镜观察，注意酵母菌细胞的大小、形状及出芽情况。

（5）根据是否染上颜色区别死活细胞，亚甲蓝染色液无毒，老细胞及死细胞均能染成蓝色，活细胞则染不上颜色。

2．观察酵母菌液泡内的肝糖颗粒

（1）取一洁净的载玻片，在其中央滴加一滴碘液。

（2）按无菌操作法用接种环取少量啤酒酵母斜面培养物与碘液混匀。

（3）用小镊子取一洁净的盖玻片，小心地盖在液滴上。

（4）先用低倍镜观察，再用高倍镜观察，可见酵母菌胞浆的液泡内有褐色的肝糖颗粒。

3．注意事项

（1）在做碘液染片时，不要将液体涂抹得太分散。

（2）在用 0.1% 亚甲蓝染色液时，液滴不可过多或过少，以免盖上盖玻片时，溢出或留有气泡。

（3）为避免产生气泡，可先将盖玻片一侧与载玻片上的液滴边缘接触，然后将整个盖玻片慢慢放下。

三、放线菌观察技术

放线菌可用亚甲蓝或石炭酸复红等染液染色，之后在显微镜下观察其形态。放线菌属于原核细胞型微生物，由菌丝和孢子组成。菌丝分化为基内菌丝和气生菌丝。某些气生菌丝分化成孢子丝。孢子丝可呈螺旋状、分枝状或波浪状等。绝大多数放线菌可分泌水溶性色素到培养基内，从而使培养基呈现颜色。孢子常呈球形、圆柱状、椭圆形等，并有各种颜色。根据菌丝和孢子丝的形态、培养特征，以及能否产生可溶性色素等可对放线菌进行分类和鉴定。

1．平板划线培养直接观察法

用接种环挑取链霉菌斜面培养物上的孢子，在高氏1号琼脂平板表面作连续划线，各条线间留一定空隙。接种完毕，平板倒置于28℃恒温箱中培养7d左右。菌长好后，打开皿盖，将皿底培养物直接放在低倍显微镜下观察，从菌落边缘可观察到菌丝的形态特点。

如果平板太厚，可用小铲刀切一个小方块放在载玻片上，再用刀片切除下层厚的培养基部分，把带菌丝的上部薄层留在载玻片上，菌面朝上在显微镜下进行观察。

2．印片观察法

用无菌镊子取洁净的盖玻片一片，在菌落上轻轻按一下，然后将印有痕迹的一面朝下，放在滴有0.1%亚甲蓝染液的载玻片上，再用油镜观察孢子的形状及孢子丝的形态。

3．插片法

用接种环取少许小单胞菌，均匀涂布在预先制好的高氏1号琼脂平板上，在无菌条件下，用无菌镊子夹一张无菌盖玻片45°斜插入平板内，盖玻片的1/3或1/2插入平板内。待菌长好后用无菌镊子夹出一张盖玻片放在载玻片上，用低倍镜或高倍镜进行观察。观察菌丝的粗细、孢子形状、大小及着生的位置等。

4．埋片法（图3－33）

用接种环从诺卡菌菌种斜面上取少许菌种接到马铃薯葡萄糖琼脂平板上，均匀涂满整个平板，再用无菌铲在平板上挖掉1cm×4cm的两条或三条平行等距离的带菌培养基，形成通气的沟槽，将无菌载玻片平放在与沟槽成垂直方向的培养基上面，轻轻按一下载玻片，使其与平板贴紧，盖好皿盖，放在28℃恒温箱中培养。如此作成若干份同样的培养物，按10h，15h，24h，36h，48h等不同培养时间，分别取出载玻片，使菌面朝上，在显微镜下观察菌丝在什么时间形成横隔，什么时间断裂。

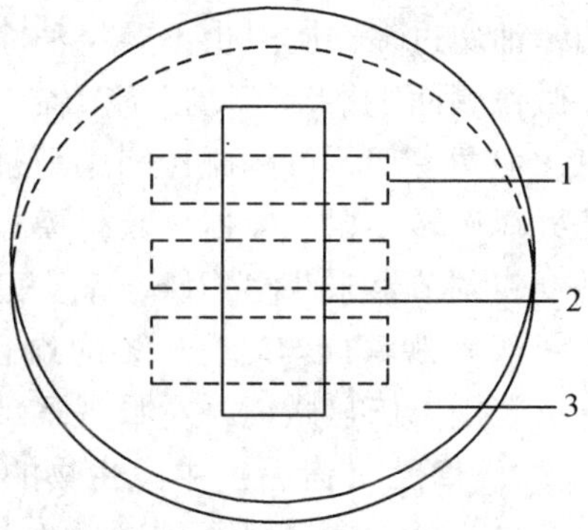

图3－33 埋片法

1．空间；2．载玻片；3．培养基

5．放线菌菌落形态观察

按平板划线培养直接观察法接种及培养放线菌，后用肉眼观察平板上放线菌单菌落的大小，表面生长状态及颜色等特征，找出与其他微生物菌落的不同点。

6．注意事项

（1）用连续划线方法在琼脂平板上接种时，要划分几个区域，前3次划线开始时，接种环都要在火焰中灼烧。

（2）连续划线时，各条线之间要留有一定空隙。

（3）用插片法接种时，盖玻片插入培养基的方向要与接种试验菌时的划线方向相垂直。

(4) 用埋片法接种时，载玻片要与培养基表面紧贴。

(5) 观察时要注意观察菌丝粗细，孢子着生的位置、大小及形状等。

四、油镜使用技术（细菌观察技术）

1. 使用方法

(1) 使用显微镜时，应将显微镜平稳安放在实验台上，不应将镜臂弯曲造成载物台倾斜，从而使标本片上镜油或菌液流淌外溢，影响观察或造成污染。

将标本载玻片置于载物台上，用推进器的片夹固定，转动推进器螺旋，将载玻片上标本部分移至物镜镜头下。

(2) 调节光源，对好光线。将低倍镜旋转至镜筒下方，根据光源，选择平面镜或凹面镜。从目镜观察，并转动反光镜，使光线集中于聚光器。升降聚光器以调节光线强弱（上升光线增强，下降光线减弱）。打开光圈到适当大小，以调节光线的多少（开大光线增强，关小光线减弱）。通常细菌染色标本用油镜观察时，光亮度要求较强，因此聚光器要尽量上升，光圈要完全打开；而不染色标本用低倍镜或高倍镜观察时，光亮度宜较弱。

(3) 调节焦距。用低倍镜或高倍镜时，应转动粗调节器，同时从显微镜侧面观察，使物镜接近标本片（约0.5cm），再从目镜观察，缓缓转动粗调节器（此时物镜上升或载物台下降），直至标本中的物像基本清晰为止，再转动细调节器调至物像清晰。

2. 注意事项

(1) 用油镜观察时，应将油镜头转换至镜筒下。在载玻片待检部位滴加一小滴香柏油，油勿过多，同时也不要将油涂开。将载玻片置载物台上，待检部位移至油镜头下。从显微镜侧面观察，转动粗调节器，缓缓地使油镜头浸入油滴内，使其镜面几乎与标本片接触，但两者切不可相碰！因用力过猛，不仅易砸碎标本片，还会损坏镜头。然后用目镜观察，缓慢转动粗调节器，获得模糊物像时，再转动细调节器，至视野内物像清晰为止。如转动粗调节器未获得物像，镜头已离开油面，则需重新开始操作。

(2) 观察标本时，坐姿应端正，通过调节推进器的螺旋，前后左右观察标本各个部分。若用单筒显微镜，左眼观察，右眼应睁开。

3. 口腔（齿垢）中微生物的观察

(1) 滴一点墨汁于洁净载玻片的一端。用牙签取少许齿龈牙垢，涂于载玻片墨汁中混匀。取另一边缘光滑洁净的玻片按图3－34推成薄片，干燥后镜检。观察黑色背景中有不着色的发亮的细菌和螺旋体。

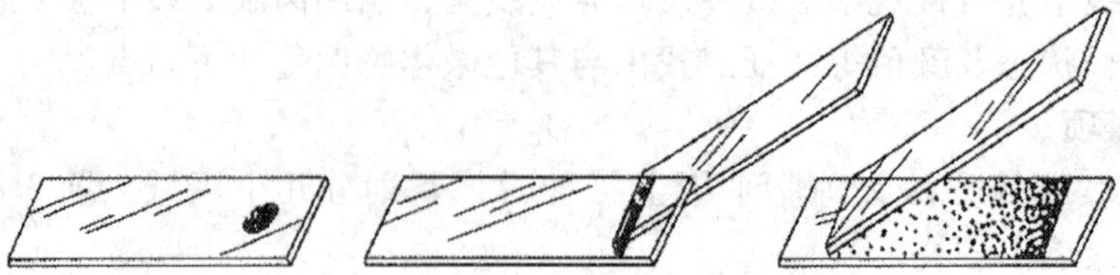

图3－34 推片法

(2) 观察完毕，向上转动粗调节器使镜筒上升，取下标本片，用擦镜纸擦去油镜头上的镜油。如油已干，可用擦镜纸沾取少许二甲苯，擦拭镜头上的油迹，再用一块干净镜纸擦去镜头上残存的二甲苯，以防镜片脱落。最后将两个物镜转换成“八”字形，以防物镜与聚光器碰撞受损。

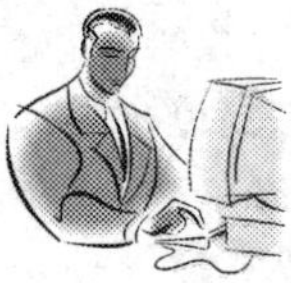

扩展知识

禽流感病毒（BF）

禽流感（bird flu）最早发生在1878年，意大利发生鸡群大量死亡，当时被称为鸡瘟。到1955年，科学家证实其致病病毒为甲型流感病毒。此后，这种疾病被更名为禽流感。禽流感被发现100多年来，人类并没有掌握特异性的预防和治疗方法，仅能以消毒、隔离、大量宰杀禽畜的方法防止其蔓延。禽流感是由禽流感病毒引起的一种急性传染病，也能感染人类，感染后的症状主要表现为高热、咳嗽、流涕、肌痛等，多数伴有严重的肺炎，严重者心、肾等多种脏器衰竭导致死亡，病死率很高。1997年，香港H5N1型禽流感病毒感染导致18人发病，其中6人死亡；越南2005年10～11月已经被证实有8例确诊，6例死亡，另外，还有2例死亡病例为疑似病例。其病死率高达80%，远远高于“非典”患者的病死率。根据世界卫生组织的统计，2003年全球共有30多个国家和地区的8000多人感染了“非典”病毒，其中有700多人死亡，其病死率仅在9%左右。此病可通过消化道、呼吸道、皮肤损伤和眼结膜等多种途径传播，人员和车辆往来是传播本病的重要因素。

禽流感病毒一般为球形，直径为80～120nm，但也常有同样直径的丝状形态，长短不一。病毒表面有10～12nm的密集钉状物或纤突覆盖，病毒囊膜内有螺旋形核衣壳。禽流感病毒基因组由8个单链RNA片段组成。

操作与练习

一、复习思考题

1. 名词解释：

真菌、细菌、放线菌、螺旋体、支原体、衣原体、立克次体、病毒、基内菌丝体。

2. 观察霉菌形态为什么常用乳酸石炭酸棉蓝染色液制片？

3. 简述链霉菌的形态特征。

4. 为什么选用香柏油作为油镜的镜油？

5．霉菌的小培养法有何实际意义？

二、实践练习题

1．要观察酵母细胞胞浆内的肝糖颗粒，应如何制片？

2．绘图说明你所观察到的毛霉与根霉、曲霉与青霉在形态上的异同。

3．用显微镜油镜观察葡萄球菌、链球菌、大肠埃希菌、枯草芽孢杆菌，霍乱弧菌等细菌示教片，注意这些细菌的大小、形态、排列方式。

4．用油镜观察钩端螺旋体示教片，注意钩端螺旋体的形态、大小，螺旋数目等特征。

（李榆梅　穆　童）

项目4　染色技术

学习目标

1. 染色目的及原理。
2. 细菌的结构。
3. 单染色技术。
4. 复染色技术。

工作任务

1. 正确完成大肠埃希菌的单染色操作，观察结果并绘图。
2. 用革兰染色法鉴别革兰阳性菌与革兰阴性菌。

细菌是一种无色半透明的细胞内含有大量的水分的微小生物，与周围背景没有明显的明暗差，因此，为了更好地利用显微镜对细菌进行观察、鉴别，通常将细菌进行染色。虽然细菌个体微小，但各种细菌却有其独特的形态、结构及化学组成，这与细菌的致病性、抗原性、对药物的敏感性及染色性有关。为了对细菌进行更深入的研究，将细菌进行染色，研究适用于细菌的各种染色方法，有必要学习细菌的结构及染色知识。

模块1　必备知识——细菌及染色

一、染色目的

细菌属于原核细胞型微生物，菌体微小且呈无色半透明，必须借助显微镜进行观察。在普通的光学显微镜下只能看到细菌的大致形态及运动能力。在电子显微镜下，人们可以观察到细菌的各种形态结构，但因其操作复杂、设备条件要求高及价格昂贵等原因，在实践应用中受到了一定的限制。通过对细菌进行染色，能够帮助我们在普通光学显微镜下清楚地看到细菌的形态结构，有助于菌种的初步鉴别。因此，细菌染色技术的应用在鉴别细菌的过程中就显得十分重要。

二、染色原理

大多数细菌的等电点较低，pH 大约为 2～5，在中性、碱性及弱酸性溶液中，菌体表面通常带负电荷。而碱性染料电离后，染料离子带正电，易与菌体结合使菌体着色，从而增加了菌体与背景之间的色差，染色后的标本更清楚、易辨。因此，一般用碱性染料对细菌进行染色，常用染料有亚甲蓝、碱性复红、草酸铵结晶紫、番红等。

三、细菌的结构

细菌个体微小，必须借助于电子显微镜等新技术进行细菌超微结构的观察。通常将各种细菌都具有的结构称为基本结构；将某些细菌在一定条件下所特有的结构称为特殊结构（图 4－1）。

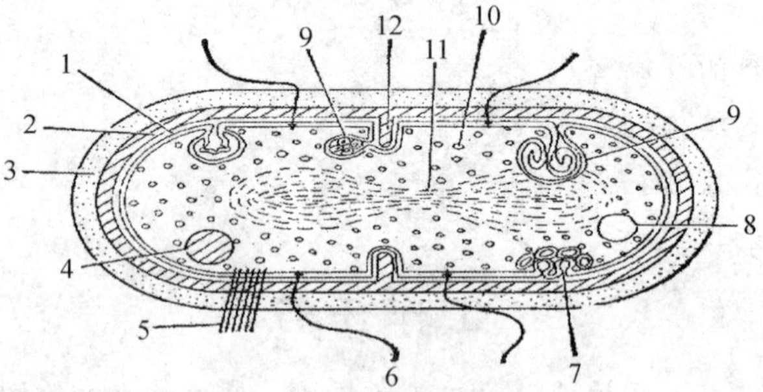

图 4－1　细菌细胞结构模式图

1. 细胞膜；2. 细胞壁；3. 荚膜；4. 异染颗粒；5. 菌毛；6. 鞭毛；
7. 色素体；8. 脂质颗粒；9. 中介体；10. 核糖体；11. 拟核；12. 横隔壁

（一）基本结构

细菌的基本结构有细胞壁、细胞膜、细胞质、核质。

1. 细胞壁

细胞壁是位于细菌细胞最外层，紧贴在细胞膜外的坚韧而有弹性的复杂结构，能维持菌体固有形态并起保护作用。细胞壁具有比较复杂的结构及化学组成，通过革兰染色，可将细菌分为革兰阳性菌（G^+菌）和革兰阴性菌（G^-菌）两大类，这与其细胞壁的化学组成及结构有关。

（1）G^+菌细胞壁　G^+菌细胞壁较厚，约 15～80 nm，由肽聚糖和磷壁酸构成。

①肽聚糖：是 G^+ 菌细胞壁的主要成分，多达 50 层，具有致密的三维结构。其中，*N*－乙酰葡萄糖胺（G）和 *N*－乙酰胞壁酸（M）交替排列，以 β－1，4 糖苷键连接成聚糖骨架；L－丙氨酸、D－谷氨酸、L－赖氨酸、D－丙氨酸依次连接成四肽侧链，连接于聚糖骨架的 *N*－乙酰胞壁酸上；由五个甘氨酸组成的五肽桥，将两个相邻的聚糖骨架上的四肽侧链连接在一起，从而相互交织成三维立体网状结构（图 4－2）。

②磷壁酸：是 G^+ 菌细胞壁的特有成分，属于多元醇和磷酸的聚合物，具有长链结构，与细菌的抗原性与致病性有关。按其结合部位不同，可分为壁磷壁酸和膜磷壁酸两种（图 4－3）。

（2）G^-菌细胞壁 G^-菌细胞壁较薄，约 10～15 nm，由肽聚糖和外膜构成。

①肽聚糖：仅 1～3 层，骨架与 G^+ 菌相同，但其他成分有明显不同，四肽侧链的第三位氨基酸为二氨基庚二酸（DAP），且没有五肽桥，仅形成单层平面网状的二维结构，因

此结构疏松薄弱（图4－4）。

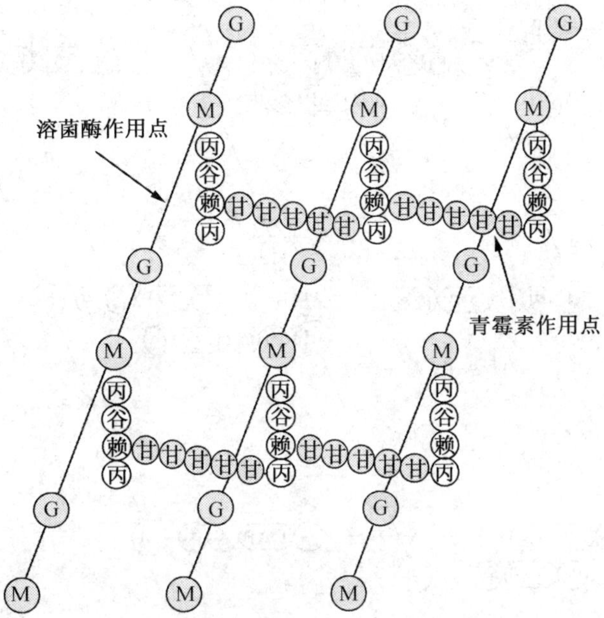

图4－2 革兰阳性菌细胞壁肽聚糖结构示意图

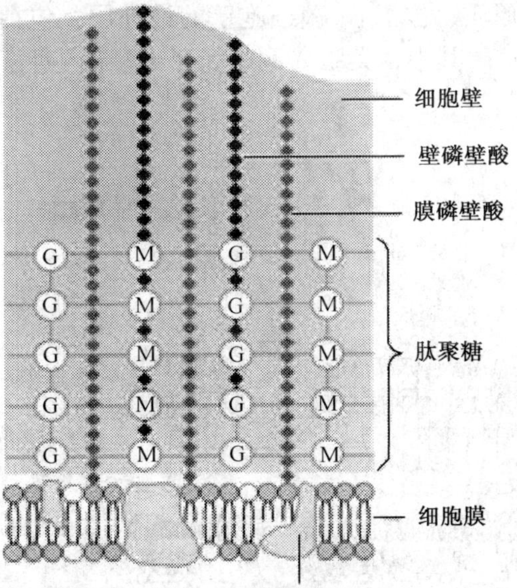

图4－3 革兰阳性菌细胞壁剖面示意图

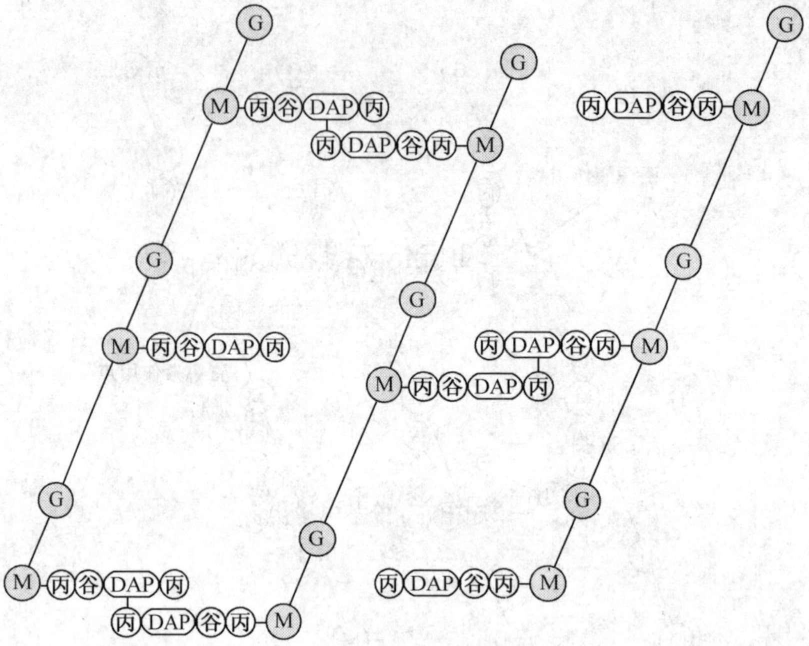

图4－4　革兰阴性菌细胞壁肽聚糖结构示意图

②外膜：包围在细胞壁肽聚糖层外侧，由内向外依次为脂蛋白、脂质双层、脂多糖等成分。脂多糖，又称热原质，位于G^-菌细胞壁的最外层，包括类脂A、核心多糖及特异性多糖三部分（图4－5）。其中，类脂A耐热，是G^-菌内毒素的主要成分，对机体有致热作用。

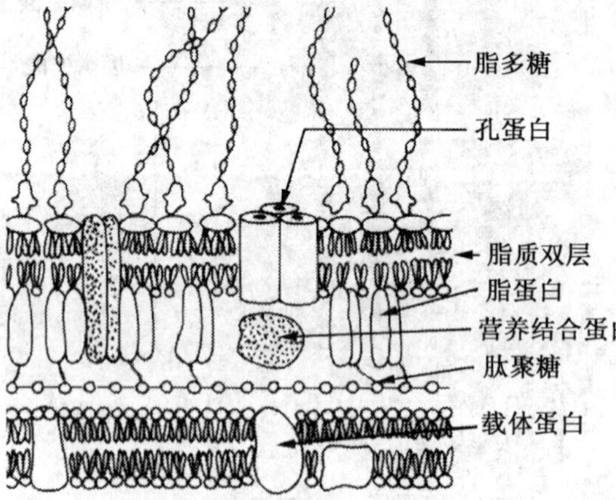

图4－5　革兰阴性菌外膜结构示意图

由于G^+菌和G^-菌细胞壁的结构及化学组成有明显区别，因此对药物的敏感性存在很大差异。G^-菌外膜层的屏障作用使得青霉素、溶菌酶等药物对G^-菌无抗菌作用。利用革兰染色法可鉴别G^+菌与G^-菌。

2．细胞膜

细胞膜是位于细胞壁内侧，紧包在细胞质外面的一层柔软且富有弹性的半渗透性生物膜，主要由脂质双分子层和镶嵌在脂质双分子层中的蛋白质组成（图4－6）。细胞膜的主要功能是与细胞壁共同完成菌体内外的物质交换及参与细胞的代谢。其中，大多数蛋白质具有酶或载体功能。

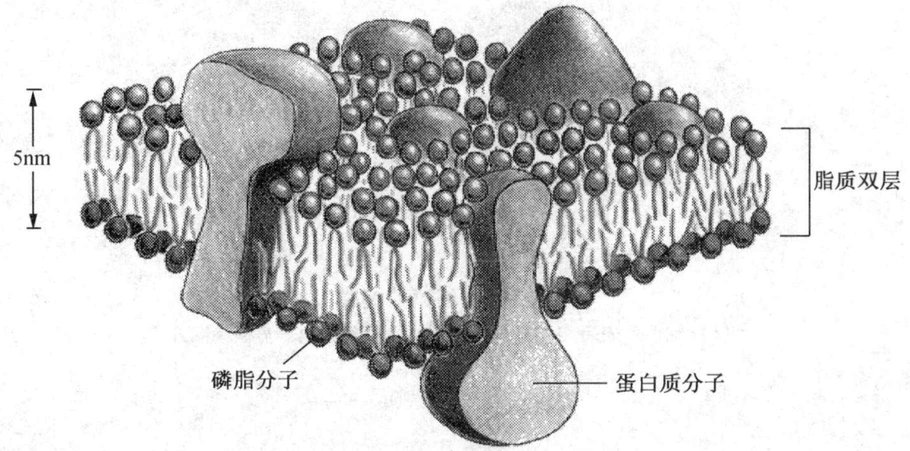

图4－6 细菌细胞膜结构示意图

3．细胞质

细胞质是由细胞膜包绕的无色透明溶胶状物，主要成分为水、蛋白质、脂类、核酸及少量糖和无机盐。细胞质是细菌的内环境，含有核蛋白体、质粒及胞质颗粒等超微结构。其中，质粒是细菌染色体外的遗传物质，为闭环双链DNA分子，分子量较染色体小。质粒携带某些特殊的遗传信息，可控制细菌的耐药性、产抗生素、致育性等次要生物学性状，非细菌生活所必需。

4．核质

核质即细菌的染色体，无核膜、核仁，故又称为拟核或类核。细菌的核质是由细长环状双链DNA反复盘绕卷曲而成，是细菌遗传变异的物质基础，可控制细菌的主要生物学性状，为细菌生活所必需。

（二）特殊结构

细菌的特殊结构有荚膜、鞭毛、菌毛和芽孢等。

1．荚膜

某些细菌在细胞壁外包绕一层黏液性物质，其厚度超过0.2μm且具有明显边界者，称为荚膜。荚膜具有抗吞噬及抗干燥作用，与细菌致病性有关。荚膜不易着色，用墨汁进行负染色或进行特殊的荚膜染色后，能在光学显微镜下看清楚荚膜（图4－7）。

2．鞭毛

鞭毛是从某些细菌细胞膜长出的游离于菌体外的细长弯曲的丝状物，其长度可达菌体数倍，有一至数十根。鞭毛是细菌的运动器官。按鞭毛数目和着生位置不同，可将有鞭毛的细菌分为：①单毛菌，如霍乱弧菌；②端毛菌，如空肠弯曲菌；③丛毛菌，如铜绿假单胞菌；④周毛菌，如伤寒杆菌等（图4－8）。鞭毛不易着色，经特殊的鞭毛染色后方可着色，便于观察。

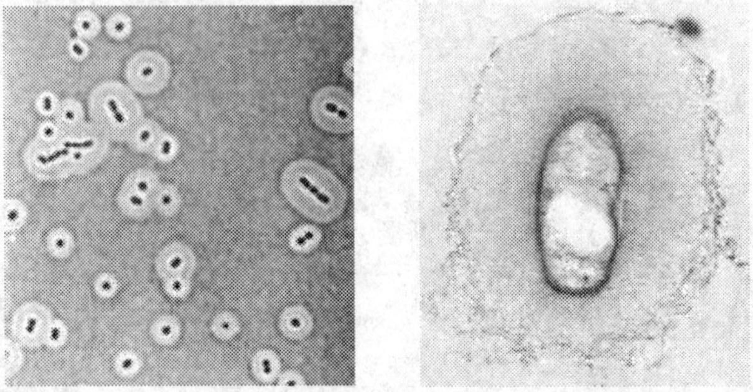

(1) (2)

图4－7 细菌的荚膜

（1）细菌负染后相差显微镜图片；（2）细菌电子显微镜图片

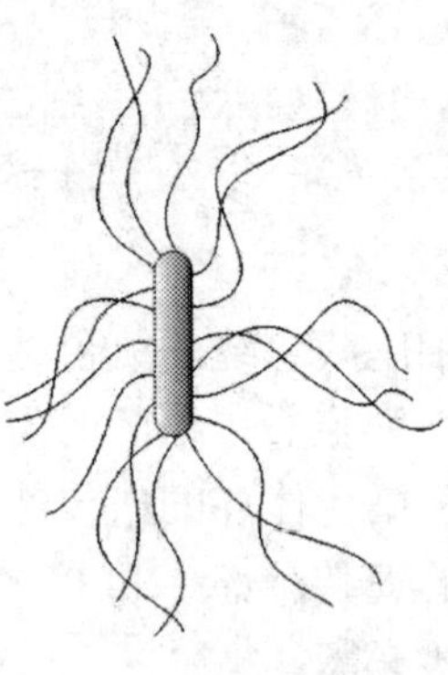

图4－8 细菌鞭毛类型模式图

3. 菌毛

菌毛是某些细菌表面遍布的比鞭毛更为纤细、短而直的丝状物，又称为纤毛。菌毛必须用电子显微镜才能观察到，有普通菌毛和性菌毛两种。

（1）普通菌毛 普通菌毛短、细、直，数量多，且周身分布，约100～1000根。大肠埃希菌（图4－9）、霍乱弧菌、铜绿假单胞菌、淋病奈瑟球菌等菌体表面有这类菌毛。普通菌毛与细菌黏附性有关，构成了细菌的致病性。

（2）性菌毛 性菌毛比普通菌毛稍长且粗，中空呈管状，数量少，仅1～10根。性菌毛与细菌的接合作用有关。

4. 芽孢

芽孢是某些细菌在一定环境条件下，细胞质、核质逐渐脱水浓缩、凝聚，在菌体内形成的圆形或椭圆形小体（图4－10）。芽孢折光性强，用普通染色法不易着色，在普通光学显微镜下只能看到发亮的小体，必须用芽孢染色法才能着色。

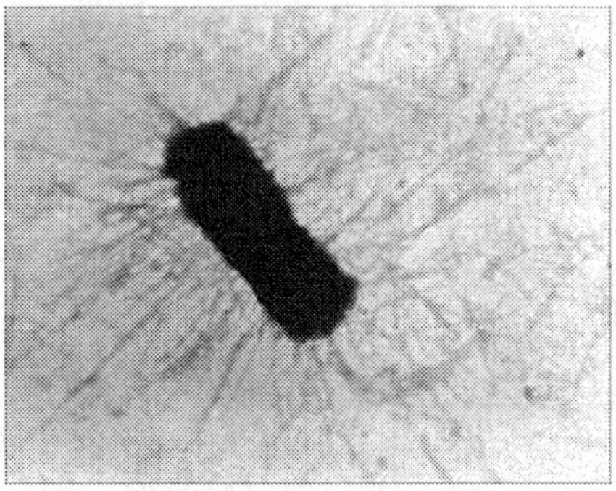

图4－9 大肠埃希菌菌毛

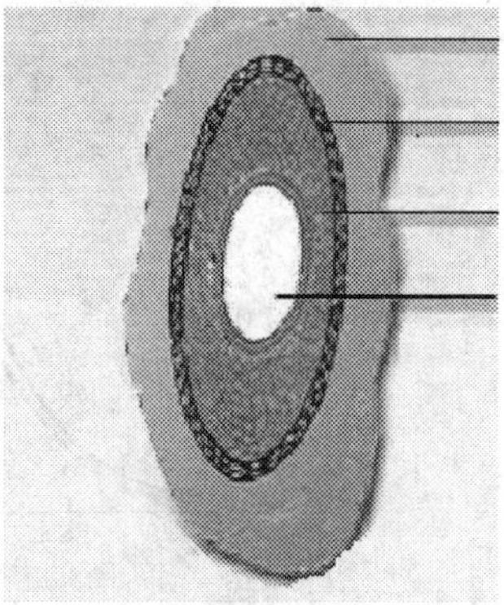

图4－10 细菌芽孢结构模式图

芽孢是细菌的休眠方式。芽孢含水量少，具有多层厚而致密的膜结构，故而通透性低，化学消毒剂也不易渗入。此外，芽孢含有大量的2，6－吡啶二羧酸（DPA），对高温、干燥、化学消毒剂和辐射等有很强的抵抗力。进行灭菌时，往往以芽孢是否被杀灭作为判断灭菌效果的指标。

芽孢的大小、形状及在菌体内的位置因菌种不同而异（图4－11），这对产芽孢菌的鉴别有一定意义。

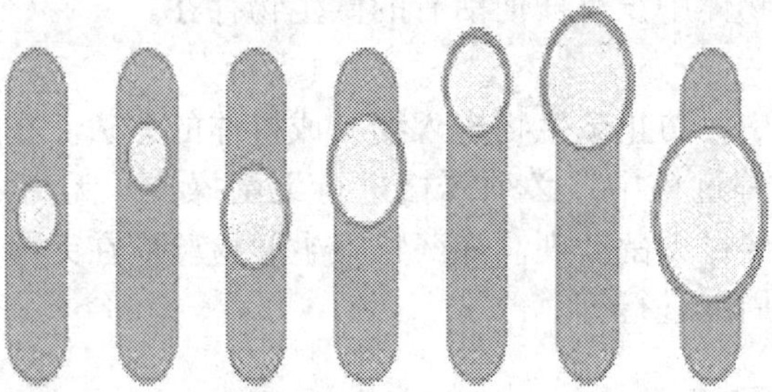

图4－11 细菌芽孢大小、形状、位置示意图

四、细菌的生长曲线

人工培养细菌时，将一定数量的细菌接种在合适的液体培养基中培养，定时取样，计算细菌数量。如以培养时间为横坐标，细菌数的对数为纵坐标，则可绘制出一条曲线，称为细菌的生长曲线（图4－12）。

细菌的生长曲线反映了细菌群体生长繁殖的规律。根据细菌的生长曲线，可将细菌群体生长繁殖过程分为四个时期：①迟缓期；②对数期；③稳定期；④衰退期。其中，处在对数期的细菌，形态、化学组成、染色性和生理特征等均比较典型，对抗生素最敏感。因此，细菌染色和药物敏感试验，取此期细菌最好。

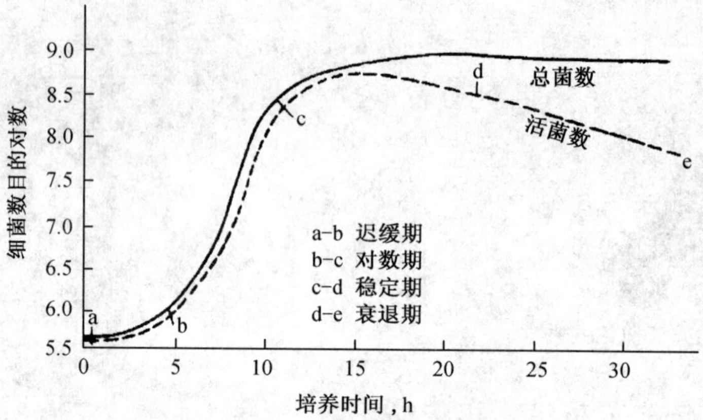

图4-12 细菌的对数生长曲线

模块2 无菌操作及染色标本的制备技术

一、概念

1. 无菌

指在一定范围内或物体中没有任何活着的微生物存在。

2. 无菌操作

指在整个操作过程中，防止微生物进入物品或机体的方法。在进行微生物学实验、无菌制剂制备及外科手术等过程中，必须严格进行无菌操作。无菌操作过程中，所用的器具、材料，事先都必须经过灭菌处理。如药物卫生学检验应在无菌室内进行；微生物接种操作需要在酒精灯火焰周围进行等。

二、无菌操作法

1. 接种环（针）灭菌

接种环（针）于每次使用前后，均需经火焰灭菌（图4-13）。

（1）用前　右手以持笔式握持接种环。将金属环（针）部位在酒精灯火焰上彻底烧灼一次。金属棒或玻璃棒部位，须转动通过火焰3次，待冷却后，方可使用。

（2）用后　先将近环处镍丝置于火焰中，使热导向接种环，待环上残余菌液渐渐蒸发干涸后，再将接种环以垂直方向于火焰中烧红，最后将金属棒部位往返通过火焰。如先烧灼环部，则环上之残留菌液因突受高热而爆裂四溅，可造成周围环境的污染。

2. 无菌取材

自三角瓶或试管培养物中沾取标本时，瓶口、试管口在打开后及关闭前，应于火焰上通过1~2次，以杀死可能从空中落入的杂菌。打开瓶塞或试管塞时，应将棉塞上端夹于右手小指和手掌之间，不得将其任意放置，以免染菌。

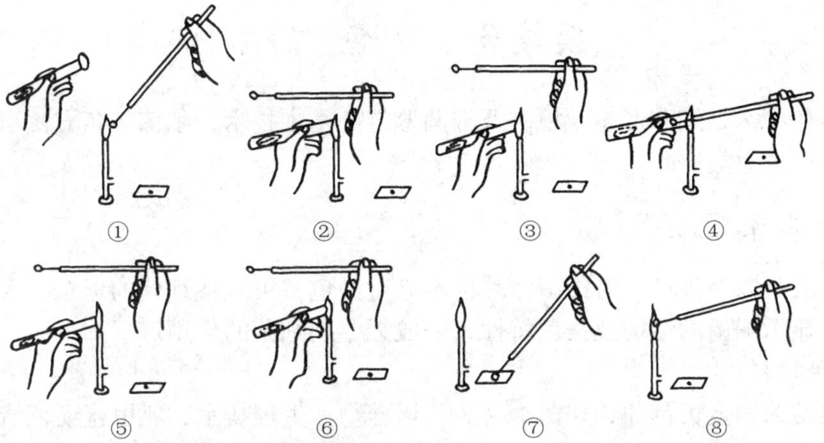

图4-13 无菌操作及细菌染色标本制作过程

①灼烧接种环；②打开试管塞；③灼烧管口；④取菌；
⑤灼烧管口；⑥塞上棉塞；⑦涂片；⑧烧去接种环上的残菌。

3. 带菌玻片的处理

不需保存的标本，观察后，应立即投入消毒缸，尤其活菌标本更应及时放入消毒缸内，待玻片彻底灭菌并清洗后，方可再次使用。

三、染色标本的制备

观察细菌时，应先将待检菌培养物制成涂片，经染色后再进行观察。其过程大致可分为以下三个步骤。

(1) 涂片 取洁净载玻片，加无菌生理盐水一滴或一接种环，按无菌操作法以接种环取待检菌固体培养物少许，研入无菌生理盐水中，使成一个均匀极薄的菌膜。菌膜直径应在1cm左右为宜。若待检菌为液体培养物可直接取少许菌液涂成菌膜。

(2) 干燥 一般应于室温中，使涂片自然干燥，如需快速干燥，可在远离火焰上方的热空气中烘干，但切勿紧靠火焰，以致标本被烤焦，无法检视。

(3) 固定 一般用加热法将标本固定。操作时将玻片涂有菌膜的一面向上，迅速地在火焰上来回通过3次，以玻片反面触及皮肤、热而不烫为宜。也可用甲醇、乙醇等化学药品使标本固定。标本固定的目的主要是使细菌牢固地黏附于载玻片上。加热固定还可改变菌体对染料的通透性及杀死细菌。

四、注意事项

(1) 取菌量不宜过多，涂片以匀、薄为佳。若菌量过多，菌膜过厚，会导致脱色不匀，染色结果呈假阳性。

(2) 固定标本时，温度不宜太高，以载玻片反面触及皮肤时，热而不烫为宜，如果温度过高，可将菌膜烧焦，影响染色结果。

模块3 染色技术

细菌染色技术是细菌形态学检查及细菌鉴定的基本技术，细菌染色方法可分为单染色法和复染色法两大类。

一、单染色法

单染色法是以一种染料对细菌涂片标本进行染色，可观察细菌的形态、大小及排列方式，但不能显示细菌的结构及染色特性，一般无鉴别细菌的作用。

1. 染色材料

大肠埃希菌和金黄色葡萄球菌18~24h培养物、生理盐水、亚甲蓝染色液、碱性复红染色液、香柏油、二甲苯、载玻片、接种环、酒精灯、吸水纸、显微镜、擦镜纸等。

2. 染色方法

（1）染色　将已固定好的涂片（见本项目模块2）平置，滴加一滴亚甲蓝（或碱性复红染色液）于菌膜上，染液量以覆盖菌膜为度，染色时间为1~2min。

（2）水洗　斜置载玻片，以细水流从上端缓慢洗去菌膜上多余的染色液，然后轻轻甩去玻片上的水。

（3）干燥　自然干燥或用吸水纸吸去载玻片上剩余水分。

3. 镜检

将制好的标本用光学显微镜进行观察，先用低倍镜找到模糊图像，再于标本上滴加一滴香柏油，置于油镜下进行观察（图4-14）。

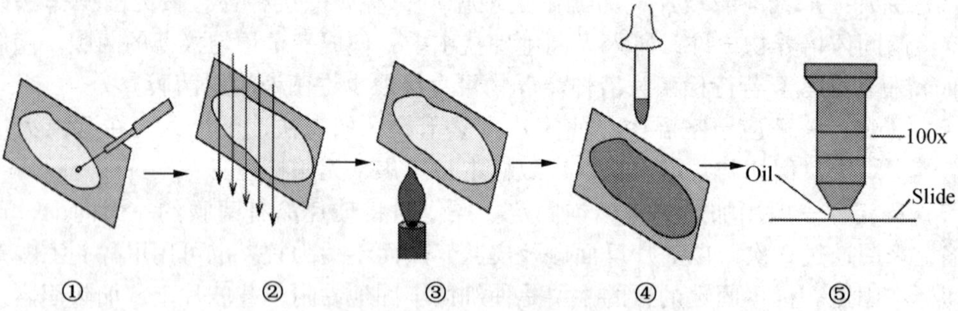

图4-14　细菌单染色过程

①涂片；②干燥；③固定；④染色；⑤显微镜观察

4. 注意事项

（1）水洗时不要直接对着载玻片上的菌膜冲洗，以免冲坏菌膜。一般以冲洗下来的水基本无色为度。

（2）染色完毕甩去玻片上的水分，于室温下自然干燥，不可用纸在标本上擦拭以免破坏菌膜。

二、复染色法

复染色法是用两种或两种以上的染料先后对细菌涂片标本进行染色，此法既可观察细菌的形态、大小及排列方式，又可对细菌进行鉴别，最常用的是革兰染色法。革兰染色法是丹麦细菌学家 C · Gram 于 1884 年首创，因此得名。

1. 实验材料

大肠埃希菌和金黄色葡萄球菌 18 ~ 24h 培养物、生理盐水、草酸铵结晶紫染液、95% 乙醇、卢戈碘液、沙黄染液、香柏油、二甲苯、载玻片、接种环、酒精灯、吸水纸、显微镜、擦镜纸等。

2. 染色方法

（1）初染　滴加草酸铵结晶紫染液于菌膜表面，使染液覆盖菌膜，染色时间为 1min，用细水流徐徐冲去多余染液，甩干玻片上积水。

（2）媒染　滴加卢戈碘液覆盖菌膜，维持 1min，用细水流徐徐冲去多余碘液，甩干玻片上积水。

（3）脱色　用 95% 乙醇滴洗菌膜表面，摇动玻片使脱色均匀，倾去紫色乙醇液，约 20 ~ 30s，至流出乙醇液刚刚不出现紫色为止，立即用水将乙醇冲净，甩干玻片上积水。

（4）复染　滴加沙黄染液于菌膜表面，染色 1 min，用细水流将多余染液冲掉，用吸水纸吸干。

（5）镜检　待玻片充分干燥后，用显微镜进行观察。

（6）实验结果分析　经过革兰染色，可将细菌分为两大类：被染成紫色的细菌，称为革兰阳性菌（G^+ 菌）；被染成红色的细菌，称为革兰阴性菌（G^- 菌）。由于革兰阳性菌与革兰阴性菌细胞壁化学组成不同，革兰阳性菌细胞壁肽聚糖层厚，脂质含量少，乙醇不易脱色，故保留原有的紫色；而革兰阴性菌细胞壁肽聚糖层薄，脂质含量多，乙醇容易溶解脂类而渗入使之脱色，故初染时紫色可被脱去，复染时重新着上红色（图 4 – 15）。

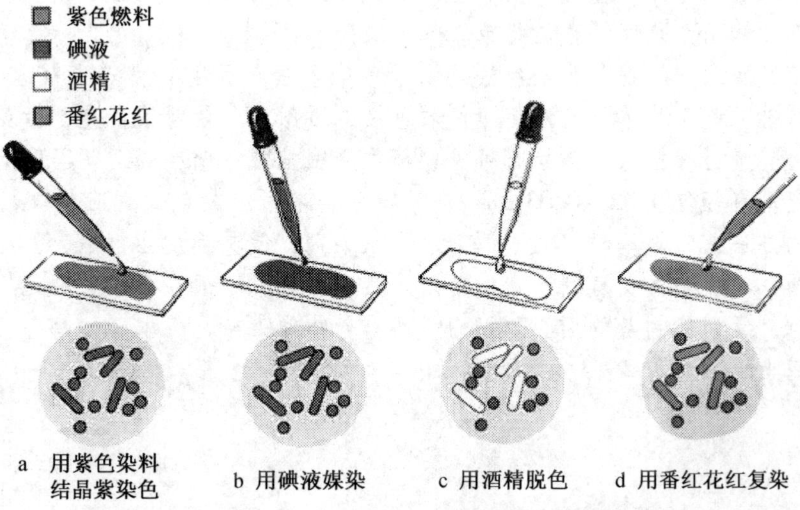

图 4 – 15　细菌革兰染色结果示意图

3. 意义

革兰染色法的意义在于：①有助于细菌的鉴别，通过染色可将细菌分为革兰阳性菌和革兰阴性菌两大类；②有助于临床用药的选择，革兰阳性菌和革兰阴性菌对抗生素的敏感性不同；③有助于了解细菌的致病性，革兰阳性菌能产生外毒素致病，而革兰阴性菌则多以内毒素致病。

4. 注意事项

（1）制片要薄。

（2）染色过程中要严格控制各试剂的作用时间，尤其是用乙醇脱色时间。

乙醇脱色时间过长，革兰阳性菌也可被脱色，最终染成红色，造成假阴性；而脱色时间过短，革兰阴性菌可染成紫色造成假阳性。

（3）碘液配制后应装在密闭的暗色瓶内贮存。如因贮存不当，试液由原来的红棕色变成淡黄色，则不宜再用。

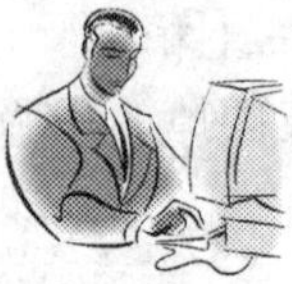

扩展知识

细菌的特殊结构——芽孢、荚膜、鞭毛等，均需经特殊方法染色后，才能进行观察。

芽孢染色法是根据细菌的芽孢和菌体对染料的亲和力不同的原理，用不同的染料进行染色，使芽孢和菌体呈现不同颜色而便于区别。芽孢壁较厚、透性低，染料不易透过，难着色，但着色后亦不易脱色。当用弱碱性染料孔雀绿在酒精灯微火加热的情况下进行染色时，此染料可以进入菌体及芽孢使其着色，而进入芽孢的染料则难以透出。若再用番红液进行复染，则菌体呈红色而芽孢呈绿色。

观察细菌荚膜通常采用荚膜染色法，属于负染色法。利用荚膜对染料的亲和力较差，不易着色的特性，先用简单染色法将菌体着色后，再用墨汁使背景着色，而荚膜呈浅色或无色，以此将荚膜衬托出来。镜检时可见在菌体周围呈现一明亮的透明圈即荚膜。

细菌的鞭毛直径仅 0.02 ~ 0.03μm，观察鞭毛是采用在染色的同时将染料堆积在鞭毛上使它加粗的方法，常用不稳定的胶体溶液为媒染剂，使其沉淀在鞭毛上，经染色后，鞭毛加粗。细菌只有在个体发育到一定的时期才具有鞭毛，一般在多次移种之后，在其旺盛生长阶段染色，常用新制备的 16 ~ 20h 的斜面培养物作为染色标本。如菌种长期未用，需在新鲜培养基上连续移种 2 ~ 3 次，使其活化。

操作与练习

一、复习思考题

1. 细菌有哪些基本结构和特殊结构？简述各自的生理功能。
2. 简述细菌染色的目的及原理。
3. 比较革兰阳性菌及革兰阴性菌细胞壁结构的异同。
4. 了解细菌的生长曲线有何实践指导意义？

二、实践练习题

1. 简述细菌革兰染色法的主要操作步骤及注意事项。
2. 在进行细菌染色之前，为什么要对细菌涂片进行加热固定？
3. 细菌革兰染色法有何实际意义？
4. 你认为哪些环节会影响细菌革兰染色结果的正确性，请对染色结果异常进行分析讨论。

（杜　敏）

成功源于细节，青年人要努力摆脱现代社会中的一些不良风气，特别是青年人身上常有的浮躁气息，从小事做起，扎扎实实地度过自己的每一天，掌握好本专业的各种技能，成为行业的有用之才。

专项技能训练项目集

专项技能项目集包括药学微生物实用技术中最为常用的专门训练各项技能应掌握的技术。涉及研究、培养微生物必须掌握的接种、分离、培养及分布测定技术；进行药品检验、鉴定微生物必须掌握的药品微生物检测技术、体外抑菌试验技术、细菌生化检测技术及抗生素效价测定技术；检查中药质量要求掌握的中药霉变与防治技术以及学习以上技术应掌握的常用仪器使用技术。

以上技术内容分属项目5、项目6、项目7、项目8、项目9、项目10、项目11、项目12。

项目5 接种、分离、培养技术

学习目标

1. 微生物遗传、变异的概念。
2. 微生物变异的现象和原因。
3. 微生物菌种选育的途径和方法。
4. 培养基的概念。
5. 接种、分离培养的概念。

工作任务

1. 制备微生物常用培养基。
2. 微生物常用接种、分离与培养技术。
3. 熟练无菌操作技术。

遗传与变异是微生物的基本特征之一，由于微生物个体微小，结构简单，繁殖速度快，易于人工培养，微生物的发现、研究、开发和利用，无论过去还是现在，几乎都要利用显微镜观察、无菌操作、纯种分离和纯种培养等这些基本技术，因此微生物的接种、分离、培养技术在药学领域中有着广阔的应用，且一直在不断改进和发展。

模块1 必备知识——遗传与变异

一、微生物的遗传和变异

微生物与其他生物一样都有遗传与变异这一生命基本特征。

遗传是指微生物在一定条件下，亲代将它的形态、结构、代谢、繁殖、毒力和对药物的敏感性等特征传给子代，使子代与亲代表现出相似性，并能够代代相传。遗传是维持物种稳定的基本保证。

虽然遗传具有相对的稳定性，但也不是一成不变的，因为在世代延续中，既有不变的形状，也有变化了的形状。变异是指微生物在生长繁殖的过程中，子代与亲代间存在着不同程度的差异，变异可不断形成变种和新种，保证了子代适应环境的能力，使子代在变化了的环境条件下也能很好地生存下去，导致了微生物的进化。同时，使微生物得到发展，也为人类改造微生物提供了理论依据。

从发展的角度看，遗传中有变异，变异中有遗传；遗传是相对的，变异是绝对的。

（一）微生物遗传与变异的物质基础

1. 染色体

微生物遗传变异的物质基础主要是DNA，由互补的双链核苷酸组成。基因是具有特定功能的DNA片断。微生物的DNA大部分集中在染色体上，少部分在染色体外。细菌、放线菌是原核微生物，无真正的核，它们的染色体即核质，是折叠缠绕的一条几乎裸露的共价闭合环状的双链DNA分子；真菌为真核微生物，它的染色体主要由DNA和蛋白质（主要是组蛋白）组成；病毒和噬菌体为非细胞型微生物，它的遗传物质只含有DNA或RNA。

2. 质粒

质粒是某些微生物位于核质（染色体）以外的遗传物质，也为双链DNA分子，但具有与染色体不同的一些特性：① 有超螺旋和开环式两种存在形式，其相对分子量远比染色体小；② 游离存在于细胞质内，能整合入染色体；③ 具有独立的自我复制的能力；④ 可在细菌间转移，有的质粒还可在不同种属细菌间转移；⑤ 可以自行丢失或经人工处理（高温、紫外线及吖啶类染料处理）而消除；⑥ 质粒所携带的基因非细胞生存所必备的结构。

目前已在很多种细菌中发现质粒。比较重要者有决定性菌毛的F因子，决定耐药性的R因子以及决定产大肠埃希菌素的Col因子等。耐药性质粒的分子量相对较小，而与致病性有关的质粒则为大质粒。革兰阴性菌一般都带有质粒。某些革兰阳性菌如葡萄球菌也有质粒。

质粒与微生物遗传物质的转移有关，遗传工程中常用质粒作为载体，将供体基因转移到受体细胞中。质粒还与某些微生物的致病性、耐药性及次级代谢产物（如抗生素）的合成有关。

（二）微生物的变异现象

微生物在生长繁殖过程中有变异现象。例如，细菌的大小可发生变异；有时细菌可失去荚膜、芽孢或鞭毛；有的细菌出现了细胞壁缺陷的L型细菌。细菌的毒力变异可表现为毒力增强或减弱。如卡介二氏（Calmette - Guerin）将有毒力的结核杆菌在含有胆汁的甘油马铃薯培养基上连续传代，经13年230代获得了减毒但保持疫原性的菌株，目前称为卡介苗，用于人工接种以预防结核病。肠道杆菌中如沙门菌属、志贺菌属中常发生鞭毛抗原以及菌体抗原的变异。变异后，细菌的抗原性消失或发生改变，从而不能被特异的抗体所凝集。有些细菌的酶活性发生变异，以致出现异常的生化反应，例如大肠埃希菌可以发酵乳糖，但发生酶变异后失去发酵乳糖的能力，从而与一些不发酵的肠道致病菌难以区别。有些细菌的变异表现为菌落形态的变化，如S（光滑型）变异为R（粗糙型），菌落由光滑、湿润、边缘整齐，变异为表面粗糙、干皱，边缘不整齐。其变异的物质基础为革兰阴性菌细胞壁外膜的脂多糖蛋白质复合物，由于该复合物失去了末端的特异寡糖，从而暴露了非特异的核心多糖。与此同时，细菌的毒力、生化反应、抗原性等也随之改变。

（三）微生物变异原因

微生物的变异可分为非遗传型与遗传型两类，① 非遗传型变异：微生物的基因型没有发生改变，这种变异不能遗传，去除影响因素后变异会自动消失。如革兰阳性细菌在有青霉素的环境中会产生β－内酰胺酶，去除青霉素后，产酶消失；② 遗传型变异：由突变和基因重组引起微生物的基因型发生了改变，能稳定的遗传，为不可逆的变异。下面简单介绍一下突变与基因重组。

1. 突变

突变就是生物体的表型突然发生了可遗传的改变，包括基因突变和染色体畸变两种。基因突变经常发生，它是由于DNA链上的一对或少数几对碱基发生置换、插入或缺失而引起的，为DNA分子微小的损伤，故也称点突变。染色体畸变是大段DNA的改变，如易位、缺失、重复或倒位几百个碱基对而引起的，涉及大范围的DNA损伤，常导致微生物的死亡。在细菌中点突变较多见。

为了分析问题的方便，一般将突变分为正变与负变。正变即是发生了人们所需要性状的突变。

从菌株突变的具体表现，突变又分为：形态突变型、条件致死突变型、营养缺陷突变型、抗性突变型、抗原突变型等类型。

2. 基因重组

基因重组又称为遗传重组，它是指将一个体细胞的遗传基因转移到另一个体细胞内，经过遗传分子的重新组合后，形成新遗传型个体的过程。

重组是分子水平上的概念，是遗传物质分子水平上的杂交，而一般所说的杂交是细胞水平上的概念。重组后生物体新的遗传性状的出现完全是基因重组的结果。它可以在人为设计的条件下发生，使之服务于人类育种的目的。

微生物的基因重组可以通过接合、转化、转导、溶原转变及细胞融合这五种方式实现。

（四）微生物变异的实际应用

1. 应用于疾病预防

减毒活疫苗有较好的预防效果。减毒活菌苗可以从自然界分离获得，也可用人工方法选择改变毒力的变异株。目前应用的减毒活菌苗如卡介苗、预防鼠疫和布氏菌的活菌苗。

2. 应用于疾病治疗

目前，由于抗生素的广泛使用，病原菌的耐药现象越来越严重。为了防止耐药菌株的产生和扩散，提高临床抗菌药物的疗效，在临床治疗上应注意：① 治疗前应分离病原菌，做药敏试验，以选用敏感药物；② 要足够剂量且全程用药，以达到彻底消灭病原微生物；③ 联合用药，以高效杀菌。

3. 应用于微生物制药

抗生素、维生素、酶等均为微生物的次级代谢产物，经理化因素处理这些药物的产生菌，可选育出高产突变株。如：产生灰黄霉素的寻麻青霉4541野生型菌株经紫外线与氯化锂连续13代的诱变处理后，灰黄霉素D－756产量由265U/ml提高到17316U/ml。

4. 在遗传工程方面

遗传工程的目的是人工对所需的目的基因进行分离剪裁，然后将目的基因与载体结合后，导入宿主细胞或细菌进行扩增获得大量的目的基因，或通过宿主表达获得所需的基因产物。质粒与噬菌体都是较理想的基因载体。通过这些载体的利用，重组基因中的目的基因可被转入宿主细菌进行基因产物的表达，从而获得用一般方法难以获得或产量低的产品，如胰岛素、生长激素、干扰素等。

遗传工程技术还可应用于生产具有抗原性的无毒性的疫苗，这是预防传染病的一种新的途径。

5. 其他方面

微生物的变异理论还应用于农业、食品、环保等多方面，创造了巨大的经济效益。

二、微生物的菌种选育

菌种选育是指应用微生物遗传变异的理论，采用一定的手段，在已经变异的群体中选出符合人们需要的优良品种。

在微生物工业应用中，微生物菌种工作主要包括以下四方面：① 菌种的分离筛选：挑选符合生产要求的菌种，这是选种工作的任务。② 菌种培育：改良已有菌种的生产性能，使产品的质和量不断提高，或使它更适应于工艺的要求，这是育种工作的任务。③ 菌种的保藏：一切生产菌种都要使它避免死亡和生产性能的下降，这是菌种保藏工作的任务。④ 退化菌种的复壮；如果发现菌种的生产性能下降，就要设法使它恢复，这便是菌种复壮工作的任务。

常用的菌种选育途径有自然选育、诱变育种、杂交育种和代谢控制育种。

（一）自然选育

利用菌种的自发突变，通过分离，筛选出优良菌株的过程称为自然选育。由于自发突变率很低，故获得优良菌株的概率极低。

（二）诱变育种

诱变育种是指人工地利用各种理化或生物的诱变剂处理菌种，促使微生物发生突变，然后再通过筛选，获得具有优良性状的高产变种的过程。

（三）杂交育种

杂交育种是指两个遗传型不同的个体通过吻合或接合，使不同菌株的基因组进行交换和重新组合，从中分离和筛选出具有两个亲本优良形状的个体。基因重组是杂交育种的理论基础。

（四）代谢控制育种

代谢控制育种是指在研究代谢产物的生物合成途径和代谢调节机制的基础上，通过人工诱发突变的技术获得各种解除或绕过了微生物正常代谢途径的突变株，从而选择性地使有用的产物大量合成和积累。

（五）基因工程

基因工程又称遗传工程，是指用人工的方法将某种生物中我们所需要的基因提取出来，然后把它接在载体（质粒或噬菌体）上，再将载体导入受体细胞内，使该基因在受体细胞中复制和表达，从而使生物体的遗传形状发生定向变异，产生出我们所需要的产物的过程。

基因工程的最大优点是打破了生物种间的界限，使微生物、动物、植物及人类之间的遗传物质可以互相转移和重组，是一种崭新的前景广阔的定向育种技术。它为人类提供了传统产业难以得到的许多昂贵药品。如人的干扰素原来来自人体的二倍体成纤维细胞，因此价格昂贵，现已将人的干扰素基因转移到了大肠埃希菌体内，发酵大肠埃希菌生产出干扰素，并已实现了商品化。目前应用基因工程技术已达到工业化大生产的产品还有人胰岛素、乙肝疫苗、白细胞介素Ⅱ、干细胞因子、人生长激素等。

代谢控制育种的基础是诱变育种，它意味着盲目的诱变育种进入了理性化阶段，它与杂交育种，基因工程成果汇集一起，反映出当今工业微生物育种的主趋势——实现人为的定向育种，为当今工业微生物育种最活跃的领域。

三、微生物的人工培养

细菌具有独立的生命活动能力，可从外界环境中摄取营养物质，获得能量，具有代谢旺盛、繁殖迅速等特点。各类细菌对营养物质的要求差别很大，主要包括水、碳源、氮源、无机盐和生长因子等。

无论是进行遗传变异研究，还是工业上的菌种选育，发酵生产，或是其他方面的研究需要，首要条件是要得到微生物，即要对微生物进行人工培养。人工培养微生物，不但要提供它生长所需的营养物质，还需要有适宜的酸碱度、温度及一定的气体环境。

（一）供微生物生长的培养基

1．培养基的必备条件

培养基是人工地将多种营养物质按照各种微生物生长的需要配制而成的一种混合营养基质，用以培养或分离各种微生物。不同的微生物，不同的培养目的，需要不同种类的培养基，但无论何种培养基都必须具备：① 适宜比例的水、碳源、氮源、无机盐、生长因子及某些特需的微量元素；② 适宜的酸碱度；③ 一定的物理状态；④ 本身无菌。

2．培养基的种类

（1）按培养基的物理状态可分为液体培养基、固体培养基和半固体培养基。

液体培养基：为液态的，不加琼脂。在各种微生物学研究和大规模的工业生产中，主要用于增菌和积累代谢产物及生理代谢等基本理论的研究。

固体培养基：在液体培养基中加入1.5% ~2%的琼脂就变成加热可融化，冷却可凝固的固体培养基。固体培养基可分为琼脂平板和斜面，其广泛用于微生物的分离纯化、培养、保存、鉴定等工作。

半固体培养基：指在液体培养基中加入少量的凝固剂而配置成的半固体状态的培养基，琼脂加量为0.2% ~0.5%，容器倒放时不流动。用于细菌运动性的观察，效价测定等。

（2）按配制培养基的营养物质的来源可将培养基分成天然培养基与合成培养基。

天然培养基：培养基的主要成分是动植物或微生物产品或其提取物。如：牛肉膏、马铃薯、黄豆粉等等。营养肉汤培养基、麦芽培养基等属之，这种培养基成分既丰富又复杂，适用于配制实验室用的各种基础培养基及工业生产中用的种子培养基和发酵培养基。

合成培养基：又称组合培养基，是由多种化学试剂配制的，各种成分和用量都明确的培养基。如：硫乙醇酸盐流体培养基、高氏一号培养基、改良马丁培养基等。一般用于营养、代谢、生理、生化、遗传、育种、菌种鉴定、生物测定、药物的作用机制等对定量要求较高的研究工作中。

(3) 按照培养基的功能与用途可将培养基分为基础培养基、加富培养基、选择培养基、鉴别培养基和厌氧培养基。

基础培养基：含有微生物生长所需的基本营养物质，可供大部分营养要求不高的微生物生长。

加富培养基：在基础培养基中加入了人血、血清、鸡蛋、动物组织提取液、植物组织提取液或一些特殊的碳源、氮源以满足具特殊营养需求的微生物的生长。如：结核杆菌需要鸡蛋等营养物质；加富石蜡油培养石油分解菌。

选择培养基：是依据某一种或某一类微生物的特殊营养需求或对某化学、物理因素的抗性，在培养基中加入特定物质或去除某些营养物质，使所欲分离的微生物在其中生长繁殖，而其他微生物则受到抑制。一般用于菌种分离如：分离放线菌时，可在培养基中加入10%的酚数滴以抑制细菌和霉菌的生长。欲从脓液中分离葡萄球菌，可在培养基中加入7.5% NaCl，因该浓度能抑制大多数其他细菌的生长。

鉴别培养基：是在培养基中加入某种试剂，使培养后产生某种现象，从而区别不同类型的微生物。如；伊红－美蓝培养基用于区别大肠埃希菌和产气杆菌。

厌氧培养基：营养丰富，含有特殊的生长因子，是专用于分离、培养和鉴别厌氧菌的培养基。如：庖肉培养基。

3. 细菌在培养基中的生长现象

(1) 液体培养基　细菌在液体培养基中典型的生长现象有以下三种现象：① 均匀浑浊：细菌分散在液体培养基中，清亮的培养基变浑浊，是大多数兼性厌氧菌的生长现象；② 液面菌膜：培养基表面一层膜状物，这是专性需氧菌的生长形成的；③ 沉淀生长：培养基底部见絮状或渣样沉淀，上部基本澄清，见于厌氧菌及少数呈链状生长的细菌，如炭疽杆菌在肉汤液体培养基中的生长。

(2) 固体培养基　微生物在固体培养基上生长现象为：① 菌落：是在固体培养基上，由单个微生物细胞繁殖而成的肉眼可见的集团。据细菌菌落表面特征不同，可将菌落分为3型：(a) 光滑型菌落（S型菌落）：菌落表面光滑、湿润、边缘整齐，新分离的细菌大多呈光滑型菌落。(b) 粗糙型菌落（R型菌落）：菌落表面粗糙、干燥、呈皱纹或颗粒状，边缘大多不整齐。R型菌落多为S型细菌变异失去菌体表面多糖或蛋白质形成。R型细菌抗原不完整，毒力和抗吞噬能力都比S型细菌弱。但也有少数细菌新分离的毒力株就是R型，如炭疽芽孢杆菌、结核分枝菌等。(c) 黏液型菌落（M型菌落）：菌落黏稠、有光泽、似水珠样。多见于有厚荚膜或丰富黏液层的细菌、结核杆菌等。② 菌苔：在固体培养基上，形成的菌落没有分开，互相粘连在一起，密集如苔，称为菌苔。

(3) 半固体培养基　有鞭毛的细菌除了沿穿刺线生长外，在穿刺线两侧也可见羽毛状或云雾状混浊生长。无鞭毛的细菌只能沿穿刺线呈明显的线状生长，穿刺线两边的培养基仍然澄清透明。

4. 细菌、放线菌、霉菌及酵母菌的菌落特征

不同菌种的菌落特征。

(1) 细菌 较小、较薄、易挑起、正反面颜色相同。不同的细菌形成的菌落大小、形态、颜色、边缘、透明度、湿润度、表面光泽、黏稠度等有所差异。

(2) 放线菌 致密、难挑起、正反面颜色不相同。不同的放线菌形成的菌落大小、形态、颜色、边缘、湿润度、表面光泽等有所差异。

(3) 霉菌 较大、疏松、呈绒毛状或絮状、难挑起。不同的霉菌形成的菌落大小、形态、颜色、边缘等有所差异。

(4) 酵母菌 较细菌菌落大而厚些，易挑起，不同菌种菌落的颜色、光泽、质地、表面和边缘等有所差异。

(二) 微生物生长的适宜温度

影响微生物生长的外界因素很多，温度是最重要的因素之一。温度是有机体生长与存活的最重要的因素之一。一方面随着温度的上升，细胞中的生物化学反应速率和生长速率加快；另一方面，机体的重要组成如蛋白质、核酸等对温度都较敏感，随着温度的升高而可能遭受不可逆的破坏。每一种微生物都有它最低生长温度、最适生长温度、最高生长温度和致死温度。其中最适生长温度是指某微生物群体生长繁殖速度最快的温度。但不一定是最快繁殖速度和最快发酵温度。

不同的微生物生长所需的最适温度是不一样的。根据微生物生长所需的最适温度的不同可分为：

1. 嗜冷菌

最适生长温度为15℃，2～3℃也能缓慢生长。因此这类菌在4℃冰箱中经过一段时间也能生长。

2. 嗜温菌

大多数微生物包括多数病原菌均为嗜温菌，生长温度范围为15～40℃。细菌在37℃生长最好，故实验室一般采用37℃培养细菌；放线菌最适生长温度为28～32℃；真菌最适生长温度为22～28℃。故培养不同微生物时应选择不同的温度。

3. 嗜热菌

最适的生长温度是40～50℃，有的甚至在95℃或更高的温度也能生长。

(三) 微生物生长的气体环境

与微生物生长有关的气体主要是氧气和二氧化碳，有些细菌能固定空气中的氮气，如固氮菌。各种菌都需要少量的二氧化碳，以合成核酸和蛋白质，多数菌在新陈代谢过程中产生的二氧化碳就可满足需要，但有些菌在初次分离培养时，需提供5%～10%的二氧化碳才能生长，如脑膜炎球菌、布鲁杆菌等。根据各种微生物对氧的不同要求，将微生物分为：

1. 专性需氧菌

需要在有氧的环境中才能生长，绝大多数真菌和多数细菌、放线菌都是专性好氧菌。

2. 微需氧菌

有些菌在5%～6%的低氧压的条件下生长较好，当氧压超过10%时，生长受到抑制，如衣氏放线菌、空肠弯曲菌等。

3. 兼性厌氧菌

大多数菌是兼性厌氧菌，这类菌在有氧或无氧的环境下都能生长，以有氧条件下生长较好，如大肠埃希菌、念珠状链杆菌等。

4. 专性厌氧菌

只在无氧的环境中才能生长繁殖的菌，如破伤风梭菌、产气夹膜杆菌等。

在微生物世界中，绝大多数种类都是好氧菌或兼性厌氧菌。厌氧菌的种类相对较少。但近年来已找到越来越多的厌氧菌。

（四）培养方法

根据微生物生长所需的不同气体环境，培养方法可分为：

1. 需氧培养法

专性需氧菌的培养采取此法，菌种生长时需要采取通气措施。具体方法有：

（1）表面培养（固体培养），将斜面、培养皿放在含空气的培养箱或培养室中，利用菌体同空气直接接触达到通气的目的。

（2）深层培养（液体培养），若用试管或三角瓶培养，可以将其置于振荡装置或摇瓶机中，氧气可以通过空气与液体培养基的接触提供给菌体。若是罐上大规模培养，则采用通气搅拌的方式促进氧气在培养液中的溶解。

2. 厌氧培养法

专性厌氧菌采用此法培养，该法的关键在于除去培养基中或培养环境中的氧气，创造一个无氧的环境，通常要密闭培养。一般方法有：

（1）生物学方法　将动物或植物新鲜组织加入到培养基中，利用新鲜组织具有的呼吸作用消耗培养基内及其环境中的氧，以达到一个无氧环境，如：将凡士林加在接有厌氧菌的庖肉培养基的表面，其中肉渣可吸收消耗培养基中的氧气，表层的凡士林可隔绝空气中的氧继续进入培养基。

（2）化学方法　是利用还原作用强的化学物质吸收环境或培养基中的氧或还原氧化型物质，如将硫乙醇酸钠加到液体培养基中，以除去培养基中的氧或氧化还原型物质，再在培养基的表面覆盖凡士林隔绝空气。又如利用焦性没食子酸在碱性溶液中能迅速吸收氧气的特点，将接种有厌氧菌的平板迅速覆盖在含有焦性没食子酸和氢氧化钠混合物的玻璃板上，四周用融化的石蜡密封。

（3）物理方法　是以密封抽气和换气（H_2、CO_2、N_2）的方法达到厌氧状态，如：目前一些厌氧培养箱，可自动调节抽气、充气、厌氧环境和温度等。

3. CO_2 培养法

最简便的方法是使用 CO_2 培养箱。若没有这条件可以采用在放有培养物的带盖玻璃缸内点燃一根蜡烛，当蜡烛的火焰熄灭时，该缸内 CO_2 的含量约为 5% ~10%；或采用在该缸内放入一定量的碳酸氢钠与硫酸，让它们作用后生成 CO_2。初次分离培养脑膜炎球菌、布鲁杆菌等少数细菌时，需要补充 5% ~10% 的 CO_2。

4. 微需氧培养法

本法的关键在于氧压的控制。一般是用厌氧培养箱通过控制 5% ~6% 的低氧压进行培养。如利用 LY-1 型厌氧培养箱控制气体环境为 O_2 22.2%，N_2 87.8%，CO_2 10%。

模块2 培养基的配制

一、操作目的

1. 掌握配制培养基的基本流程。
2. 掌握无菌检查、控制菌检查培养基的配制方法。
3. 学会抗生素微生物效价测定培养基的配制方法。
4. 了解培养细菌、真菌的培养基的制备方法。

二、操作原理

人工的将合适比例的碳源、氮源、无机盐、生长因子、水等物质混合在一起，再调节适宜的 pH，就成了供微生物生长繁殖的培养基。

由于不同微生物所需的营养成分不同，培养目的和检测需要不同，培养基的组成也不同。培养一般细菌通常用营养肉汤培养基；培养放线菌常用高氏一号培养基；培养真菌常用改良马丁培养基；无菌检查常用硫乙醇酸盐流体培养基；控制菌检查常用营养琼脂培养基；抗生素微生物效价测定常用培养基Ⅰ等。

每种培养基都可配制成液体、固体及半固体三种物理状态以满足不同的培养目的。液体培养基、固体培养基、半固体培养基的区别在于琼脂的加量。琼脂是从石花菜等海藻中提取的胶体物质，是应用最广的凝固剂（赋形剂）。加琼脂制成的培养基在 98～100℃下融化，于45℃以下凝固。但多次反复融化，其凝固性降低。不加琼脂，为液体培养基；若加入1.5%～2%的琼脂，即成为固体培养基；若加入0.2%～0.5%的琼脂，即为半固体培养基。

由于配制培养基所需的原材料中含有各种微生物，而培养基是提供微生物纯培养用的，故配制后应采用验证合格后的灭菌程序灭菌，使之呈无菌状态，以防止其中的微生物生长而消耗营养成分和改变培养基的 pH。培养基配制后，一般采用高压蒸汽灭菌法，在115℃灭菌 30min。灭菌后的培养基放入 37℃温箱培养 24h，经无菌性检查若无杂菌生长，即可待用。

我们工作中在进行药品微生物质量检测时，培养基除了要进行无菌性检查外，还要进行灵敏度检查。《中国药典》2005 年版“无菌检查法”规定培养基灵敏度检查方法是：分别接种空白对照和验证用菌株金黄色葡萄球菌、铜绿假单胞菌、枯草芽孢杆菌、生孢梭菌、白色念珠菌、黑曲霉至相应培养基上，空白对照无菌生长，加菌的培养基微生物生长良好，则该培养基的灵敏度检查符合规定。

三、所用器材及试剂

1. 器材

三角瓶、量筒、试管、吸管、玻璃棒、漏斗、棉花、牛皮纸、纱布、记号笔、麻绳、

1000ml 的搪瓷量杯或小铝锅、托盘天平、高压灭菌锅等。

2. 试剂

牛肉浸出粉、胨、氯化钠、蒸馏水、琼脂、可溶性淀粉、磷酸二氢钾、硫酸亚铁、硫酸镁、硝酸钾、葡萄糖、L-胱氨酸、硫乙醇酸钠、刃天青、酵母浸出粉、1mol/L NaOH 溶液和同浓度的盐酸溶液、广泛 pH 试纸等。

四、操作方法

(一)液体培养基:营养肉汤培养基的制备(用于培养一般细菌)

营养肉汤培养基是一种应用最广泛和最普通的细菌基础培养基，有时又称为普通培养基。由于这种培养基中含有一般细菌生长繁殖所需要的最基本的营养物质，所以可供作微生物生长繁殖之用。

1. 培养基配方

牛肉浸出粉	3.0g	蛋白胨	10.0g
氯化钠	5.0g	水	1000ml

2. 配制方法

(1) 称量　按培养基配方依次准确地称取牛肉浸出粉、蛋白胨、氯化钠，放入1000ml 的搪瓷量杯或小铝锅中。

(2) 溶解　在上述搪瓷量杯或小铝锅中，加入约 900ml 的水，用玻璃棒搅匀，然后在石棉网上加热，微温，使各成分充分溶解，逐渐滴加 1mol/L NaOH 溶液，调节 pH 使比最终的 pH 略高 0.2~0.4，补足 1000ml 水量，煮沸，滤清。

(3) 调 pH　调节 pH 使灭菌后为 7.2±0.2。如果 pH 过高，可用 1mol/L HCl 回调。

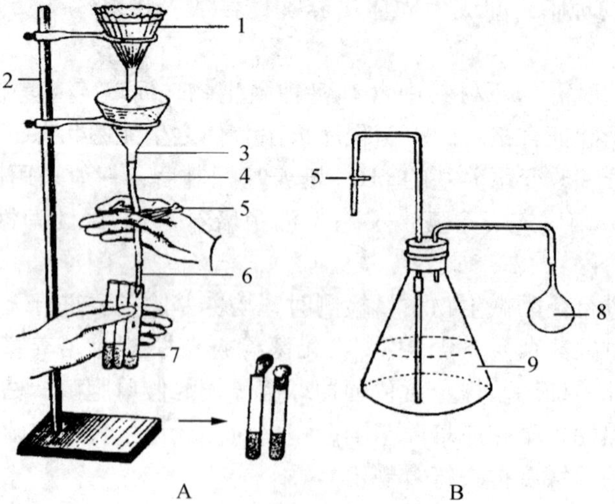

图 5-1　培养基的分装

A. 利用漏斗灌入；B. 利用洗耳球压入

1. 过滤漏斗；2. 铁架台；3. 三角漏斗；4. 乳胶管；5. 弹簧夹；6. 玻璃滴管；7. 试管；8. 洗耳球；9. 培养基

（4）分装　将配制的培养基分装入试管或三角瓶内。试管的装量不超过管高1/4；三角瓶的装量以不超过三角瓶容积的一半为限。分装通常使用大漏斗，漏斗下口连有一段橡皮软管，橡皮管下面再接一根玻璃滴管，橡皮管上夹一弹簧夹。（图5-1）

（5）加塞、包扎　分装培养基结束后，加塞（棉塞的制作见图5-2、图5-3），用牛皮纸将棉塞部分包好，并用记号笔注明培养基的名称、组别、日期。

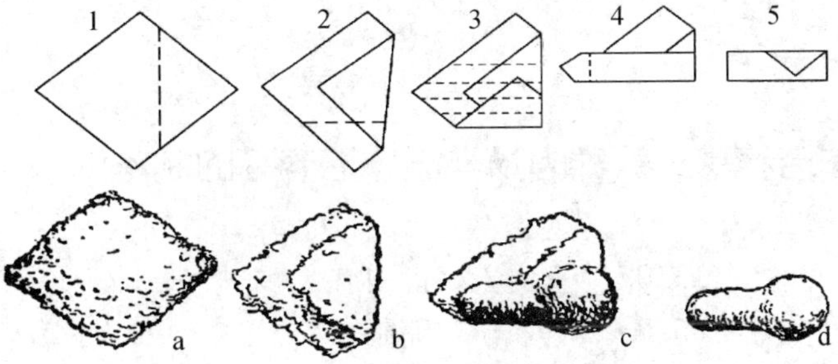

图5-2　棉塞的制作过程

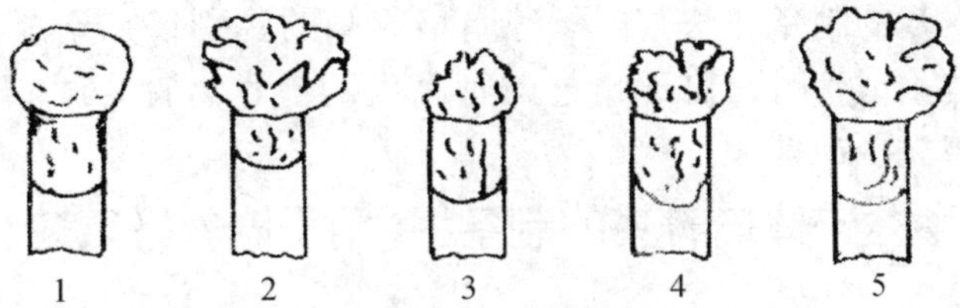

图5-3　试管棉塞的规范要求

1. 正确式样；2. 管内部分太短，管外部分太松；3. 外部过小；
4. 整个棉塞太松；5. 管内部分过紧，外部太松

（6）灭菌　装入高压灭菌锅，115℃，灭菌30min。

（7）无菌检查　将灭菌的培养基抽样置37℃恒温箱内，培养24~48h，证明无菌生长后，才可使用。

（二）固体培养基：营养琼脂培养基的制备

1. 培养基配方

蛋白胨	10.0g	琼脂	15.0~20.0g
氯化钠	5.0g	肉浸液	1000ml

2. 配制方法

除琼脂外，混合上述成分，调节pH使比最终的pH略高0.2~0.4，加入琼脂，条状琼脂先用剪刀剪成小段，然后加入，加热过程中应注意不断搅拌，以防琼脂糊底。融化后，滤清，调节pH使灭菌后为7.2~7.4，分装，在115℃灭菌30min。

肉浸液也可用牛肉浸出粉3g，加水1000ml，配成溶液代替。

灭菌后，需做成斜面的试管应趁热摆成斜面（图5-4）。制成的斜面长度以不超过试管总长的一半为宜。

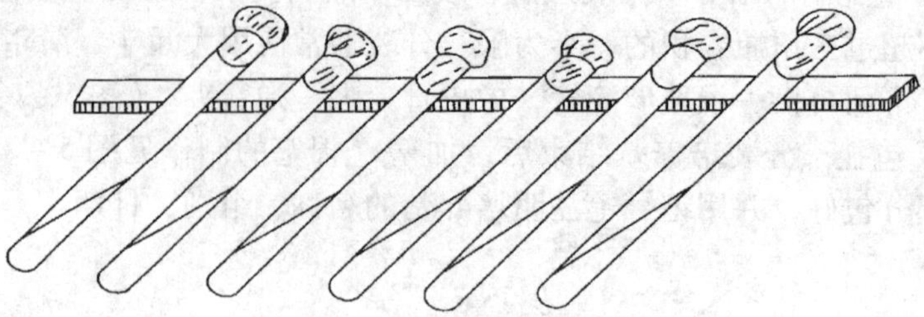

图 5-4 摆斜面示意图

（三）半固体培养基：营养肉汤半固体培养基的制备

1. 培养基配方

牛肉浸出粉	3.0g	蛋白胨	10.0g
氯化钠	5.0g	琼脂	2.0~5.0g
蒸馏水	1000ml	pH	7.2±0.2

2. 配制方法

肉汤半固体培养基的制备方法与肉汤琼脂培养基的区别仅在于配方中琼脂量减少了，其他过程相同。分装小试管时，以不超过试管高度的1/3为宜。调 pH、加塞、包扎，经高压蒸汽灭菌后，直立冷却即成。

（四）硫乙醇酸盐流体培养基的制备：（用于培养好氧菌、厌氧菌）

1. 培养基配方

酪胨（胰酶水解）	15.0g	葡萄糖	5.0g
氯化钠	2.5g	琼脂	0.75g
L-胱氨酸	0.5g	硫乙醇酸钠	0.5g
新配制的0.1%刃天青溶液	1.0ml	水	1000ml
酵母浸出粉	5.0g		

2. 配制方法

除葡萄糖和刃天青溶液外，取上述成分混合，微温溶解，调节 pH 为弱碱性，煮沸，滤清，加入葡萄糖和刃天青溶液，摇匀，调节 pH 使灭菌后为7.1±0.2。分装至适宜的容器中，其装量与容器高度的比例应符合培养结束后培养基氧化层（粉红色）不超过培养基深度的1/2。灭菌。在供试品接种前，培养基氧化层的高度不得超过培养基深度的1/5，否则，须经100℃水浴加热至粉红色消失（不超过20min），迅速冷却。只限加热一次，并应防止被污染。

硫乙醇酸盐流体培养基置30~35℃培养。

（五）改良马丁培养基的制备（用于培养真菌）

1. 培养基配方

胨	5.0g	葡萄糖	20.0g
磷酸二氢钾	1.0g	酵母浸出粉	2.0g
硫酸镁	0.5g	蒸馏水	1000ml

2. 配制方法

除葡萄糖外，取上述成分混合，微温溶解，调节 pH 约为 6.8，煮沸，加入葡萄糖溶解后，摇匀，滤清，调节 pH 使灭菌后为 6.4 ±0.2，分装，灭菌。

改良马丁培养基置 23 ~ 28℃ 培养。

（六）高氏 1 号培养基的制备（用于培养放线菌）

1. 培养基配方

可溶性淀粉	20.0g	氯化钠	0.5g
磷酸二氢钾	0.5g	硫酸亚铁	0.01g
硫酸镁	0.5g	硝酸钾	1.0g
琼脂	20.0g	蒸馏水	1000ml

2. 配制方法

（1）加约 500ml 蒸馏水于小铝锅中，在电炉上加热。

（2）称量　按配方依次称取氯化钠、磷酸二氢钾、硫酸亚铁、硫酸镁、硝酸钾，加入小铝锅中，搅匀。另称可溶性淀粉在 100ml 的烧杯中加入约 50ml 的蒸馏水调成糊状，待培养液沸腾时加入小铝锅中，边加边搅，以防止糊底。

（3）加入琼脂（剪碎的）煮沸至完全融化，整个过程要不断搅拌，以防止糊底。

（4）用热水补足 1000ml，水量按液体培养基制备方法，滤清，调 pH 至 7.2 ±0.2。

（5）加塞、包扎及灭菌。

（6）灭菌后趁热摆斜面。

（七）培养基 I 的制备

1. 培养基配方

胨	5.0g	琼脂	15.0 ~ 20.0g
磷酸氢二钾	3.0g	牛肉浸出粉	3.0g
水	1000ml		

2. 配制方法

除琼脂外，取上述成分混合，调节 pH 使比最终的 pH 略高 0.2 ~ 0.4，加入琼脂，加热融化，滤清，调节 pH 使灭菌后为 7.8 ~ 8.0 或 6.5 ~ 6.6，在 115℃ 灭菌 30min。

五、注意事项

（1）制备和装培养基的容器必须洁净。

（2）加入琼脂时，先剪碎，融化时要充分搅拌，以防糊底。

（3）蛋白胨易吸潮，称取时动作要迅速。

（4）pH 尽量不要调过头，以免回调而影响培养基内各离子的浓度。

（5）经高压蒸汽灭菌后，培养液 pH 略有降低，故在调整培养液 pH 时，一般比最终的 pH 要高出 0.2 ~ 0.4。

（6）分装培养基的时候，玻璃吸管口不要触及试管口的壁，以免培养基沾到试管口的壁而造成污染。

(7) 淀粉等要调成糊状后加入到沸水中，否则会结块。

(8) 葡萄糖等糖类要在琼脂完全融化后加入，以减少多次加热造成的破坏。

(9) 若培养基成分中有微量元素，微量元素需用量少，不易称量，可先配成高浓度的溶液按比例换算后取一定体积的溶液加入。

(10) 对一些特殊的培养基，配制有特殊的要求，要按具体说明配制。

(11) 配制好的培养基要做无菌检查，将灭菌的培养基抽样置37℃温箱（或培养箱）内，培养24~48h，证明无菌生长后才可使用。

(12) 制备好的培养基应保存在2~25℃、避光的环境。培养基若保存于非密闭容器中，一般在3周内使用；若保存于密闭容器中，一般可在1年内使用。

模块3 接种技术

一、操作目的

1. 掌握常用接种工具的使用。
2. 掌握斜面培养基接种法。
3. 熟悉半固体培养基接种法、液体培养基接种法。
4. 了解接种菌种时无菌操作的技术要点。

二、操作原理

将微生物的培养物或含有微生物的样品移植到培养基上的操作技术称之为接种。接种是微生物实验及研究中的一项最基本的操作技术。

要想让微生物在培养基上按我们的要求生长，必须使用适当的接种工具，掌握一定的接种技术。由于打开器皿就可能引起器皿内部被环境中的其他微生物污染，所以接种的关键是严格的无菌操作，因此微生物实验的所有操作均应在无菌条件下进行，其要点是在火焰附近进行熟练的无菌操作，或在无菌箱或操作室内无菌的环境下进行操作。操作箱或操作室内的空气可在使用前一段时间内用紫外灯或化学药剂灭菌，无菌室则通无菌空气维持无菌状态。一般酒精灯火焰周围10cm内是无菌的，在环境洁净度10 000级下的局部100级的单向层流空气区域内或隔离系统是无菌的。用接种环或接种针在酒精灯火焰周围或在无菌超净台上，将微生物从某一固体培养基表面或液体培养基中移到另一含有适宜营养成分的固体培养基表面或液体培养基中，经培养就能得到纯培养的微生物。

细菌的接种方法有多种，可根据接种的目的和使用的培养基不同分别采用，主要有：斜面接种法、液体接种法、穿刺接种法、平板接种法等。

三、所用器材及试剂

1. 器材和用品

酒精灯、试管、棉塞、试管架、火柴、记号笔、接种工具等。

常用的接种工具见图5-5。

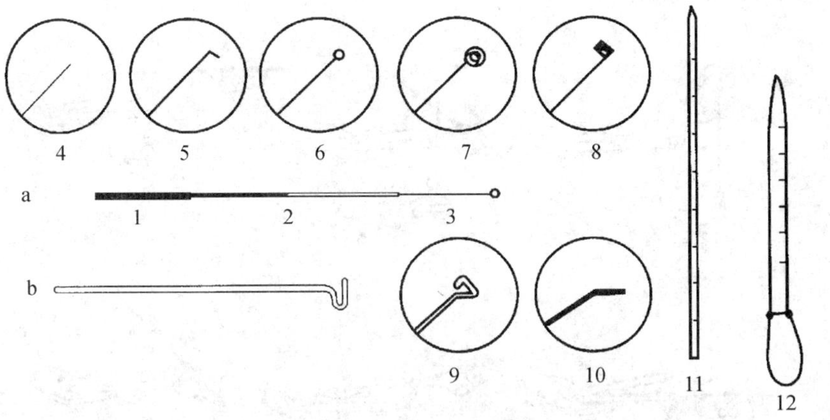

图5-5 常用的接种工具

a. 接种环；b. 玻璃刮铲

1. 手柄套；2. 铝柄；3. 镍铬丝；4. 接种针；5. 接种钩；6 接种环；7. 接种圈；8. 接种锄；9. 三角形刮铲；10. 平刮铲；11. 移液管；12. 滴管

2. 培养基

营养肉汤培养基、营养琼脂斜面培养基、营养肉汤半固体培养基

3. 菌种

金黄色葡萄球菌、大肠埃希菌。

四、操作前准备

配制培养基：按“模块2”的方法配制营养肉汤培养基、营养琼脂斜面培养基、营养肉汤半固体培养基。

五、操作方法

（一）斜面接种法

斜面接种法主要用于接种纯菌，使其增殖后用以鉴定或保存菌种。通常先从平板培养基上挑取分离的单个菌落，或挑取斜面、肉汤中的纯培养物接种到斜面培养基上。以斜面上的菌种接种到新的斜面培养基为例说明操作方法和注意事项（图5-6）。

（1）操作应在无菌室、接种箱或超净工作台上进行，先点酒精灯。

（2）将菌种斜面培养基（简称菌种管）与待接种的新鲜斜面培养基（简称接种管）持在左手拇指、食指、中指及无名指之间，菌种管在前，接种管在后，斜面向上，管口对齐，应斜持试管呈45°~60°角，并能清楚地看到两个试管的斜面。注意不要持成水平，以免管底凝集水浸湿培养基表面。

（3）以右手在火焰旁转动两管棉塞，使其松动，以便接种时易于取出。

（4）灭菌接种环（接种针）：右手持接种环柄，将接种环垂直放在火焰上灼烧或斜方向在火焰上缓慢地来回至少3次。镍铬丝部分（环和丝）必须烧红，以达到灭菌的目的，然后横持接种环将除手柄部分的金属杆全用火焰灼烧一遍，尤其是镍铬丝的螺口部分，要彻底灼烧以免灭菌不彻底。

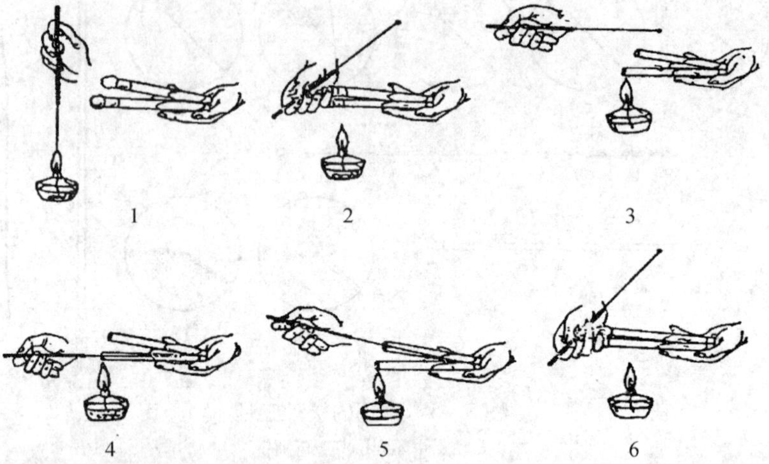

图5－6　斜面接种时的无菌操作

1. 接种环灭菌；2. 启开棉塞；3. 试管口灭菌；4. 挑取菌苔；5. 接种；6. 塞上棉塞

（5）用右手的小指和手掌之间及无名指和小指之间拔去试管棉塞，持住再将试管口在火焰上通过，以杀灭可能沾污的细菌。

（6）将灼烧灭菌的接种环插入菌种管中，先接触无菌苔生长的培养基上，待冷却后再从斜面上刮取少许菌苔。接种环取出后应在火焰旁迅速插入接种管。菌种移出试管后，动作要快速准确，但必须不碰及管壁，更不可以直接通过火焰。

（7）接种环迅速在斜面上，自上而下做S形划线，使菌体沾在培养基上，划线时勿用力，否则会划破培养基。

（8）接种完毕后，将接种环抽出，灼烧管口，塞上棉塞，勿用试管口迎棉塞，以免染菌。

（9）接种环经火焰灭菌后，放回原位。同时将棉塞进一步塞紧，以免脱落。

（10）将接种管做好标记后放入试管架。

（二）液体培养基接种法

与斜面培养基接种法基本上相同。不同之处是，将挑取的菌种移种至液体培养基管中，涂于液面处管壁上，再直立试管，菌种即在液体内（图5－7）。

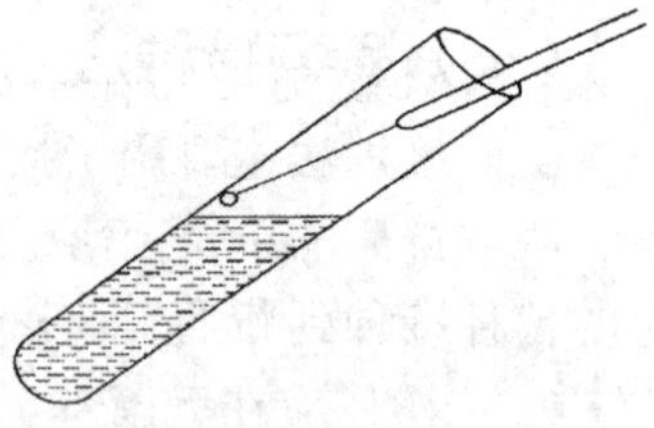

图5－7　液体培养基接种法

（三）半固体培养基接种法

半固体培养基接种法也叫穿刺接种法，操作方法和注意事项与斜面接种法基本相同，但必须使用笔直的接种针，其使用方法与接种环基本相同。接种时，将沾取菌种的接种针从半固体培养基表面中心部位向下穿刺，但不触及管底，然后接种针再沿原路抽出，要做到手稳、动作轻巧快速，勿使接种针在培养基内左右移动，以使穿刺线整齐，便于观察生长结果（图5－8）。

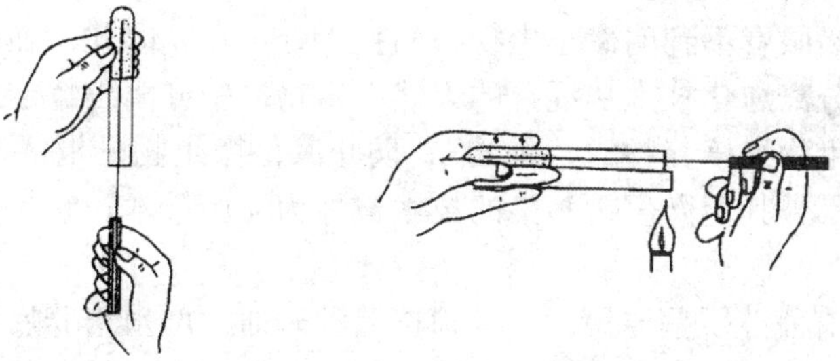
1　　　　2

图5-8　穿刺接种法

1. 垂直法；2. 水平法

六、注意事项

（1）在所有操作中均不应有大幅度或快速动作，以免搅动空气，操作过程中也不应交谈。

（2）接种的关键是严格的无菌操作，一切操作均应在火焰旁进行。

（3）接种环或接种针在接种前后都要灼烧灭菌。

（4）打开棉塞后，菌种管和接种管在取菌前后试管管口均应通过火焰灼烧灭菌。

（5）接种环消毒后伸入菌种管沾取菌种之前，要在培养基无菌苔处靠一靠，以冷却镍铬丝的温度，以免烫伤菌种。

（6）棉塞应始终夹在手中，如掉落应更换无菌棉塞。

（7）接种液体培养物时应特别注意勿使菌液溅在工作台或其他器皿上，以免造成污染。如有溅污，可用酒精棉球灼烧灭菌后，再用消毒液擦净。凡吸过菌液的吸管或滴管，应立即放入盛有消毒液的容器内。

（8）若从培养皿中取菌种，培养皿上下盖可适度开缝，但不能完全揭开。

模块4　分离与培养技术

一、操作目的

1. 掌握制作培养皿平板技术。
2. 学会平板划线分离法、涂布分离法分离单菌落的技术。
3. 了解倾注分离法分离单菌落的技术。
4. 了解分离菌种时无菌操作的技术要点

二、操作原理

在微生物学中，在人为规定的条件下培养、繁殖得到的微生物群体称为培养物，而只有一种微生物的培养物称为纯培养物。由于在通常情况下纯培养物能较好地被研究、利用和重复结果，因此把特定的微生物从自然界混杂存在的状态中分离、纯化出来的纯培养技术是进行微生物学研究的基础。

微生物通常是肉眼看不到的微小生物，而且无处不在。因此，在微生物的研究及应用中，不仅需要通过分离纯化技术从混杂的天然微生物群中分离出特定的微生物，而且还必须随时注意保持微生物纯培养物的“纯洁”，防止其他微生物的混入。在分离、转接及培养纯培养物时防止其被其他微生物污染的技术被称为无菌技术，它是保证微生物学研究正常进行的关键。

生产上应用的菌种必须是纯种，但是筛选菌种时通过增殖培养后得到的菌种并不是纯种，还需进行纯种分离；就是在生产上长期应用的菌种，由于长期使用，也容易发生退化与变异，也需进行纯种分离。因此纯种分离是微生物学的主要技术之一，操作务必熟练。将菌悬液充分稀释后，取少许接种于适宜微生物生长的培养基上，使其分散成单细胞，或在培养基的表面不断划线，将菌一个个拉开，培养后会形成一个个分散存在的菌落，即单菌落。

纯种分离的方法很多，常用的方法有三种：平板划线分离法、涂布分离法、倾注分离法等。

三、所用器材及试剂

1. 器材

接种环、玻璃刮铲、吸管、酒精灯、火柴、试管、试管架、培养皿数套、250ml 三角杯、1ml 吸管、搪瓷杯、洗耳球、记号笔。

2. 试剂

营养琼脂培养基、金黄色葡萄球菌和大肠埃希菌的混合菌液、无菌生理盐水。

四、操作前准备

（1）首先将上述玻璃仪器（三角瓶、试管、培养皿，吸管）刷洗干净，控干水备用。

（2）在三角瓶内装入 50ml 水，4 ~ 6 粒玻璃珠或碎小石子，塞好棉塞，用牛皮纸包好。在 8 ~ 10 支试管内各装入 9ml 水，塞好棉塞，编号后一起用牛皮纸包好，将洗耳球用纸包好。

（3）将培养皿以 4 ~ 5 个为一组用纸包好。取 10 ~ 12 支 1ml 吸管，在各支吸管上端塞入 20mm 长的棉塞，各支用纸条包好。玻璃刮铲用牛皮纸包好。

（4）配制培养基：按“模块 2”的方法配制营养琼脂培养基，分装三角瓶。

（5）将上述物品于 115℃高压蒸汽灭菌 30min，备用。

五、操作方法

（一）制作培养基平板

（1）融化培养基　100℃水浴融化营养琼脂培养基。

（2）倒平板　待培养基冷却至 50℃左右后，取无菌培养皿，在酒精灯火焰周围每皿倒入约 20ml 的培养基（图 5 -9），轻轻转动培养皿，使培养基均匀铺平皿底，放在平坦的桌面上，凝固，备用。

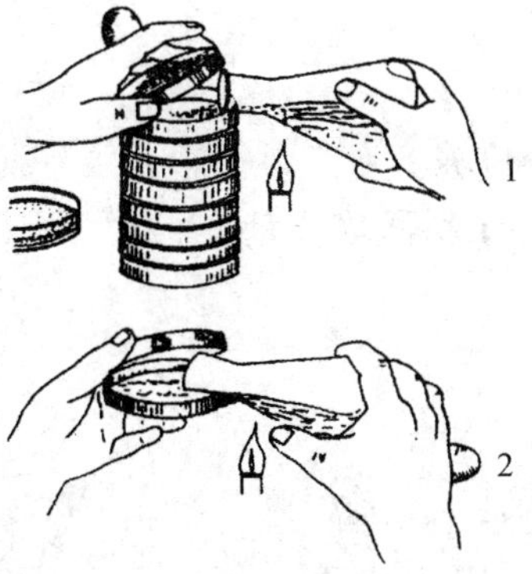

图5-9　倒培养基平板

1. 皿加法；2. 手持法

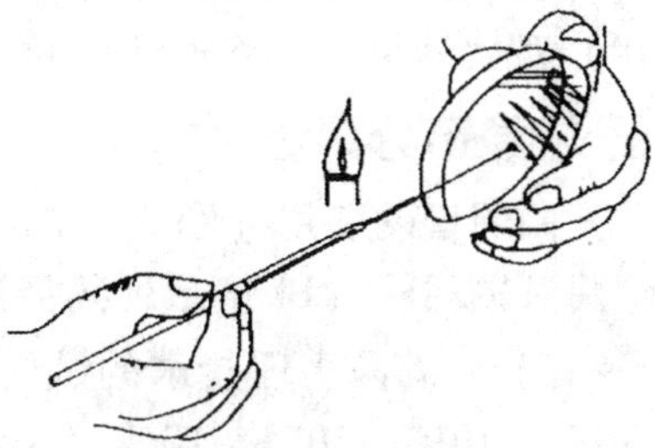

图5-10　平板划线操作图

（二）琼脂平板划线分离法

平板划线分离的方法一般为分区划线法。平板划线的操作姿势（图5-10），分区划线分离法的步骤如下（图5-11）。

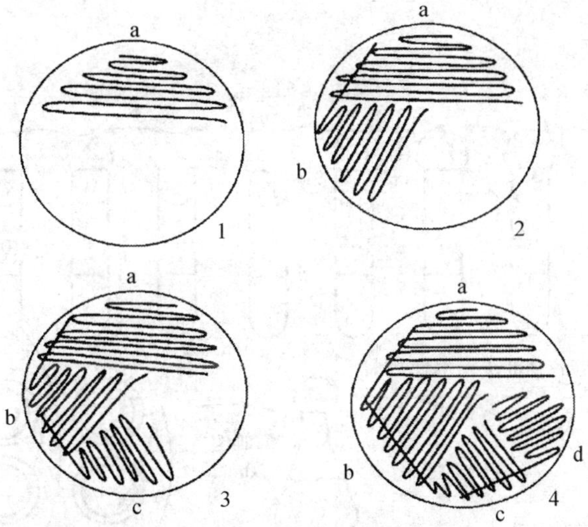

图5-11　分区划线分离法

（1）将接种环灭菌。

（2）冷却后，沾取金黄色葡萄球菌和大肠埃希菌的混合菌液少许，平行划线4~5条于平板培养基表面a处，转动培养皿约90°角。

（3）再将接种环上剩余物烧掉。

（4）待冷却后，从a处交叉划过3~4条线，将菌划出至b处，平行划线4~5条，再转动培养皿约90°角。

（5）接种环再次灼烧灭菌。

（6）方法同上，从 b 处划出至 c 处。

（7）再次灭菌接种环。

（8）依上述方法从 c 处划出至 d 处。

（9）划线完毕，盖上皿盖，倒置于 37℃培养箱中培养。

（10）观察结果，需移植纯化的，挑单个菌落接种于斜面培养基上。

（三）涂布分离法

1．无菌吸管的使用（图 5－12）

2．菌液的稀释（10 倍系列稀释法）

取装有 9ml 无菌生理盐水的试管 9 支，用记号笔编上 10^{-1}、10^{-2}、10^{-3}、10^{-4}、10^{-5}、10^{-6}、10^{-7}、10^{-8}、10^{-9}。用 1ml 无菌吸管吸取金黄色葡萄球菌和大肠埃希菌的混合菌液 1ml，移入标有 10^{-1}的试管中，吹吸 3 次，使菌液充分混匀，即成 10^{-1}的稀释液；再换新的 1ml 无菌吸管，吸取 10^{-1}的稀释液 1ml，移入标有 10^{-2}的试管中，吹吸 3 次，使菌液混匀，即成 10^{-2}的稀释液；以同样的方法连续稀释，制成 10^{-3}、10^{-4}、10^{-5}、10^{-6}、10^{-7}、10^{-8}、10^{-9}等系列稀释菌液（稀释的浓度视原液的浓度而定，一般做到 10^{-8}）。（图 5－13）

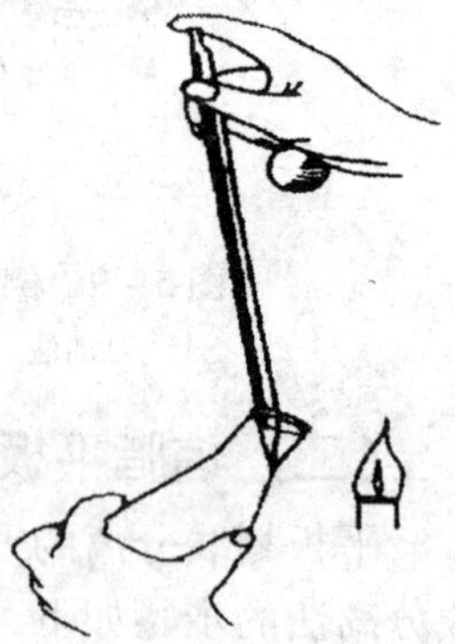

图 5－12　吸管吸取菌液

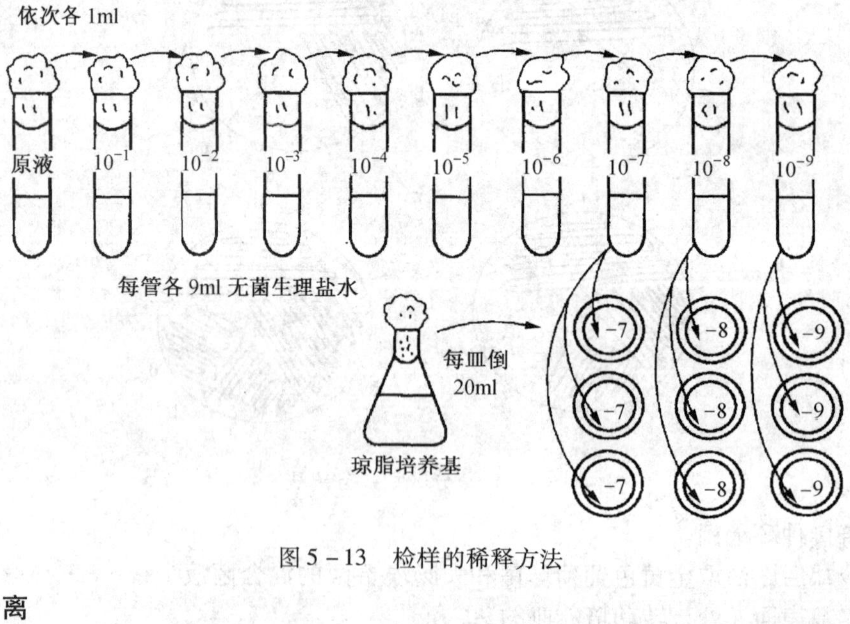

图 5－13　检样的稀释方法

3．分离

（1）取 10^{-7}、10^{-8}、10^{-9}稀释度，用 1ml 无菌吸管吸 0.1ml 注入琼脂培养基表面，每个稀释度各做 3 皿（图 5－13）。并用记号笔标上浓度标记。（若分离放线菌采用 10^{-3}、10^{-4}、10^{-5}稀释度，分离真菌采用 10^{-2}、10^{-3}、10^{-4}稀释度。）

（2）用无菌玻璃刮铲涂抹均匀。注意涂抹时不要弄破平板，以免影响菌落的生长。

(图5－14)。

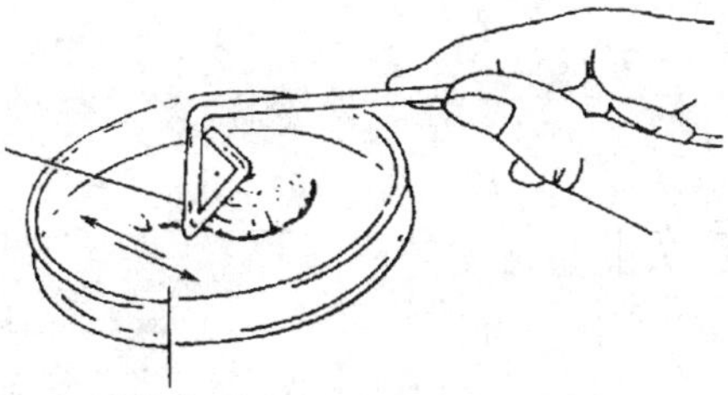

图5－14 平板涂布操作图

(3) 将平皿倒置于37℃培养箱中培养。

4. 观察结果

需移植纯化的，挑单个菌落接种于斜面培养基上。

(四) 倾注分离法

(1) 融化培养基 100℃水浴融化肉汤琼脂培养基，待培养基冷却至50℃，放于45～50℃水浴中保温待用。

(2) 菌液稀释 方法同“涂布分离法”。

(3) 分离

① 用1ml无菌吸管吸1ml经稀释的菌液注入无菌的空平皿内，每个稀释度各做3皿(图5－13)。并用记号笔标上浓度标记。

② 取上述保温于45～50℃水浴中的培养基倒入平皿中，每皿约倒15ml，立即平面旋摇使菌液与培养基充分混匀，盖上皿盖。

③ 将平皿倒置于37℃培养箱中培养。

(4) 观察结果，挑单菌落转接斜面。

六、注意事项

(1) 必须严格按无菌操作法操作，接种针、接种环等在使用前后必须彻底灭菌。

(2) 用接种环在培养基表面划线分离时，不要太用力，以免划破培养基。

(3) 培养皿一定要倒置培养。

(4) 在量取溶液之前，吸管要先用被量取溶液润洗2～3次。

(5) 要注意一个稀释度用一根吸管，涂布时一个稀释度用一根灭菌玻璃刮铲。

(6) 刻度吸管应从0刻度开始放溶液。

(7) 混合菌液与培养基时旋摇力度一定要适中，注意不能摇出气泡。

(8) 使用的培养皿规格及加入的培养基的数量一定要相同，以便对不同培养皿中的菌落进行比较。

(9) 制作培养基平板或倾注分离时，加入培养基的温度不宜过热或过冷，一般控制在45～50℃之间，否则会使菌种烫死或出现培养基表面不平现象。

(10) 用过的沾菌的吸管和玻璃刮铲应放入5%的石炭酸溶液中浸泡10min以后才能

清洗。

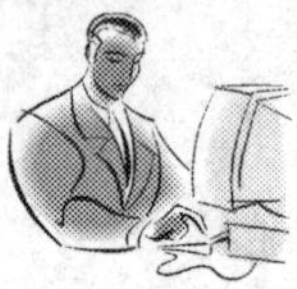

扩展知识

基因工程的发展历史

基因工程的兴起并非偶然事件，它是近40年来分子生物学、分子遗传学、生物化学和微生物学研究的一系列重大突破的必然结果。

1. DNA双螺旋结构模型的提出和分子生物学“中心法则”的建立，为基因工程的发展提供了理论基础。

詹姆斯·沃森（J. Waston）和弗朗西斯·克里克（F. Crick）于1953年提出DNA双螺旋结构模型后的5年克里克又建立了分子生物学的中心法则。他们的这一理论的发现为人类进一步深入了解生命现象，从分子水平揭开遗传的奥秘开阔了一个崭新的视野，解开了蛋白质合成过程转录、翻译之谜，这就为人工改变碱基而发生遗传变异提供了可能。

2. 限制性内切酶及其他工具酶的发现为基因的切割提供了工具。

人们早已知道，在某些大肠埃希菌中寄生的病毒（噬菌体）在感染另一大肠埃希菌时，其生长受到限制，后来才知道，在某些大肠埃希菌中原来有一种物质，它能识别噬菌体DNA的某一个位点，并能在这一位点将其切断，从而使这种噬菌体不能在它的细胞中生长。这种能够在DNA某一位点使其断裂的特殊物质被称为限制性内切酶或简称内切酶，限制性内切酶的发现为基因工程找到了切基因的工具，有人形象地称它为分子剪刀。

限制性内切酶是一类能识别双链DNA分子中特异核苷酸序列的DNA水解酶。这种酶的发现和应用促进了基因工程技术的发展。

早在1953年Bertani和Weigle就发现大肠埃希菌存在着一种限制修饰现象。他们把大肠埃希菌c株中寄生的λ噬菌体转染大肠埃希菌K_{12}株，λ噬菌体不能在K_{12}宿主细胞中生长繁殖。他们认为这是宿主细胞对入侵的噬菌体的一种防御反应，并把大肠埃希菌K_{12}细胞中能引起上述反应的体系称为限制体系。关于细菌的限制修饰体系的本质，直到1968年Meselson和Yuan等的研究发现细菌中存在着一类DNA的水解酶，它可使侵入的外源DNA受到一定程度的降解，这说明限制体系的本质是DNA被酶切降解。

瑞士巴塞尔生物研究中心的W. Arber实验室在1968年首次从大肠埃希菌B株细胞中部分纯化出I型限制性内切酶。在分子克隆技术中有实用价值的内切酶是I型限制性内切酶，它除了能识别一定的核苷酸序列外，还能在特定的位点上切割双链DNA分子，产生具有相同末端的DNA片段。发现II型限制性内切酶的是美国约翰·霍普金斯大学的H. O. Smith和K. W. Wilcox。他们于1970年发现流感嗜血杆菌d的细胞抽提物，可以降解噬菌体P22的DNA，但不能降解其自身的DNA。

限制性内切酶主要存在于原核细胞中，如蓝藻、嗜血杆菌、链霉菌、葡萄球菌、枯草杆菌、大肠埃希菌、奈瑟球菌、诺卡菌等。

DNA 重组除有限制性内切酶外，还要有另外一些酶的作用，如 DNA 连接酶。它能够将限制性内切酶切断的 DNA 片段连接起来，使断裂的磷酸二酯键恢复，故称分子缝合器。

除上述限制性内切酶和连接酶外，还有逆转录酶。它也是 DNA 重组中不可缺少的工具。反转录酶是 20 世纪 70 年代在 RNA 肿瘤病毒中发现的。它可以把 mRNA 所贮存的信息反转录成 DNA。因为遗传信息从 DNA 到 RNA 称转录，相反，从 RNA 到 DNA 则称逆转录。上述各种酶都是用于切割、连接或转录基因的酶，所以统称为 DNA 重组工具酶，就是这些工具酶的发现，为基因工程的发展提供了必要的条件。

3. 核酸和蛋白质序列分析技术的成熟为分析和合成基因打开了一条新路。

遗传信息取决于核酸（DNA 或 RNA）的碱基序列，因此，若能弄清楚某一特定基因的碱基序列，就等于弄清了该基因的初级结构。1965 年申格尔（Sanger）发明氨基酸序列分析测定法，接着又发明了核苷酸序列测定法，使 DNA 序列分析有了重大突破，一次实验可以确定数百个碱基的排列顺序。分析 RNA 序列时可先用反转录方法，将 RNA 转录成 DNA 的序列，按碱基互补配对原理，即可推测出 RNA 的碱基序列。假如知道某个蛋白质的基因 DNA 的碱基序列，即可根据 3 个碱基决定一个氨基酸的所谓三联密码，以此推论出蛋白质的氨基酸序列，进而用化学方法合成基因。

4. 基因转移载体的发现为基因的转移开创了新局面。

在 20 世纪 60 年代，从许多微生物体内发现非染色体 DNA，它是存在于微生物细胞质内，并能独立地进行自我复制的一种环状 DNA，被称为质粒。它能从一个微生物细胞转移至另一微生物细胞，因而有可能利用质粒作为运载体，将某种外源基因从一个细胞转移至另一细胞，这个过程称为转化。质粒的发现为基因转移开创了新局面。

1973 年美国加利福尼亚大学的赫伯特·博耶（H. Boyer）和斯坦福大学的斯坦利·科恩（S. N. Cohen）为首的研究小组，在试管中将大肠埃希菌里的带有抗四环素和抗链霉素的两个质粒重组到一起，形成重组体，然后将此重组质粒引进大肠埃希菌中去，结果发现它在大肠埃希菌中复制，并表现出双亲质粒的遗传信息。1974 年他们又将带有抗青霉素和抗红霉素的金黄色葡萄球菌的质粒和大肠埃希菌质粒重组到一起，得到重组体。把这个重组质粒引进大肠埃希菌中去之后，发现重组质粒在大肠埃希菌中也能表达出金黄色葡萄球菌质粒的抗青霉素的固有性质。同年他们又进一步成功地将高等动物非洲爪蛙的决定核糖体 RNA 的结构基因与大肠埃希菌的质粒重组到一起，并引至大肠埃希菌中去，结果发现爪蛙的基因在细菌中同样可以复制与表达，博耶和科恩等人的一系列重组实验的成功，揭开了基因工程的序幕。

除质粒外，病毒具有侵染宿主细胞，又能独立在细胞内复制的特性，所以是天然的转移基因的载体，如常用的有细菌病毒（噬菌体）、猴病毒、痘苗病毒、腺病毒和昆虫核多角体病毒等。

5. 表达载体的发现为基因复制找到了加工厂。

最先发现原核生物大肠埃希菌是表达基因产物的优良载体，后来随着基因工程不断地发展，人们发现真核细胞、啤酒酵母、哺乳动物细胞（如中华地鼠卵巢细胞）和昆虫细胞（如家蚕细胞）都是很理想的表达载体。

由于表达载体的不断被发现，人们在选择过程中得知，上述表达载体各有其特性。如大肠埃希菌能高效地表达蛋白质和多肽，但不能使产物糖基化，也就是说它不能表达含糖蛋白质。酵母、哺乳动物细胞和昆虫细胞则能表达更复杂的含糖蛋白质。总之，中心法则的创建，工具酶的发现，核酸和蛋白质序列分析技术的发明，基因转移载体和表达载体的发现，为基因工程这一划时代的新技术的诞生奠定了理论和技术基础。

操作与练习

一、复习思考题

1. 细菌在培养基中的生长现象都有哪些?
2. 写出制备培养基的一般流程。
3. 写出硫乙醇酸盐流体培养基的配方和配制方法。
4. 为什么接种环接种前后都要消毒?
5. 为什么接种和分离培养要严格进行无菌操作?
6. 固体琼脂平板为什么要倒置培养?
7. 实验室常用哪种方法分离纯种细菌?
8. 如何处理沾菌的试验用具?

二、实践练习题

1. 如何利用营养琼脂半固体培养基鉴别大肠埃希菌和金黄色葡萄球菌?
2. 细菌接种时的无菌操作都有操作要领吗?
3. 用分区划线分离法分离金黄色葡萄球菌和大肠埃希菌。
4. 制备斜面营养琼脂培养基。

（巩海涛）

项目6　微生物分布测定技术

学习目标

1. 微生物在环境及人体的分布情况。
2. 制剂过程中对设备、原料、操作人员等的要求。

工作任务

1. 学会测定空气、水中微生物的方法。
2. 掌握测定微生物数目、大小的方法。
3. 学会测定人体体表微生物的方法。

微生物在自然界中分布广泛，种类繁多，繁殖迅速，主要存在于土壤、空气、水、物体表面、生物体体表及体表与外界相通的腔道中，高山、深海、人迹罕至的冰川，温度极高的温泉和火山口中也都有微生物的存在。在药物生产过程中，制药设备、原料、包装和厂房所处环境都不可避免的带入微生物，因此，掌握微生物的分布测定技术，对于控制药物被微生物污染有着十分重要的意义。

模块1　必备知识——微生物的分布知识

一、微生物在自然界中的分布

1. 土壤中的微生物

土壤中有大量的有机物，无机物，水，空气和微生物，溶解在土壤水中的有机和无机组分可被微生物所利用，是微生物生长发育的良好环境，土壤中聚集的微生物种类包括细菌、放线菌、真菌、藻类、原生动物和病毒，其中，以细菌最多。日光直射、缺少水分的贫瘠土壤及无植被的土壤中微生物数量较少，有机质丰富、水分充足的离地面10～20cm深处微生物的数量较多，每克土壤中通常含几亿到几十亿个（表6－1）。

表6－1 土壤中微生物的分布情况

深度（cm）	好氧细菌	厌氧细菌	放线菌	真菌	藻类
3～8	7800	1950	2080	119	25
20～25	1800	379	245	50	5
35～40	472	98	49	14	0.5
65～75	10	1	5	6	0.1
135～145	1	0.4	—	3	—

2. 水中的微生物

水中微生物的种类很多，但由于有机物和无机物含量、种类、光照度、酸碱度等差异很大，分布不均匀。一般地下水中的微生物较地表水中的少，流动水中的微生物少于静止水中的。水中的病原菌有伤寒沙门菌、痢疾杆菌、霍乱弧菌等，主要来自病人、病畜的排泄物、生活污物、工业废水等。水中微生物的含量直接影响水的质量，所以，在饮用水的微生物检查时，不仅要检查总菌数，还需检查病原菌。我国饮用水的卫生标准是：细菌总数每毫升不得超过100个，每1000ml水中不能超过3个大肠菌群数。尤其是制药用水，必须严格控制。

3. 空气中的微生物

虽然空气中并没有足够的水分和营养物质可供微生物直接利用，还有日光的照射，在空气中仍有相当数量的微生物，主要来自尘土、人和动物体表的干燥脱落物，及通过唾液飞沫、咳嗽、痰、打喷嚏等方式排出的呼吸道废物。尘埃越多，人口越稠密，微生物也越多。细菌、霉菌的孢子及酵母菌、放线菌等非致病菌等在空气中较为常见，有时还有病原微生物，如：结核杆菌、白喉杆菌、葡萄球菌、链球菌等。大部分微生物在空气中存活时间只有数秒钟，有的则能继续存活几个星期、几个月甚至更长的时间。

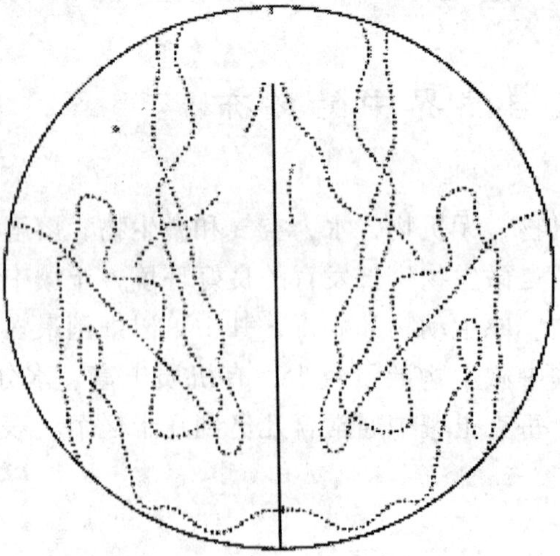

图6－1 甲型链球菌形态

空气中的病原微生物易引起呼吸道疾病和创口感染，因此，医院病房、门诊部、手术室应进行空气消毒，以免病原菌散布；空气中的微生物还会污染培养基、生物制品、药物制剂等，因此菌种接种室，无菌制剂生产车间都应进行空气消毒以保证产品质量，可用紫外线照射、福尔马林药物熏蒸或喷雾等方法。

甲型链球菌（图6－1）是人呼吸道菌群中最常见的细菌，我们可以通过测定甲型链球菌的含量测定空气被微生物污染的程度。

二、微生物在正常人体中的分布

正常条件下寄居在人体，对人体无害的微生物称为正常菌群。正常情况下，正常菌群不仅与人体保持一个平衡状态，而且菌群之间也互相制约，所以不使人生病，有些菌甚至还对人有益，如肠道中的大肠埃希菌能为人体合成维生素B和维生素K。当机体免疫功能低下时，正常菌群与宿主间的生态平衡被打破，原来不致病的正常菌群就成了条件致病菌。如长期服用抗生素会抑制或杀死人体中的某些微生物，导致另一些耐药的微生物得以大量繁殖，正常菌群各微生物间的平衡被打破，称菌群失调。严重菌群失调而引起疾病者，称为菌群失调症。临床上又称为二重感染。

三、制药设备、原料、操作人员、包装、厂房建筑的要求

药物制剂生产中，微生物的污染源主要来自制药设备、原料、操作人员及药品的包装和所处的厂房环境。

制药设备、工具等要求结构简单，尽量无角、无缝、易于拆卸清洗，消毒。选择制药原料，要符合卫生学要求，选用含微生物较少的，并对原材料进行消毒或灭菌，注意其储藏环境条件。操作人员要健康无传染病，保持良好的卫生习惯，操作前按要求清洗和消毒双手，穿上专用的工作衣帽，操作时减少流动与讲话。并定期进行体检。体检不合格，不得进入药品操作区。包装及其操作过程也容易对药品造成二次污染，因此，对于一些本身易长菌的包装材料，如软木塞、盖内硬纸片等，应先进行防腐处理，不同规格药品的包装操作应分开，以防交叉污染。包装后的药品应该采用合理的方法进行储藏。储存条件也要符合要求，如：片剂、丸剂等制剂应储存在阴凉干燥处，糖浆剂要用干燥灭菌的容器装满密封，于30℃以下恒温避光储存；露剂应装于无菌棕色小口瓶中，密封瓶口于阴凉处储存。

药厂的环境须整洁，空气、场地、水质应符合药品生产的要求。厂区应按行政、生活、生产、辅助系统等划区，考虑生产时的相互影响，考虑地理位置、风向合理布局。车间应根据对产品质量的要求，按洁净等级的不同划分为一般生产区，控制区和洁净区。一般生产区，如化验室、药品的外包装工段等，对洁净等级不做要求；控制区，如非无菌原料药的“精烘包”工序、片剂或胶囊生产的全过程等，洁净等级为10万级到30万级；洁净区，如无菌原料药的“精烘包”工序、粉针剂的分装等，洁净等级为1万级或局部100级。

药品生产的典型工艺流程对环境的洁净等级要求如图6－2～图6－7所示。

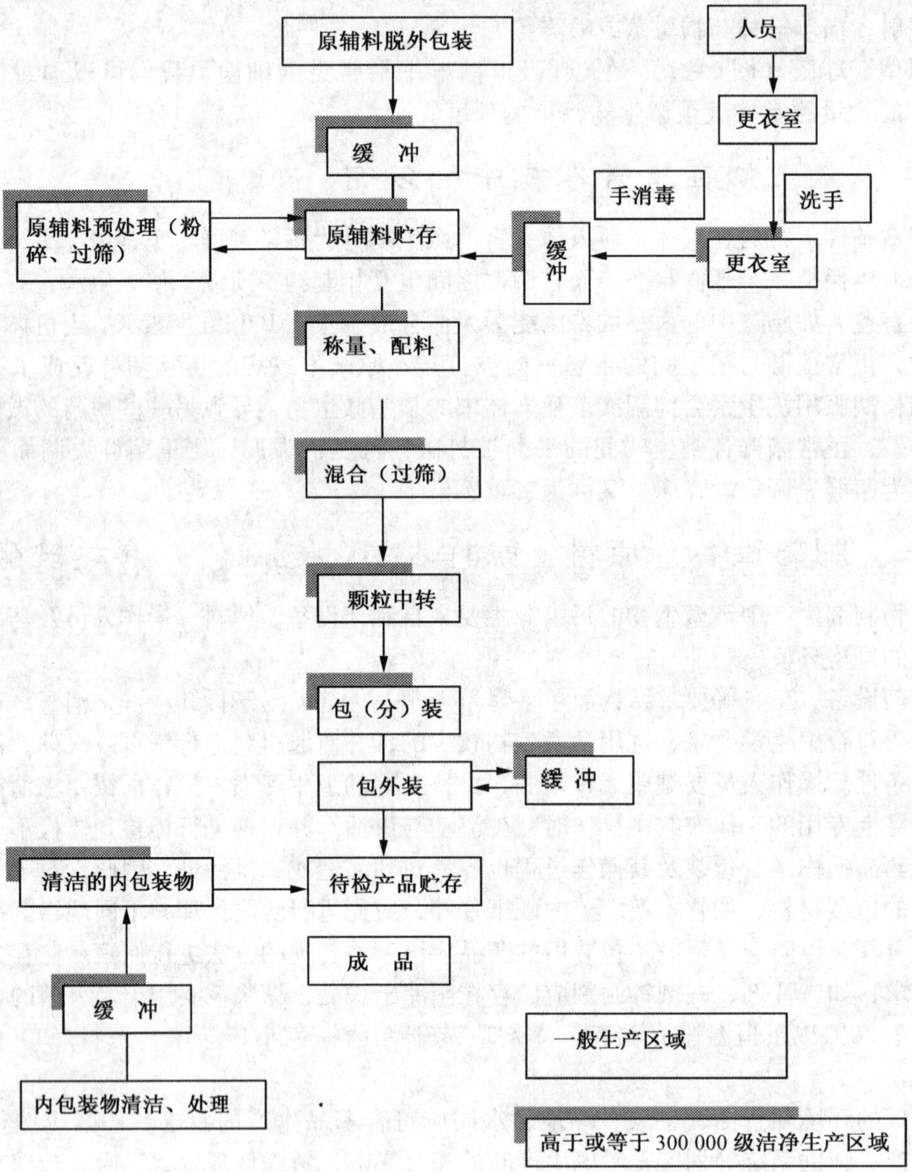

图6－2 片剂生产的工艺流程对环境的洁净等级要求

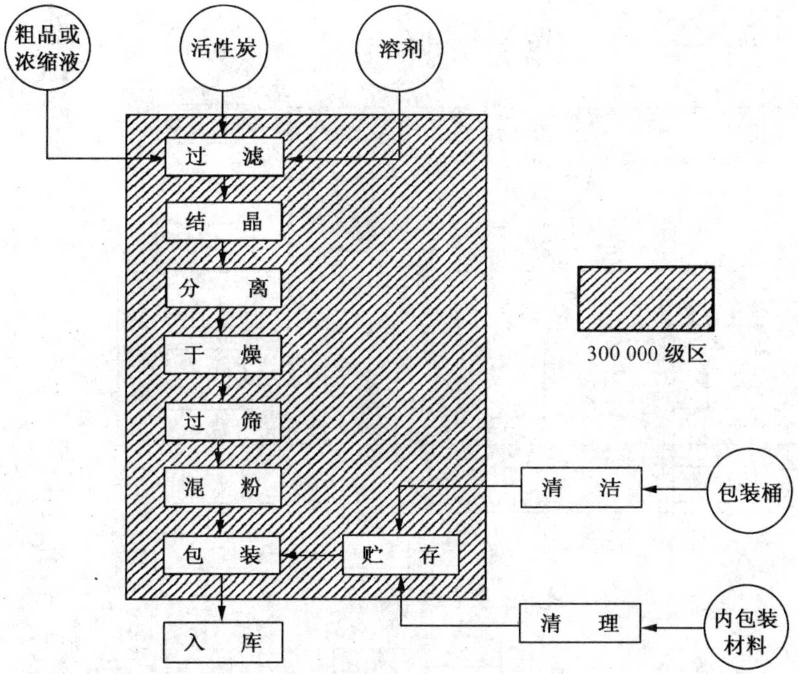

图6-3 非无菌原料药精制、干燥、包装工艺流程对环境的洁净等级要求

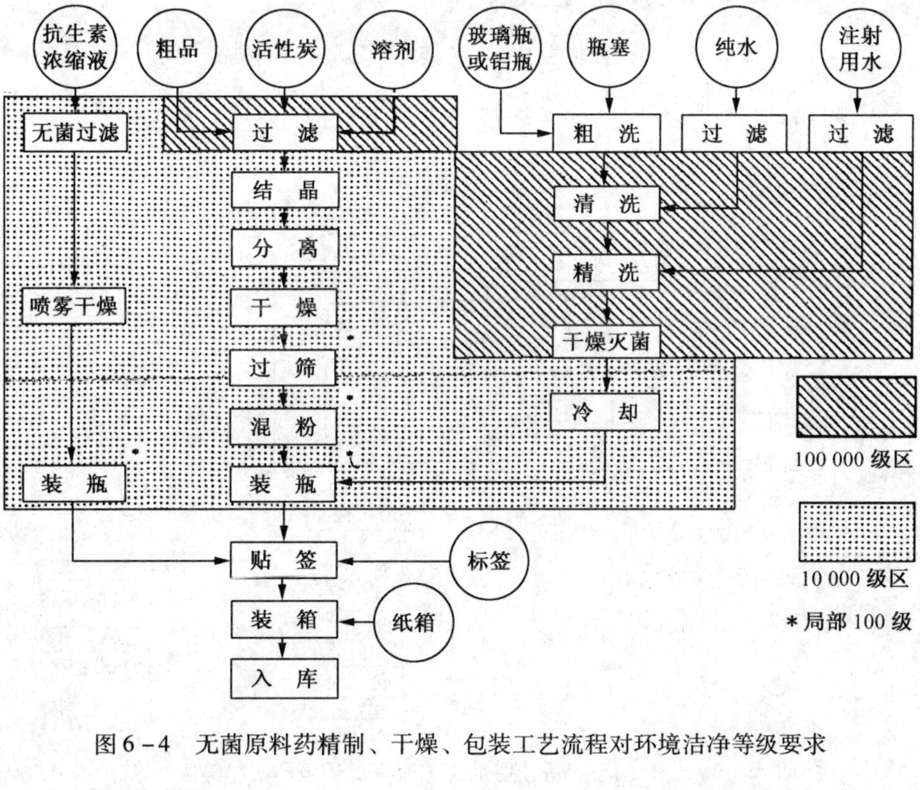

图6-4 无菌原料药精制、干燥、包装工艺流程对环境洁净等级要求

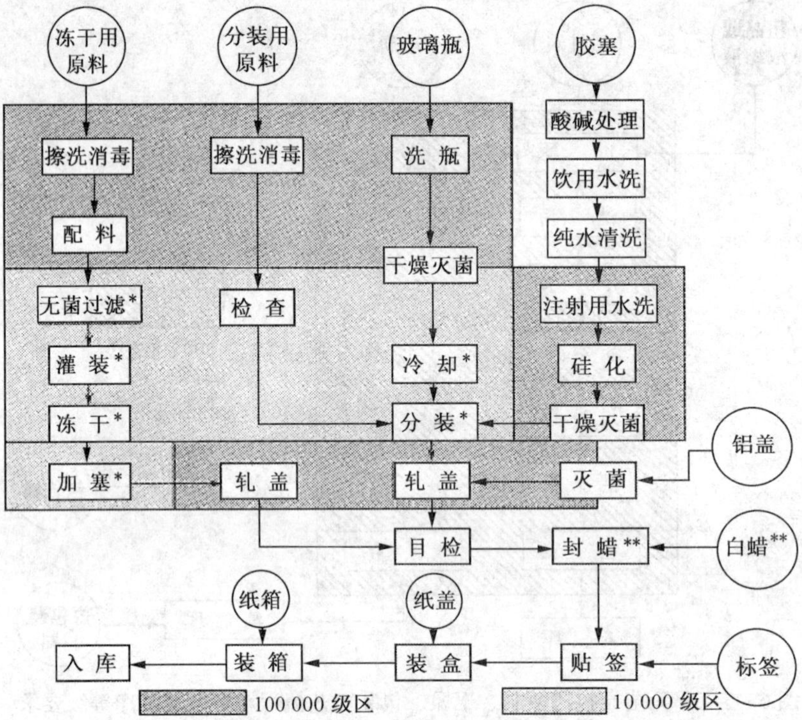

图6－5 无菌分装注射剂工艺流程对环境的洁净等级要求

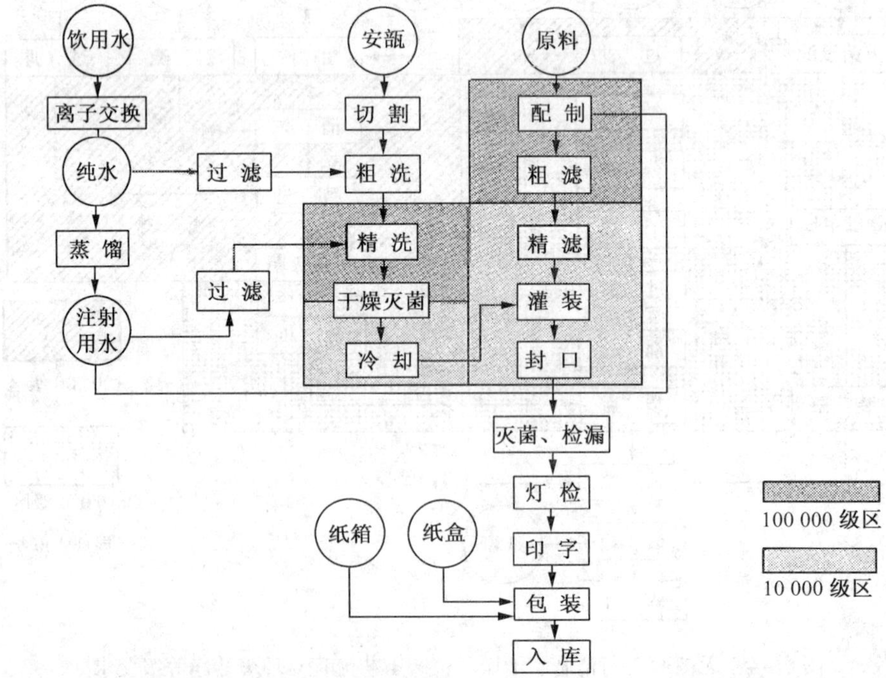

图6－6 可灭菌小容量注射剂工艺流程对环境的洁净等级要求

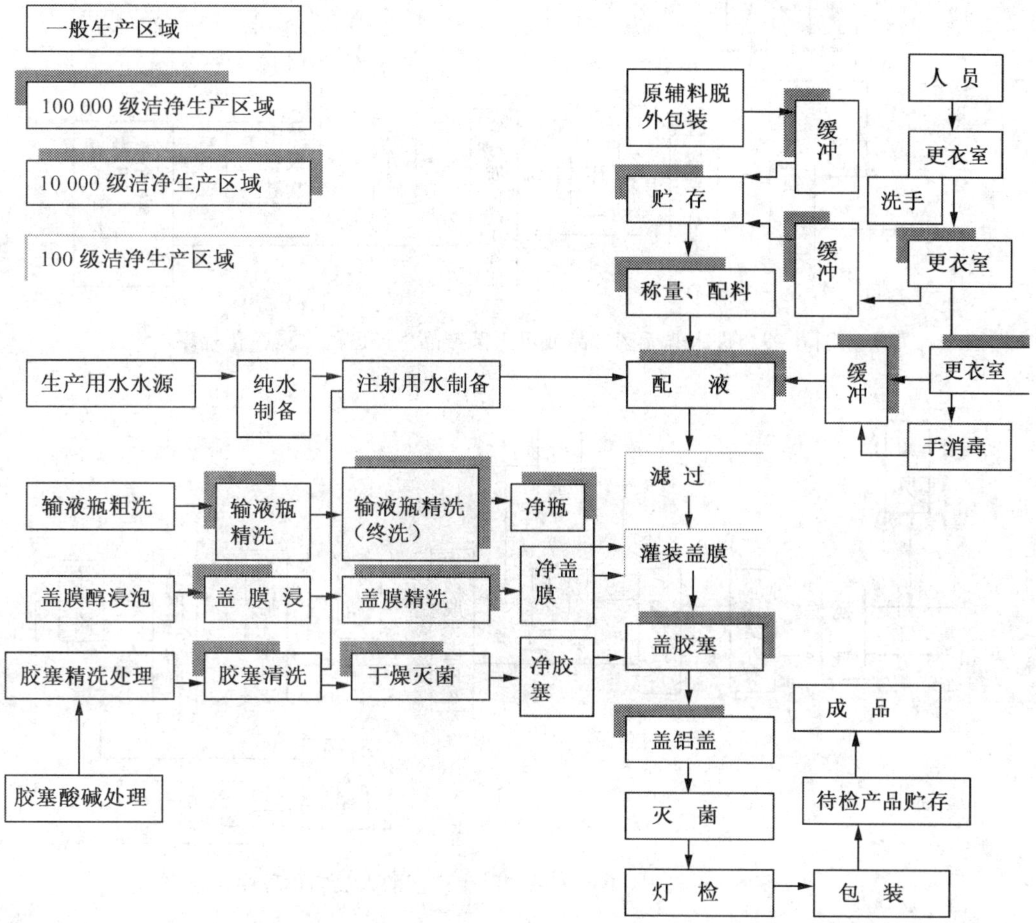

图6－7　可灭菌大容量注射剂工艺流程对环境洁净等级要求

制药洁净车间的布置及各项设施均要达到防止污染及交叉污染的要求。墙壁和天花板的表面均应平整光滑、无裂缝、不积聚静电，所有设施，包括管道、通风口和灯座不能有难于清洗的隐窝处，利于反复清洗和消毒。洁净度高的车间应是密封式建筑，采用过滤通风装置，并经常用化学消毒剂喷洒或紫外灯消毒，以杀灭空气中的微生物。

人员及物料进出必须按要求的程序进行净化，如图6－8～图6－10所示。

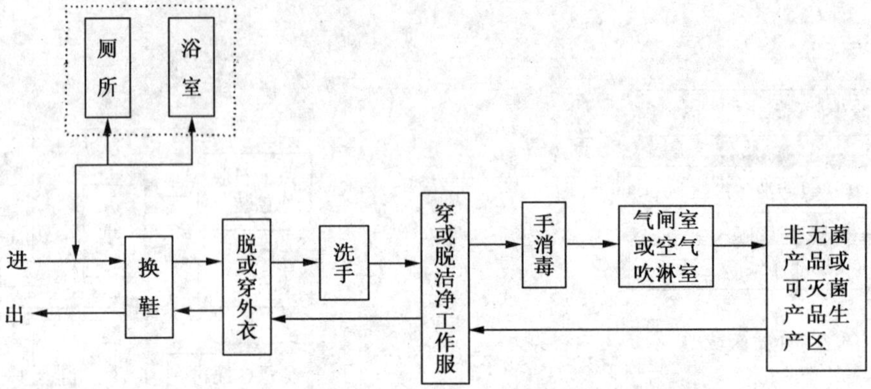

图6－8　进入非无菌产品或可灭菌产品生产区的人员净化程序

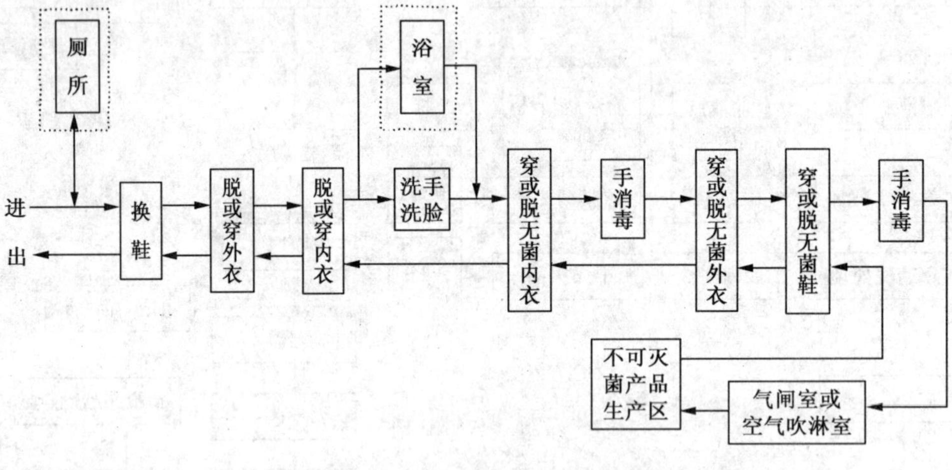

图6－9　进入不可灭菌产品生产区的人员净化程序

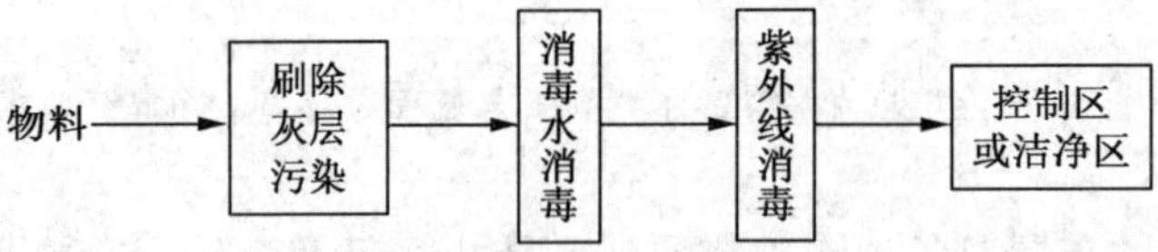

图6－10　物料净化程序

模块2　空气中微生物分布测定技术

一、操作目的

（1）通过实训验证空气中微生物的存在。

（2）了解空气中微生物的测定方法。

二、操作原理

空气不利于微生物生长，所以无固定种类，主要是真菌和细菌，在医院、公共场所致病菌的数量较多。

测定空气中微生物的方法很多，有滤过法、沉降法等，这里主要介绍沉降法。沉降法是利用带微生物的尘粒或液滴因重力自然落在培养基表面来进行测定的，实验证明，在空气中暴露10min后，每100cm^{2}培养基表面生长的菌落数相当于20L空气中所含有的微生物数。

三、所用器材及试剂

菌落计数器、37℃恒温培养箱、培养皿若干，记号笔，琼脂培养基，火柴等。

四、操作前准备

将包扎好的培养皿和培养基于121.3℃灭菌15min，并在无菌条件下制备平板。

五、操作方法

（1）对平板编号：0、1、2、3、4、5；将这6个平板置于同高度（约1m）的平台上，0号与3号置于室内中央，1、2、4、5号分别置于室内四周；0号平板不打开皿盖，以作对照；其他平板打开皿盖，使培养基暴露于空气中。10min后盖上皿盖。

（2）将平板置于37℃培养箱中倒置培养24h。

（3）观察并记录结果

0号平板不得长菌，记录其余各平板的菌落数，计算出100cm^{2}培养基的菌落数及每立方米空气中的活菌数。

$$100\text{cm}^2\text{培养基的菌落数}=\frac{\text{每个平板菌落数}}{\pi r^2}\times 100$$

（r为平皿半径，单位为cm）

$$\text{每立方米空气中活菌数}=\frac{100\text{cm}^2\text{培养基上平均菌落数}}{20}\times 1000$$

六、注意事项

（1）倒平板时严格无菌操作。

（2）倒平板时培养基的温度不能太高，否则，培养皿盖上会有许多冷凝水，易造成污染。

（3）培养时培养皿要倒置培养。

（4）计算菌落时，菌落边缘互相重叠时应分开计算。

模块3　水中细菌总数和大肠菌群数的检测

一、操作目的

（1）学习水样的采集方法和水中细菌总数的测定方法。

（2）掌握水中细菌总数和大肠菌群数的检测方法。

二、操作原理

将水涂布于营养琼脂表面，经培养后水中的细菌就能生长，形成肉眼可见的菌落。应用平板菌落计数法，能近似反映水中活菌的数量。

水中检出大肠菌群就说明水被粪便污染。

大肠菌群是指在乳糖培养基中，经过24h的培养，能发酵乳糖并产酸产气的一群兼性厌氧的革兰阴性的无芽孢的杆菌。

水中大肠菌群的检测常用多管发酵法和滤膜法。多管发酵法适用于各种水样，但操作繁琐，耗时。滤膜法简单、快速，但杂质较多的水样由于易堵塞滤膜，不能用此法。

三、所用器材及试剂

1. 水中细菌总数的测定

三角瓶、带塞的三角瓶、培养皿数套、1ml、10ml 移液管数支、试管若干、牛肉膏蛋白胨琼脂培养基、灭菌无菌生理盐水，试管（18mm×180mm）。

2. 大肠菌群数的检测

漏斗、醋酸纤维素滤膜（孔径约0.45μm）、抽滤瓶、培养皿数套、镊子、伊红美兰琼脂培养基（EMB）、乳糖蛋白胨半固体培养基。

四、操作前准备

（1）培养基配制　①牛肉膏蛋白胨琼脂培养基按常法配制，分装三角瓶；②伊红美蓝琼脂培养基：蛋白胨、磷酸盐和琼脂溶于水，调pH后分装三角瓶，乳糖另装一三角瓶中；③乳糖蛋白胨半固体培养基：按常法配制，分装试管。

（2）包扎好三角瓶、带塞的三角瓶、漏斗、抽滤瓶、镊子、培养皿、移液管（1ml、10ml）。其中有一带塞的三角瓶中加入蒸馏水。将6支试管分别塞上棉塞。将上述准备的物品121.3℃灭菌20min备用。

（3）滤膜灭菌　将滤膜放入烧杯中，加入蒸馏水，100℃水浴蒸煮灭菌3次，每次15min。每次灭菌之后须用无菌水洗涤2~3次。

五、操作方法

（一）水中细菌总数的测定

1. 融化培养基

100℃水浴加热使培养基融化。

2. 采水样

（1）自来水　将自来水龙头用火焰灼烧3min后拧开水龙头使水流5min后，用无菌容器接取水样。

（2）地面水源　河水、湖水、池水等应距水面10～15cm处的深层取样。先将无菌的、带塞的小口瓶口向下浸入水中，然后翻转过来，除去塞，水即流入瓶中。盛满后，将瓶塞盖好，从水中取出。

3. 水中细菌总数的测定

（1）水样的稀释　用10倍递增稀释法：稀释自来水，选原液、10^{-1}两种稀释度；稀释地面水源，选10^{-1}、10^{-2}、10^{-3}三种稀释度，如果水样污染的严重，菌落太密，无法计数，则应选10^{-2}、10^{-3}、10^{-4}这三种稀释度。

（2）加样　吸取各稀释度1ml水样注入无菌培养皿中，每个稀释度各做2～3皿，并用记号笔标记。

（3）将已熔化并冷却到45℃左右的牛肉膏蛋白胨琼脂培养基倒入平皿，每皿约倒15ml，立即平面旋摇使水样与培养基充分混匀，盖上皿盖。

（4）另取一空的无菌培养皿，吸取1ml三角瓶中的蒸馏水，并倒入约15ml的牛肉膏蛋白胨琼脂培养基，做空白对照。标上记号。

（6）倒置于37℃培养箱中培养24h。

（7）观察微生物生长状况。

（8）选菌落数在100左右的稀释度计算菌落数，取培养皿菌落数的平均值乘以该稀释倍数。

（9）报告水中细菌总数。

（二）大肠菌群数的检测

（1）滤膜测定法操作过程（图6－11、6－12）

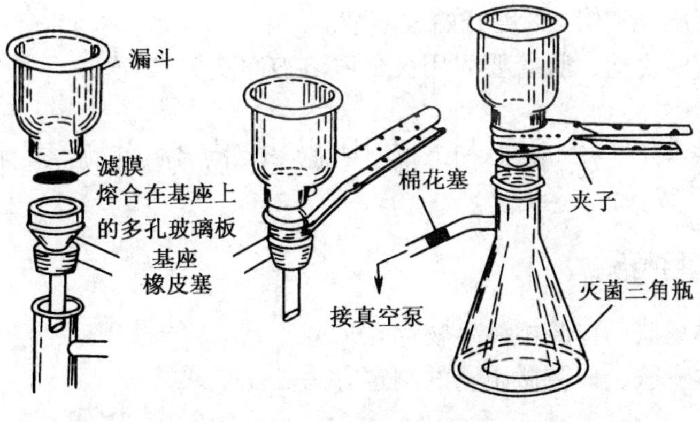

图6－11　滤膜过滤器装置

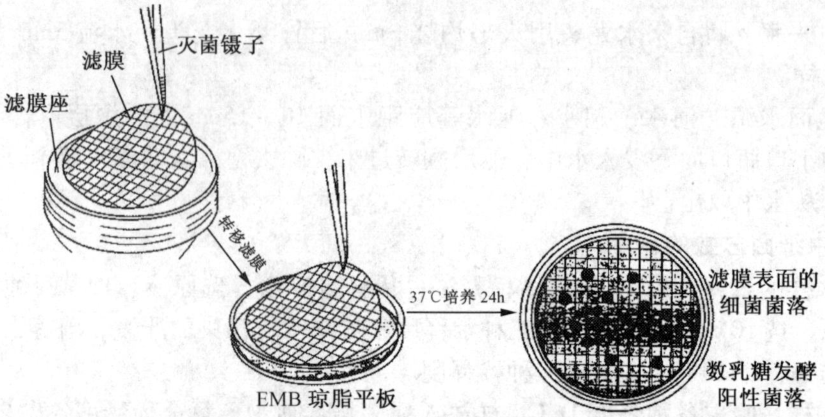

图 6-12　从滤膜座上将滤膜转移到 EMB 琼脂平板上及培养后的菌落图

（2）培养　将培养皿倒置于 37℃培养箱内培养 22～24h。

（3）结果观察　紫黑色，或呈淡紫红色，仅中心颜色较深的菌落为可疑大肠菌群菌落。

（4）挑取这些菌落进行革兰染色，镜检观察。

（5）符合革兰阴性，无芽孢的杆菌者再接种于乳糖蛋白胨半固体培养基，37℃培养 6～8h，产酸（紫色→黄色）产气（半固体培养基内有气泡），产气者，证实为大肠菌群阳性。

（6）计算　1L 水样中的大肠菌群数 = 滤膜上的大肠菌群菌落数 ×10。

六、注意事项

（1）注意所有操作都应是无菌操作。

（2）要注意一个稀释度用一支吸管。

（3）刻度吸管应从“0”刻度开始放溶液。

（4）在量取溶液之前，吸管要先用被量取溶液润洗 2、3 次。

模块 4　皮肤、口腔中微生物分布测定技术

一、操作目的

（1）验证人体皮肤、口腔中微生物存在。

（2）掌握人体皮肤、口腔微生物的测定方法。

二、操作原理

检测人体皮肤表面的细菌，选一个手指为代表，于清洗及消毒前后进行取样培养，检测人体表面细菌的存在并查看是否达到消毒的要求。检测呼吸道的细菌，用棉签采集咽喉部标本或用咳碟法。

三、所用器材及试剂

恒温培养箱、培养皿、棉签、酒精棉球、棉球、镊子、营养琼脂培养基、无菌脱纤维羊血、生理盐水。

四、操作前准备

将培养皿、棉签、棉球、镊子用旧报纸包好，制备好的培养基分装于三角瓶内，生理盐水装于三角瓶内，塞上棉塞，于121.3℃高压消毒15min，备用。

五、操作方法

（一）准备工作

（1）融化培养基。

（2）倒平板：将已融化的培养基冷却至50℃左右，每个平板约倒20ml，共倒3皿，待凝固，备用。将4ml的无菌脱纤维羊血加入到40ml的营养琼脂培养基中，倒平皿，每皿约20ml，共倒两皿。

（二）皮肤表面细菌的检查

（1）取营养琼脂平板3皿，分别做上如下记号：①（洗手前）、②（洗手后）、③（酒精棉球消毒）。

（2）洗手前用右手食指在①号培养基的表面画“+”字。

（3）用肥皂洗手，以流水冲洗3min以上，用镊子取无菌棉球擦干右手食指，然后在②号培养基的表面画“+”字。

（4）用酒精棉球消毒右手食指后，在③号培养基的表面画“+”字。

（5）将上述平板倒置于37℃培养箱培养24h。

（6）观察结果。

（三）咽喉部微生物的检查

1. 涂抹法

（1）取血平板一皿，用记号笔标上4号。

（2）取无菌长棉签一根，蘸取少许无菌生理盐水，两人合作，互相在咽部扁桃体部位轻滑一下。然后涂于4号平板顶端，接着往下做之字划线（图6-13）

（3）将上述平板倒置于37℃培养箱培养24h。

（4）观察并记录结果。

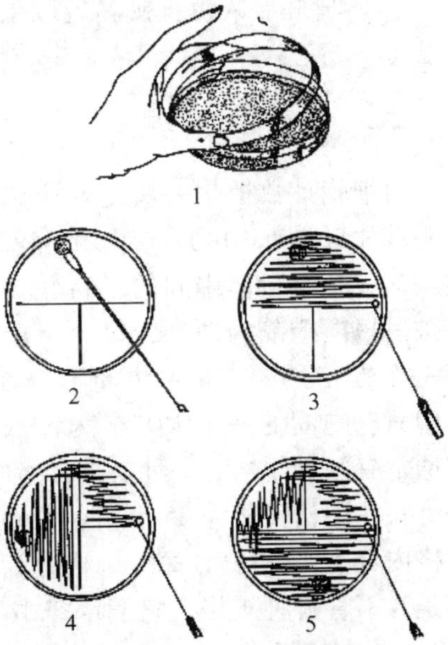

图6-13 棉签分离样品中的细菌

1. 接种时用左手将平皿开启一缝；
2. 棉签伸入平板接种；
3. 用已灭菌并冷却了的接种环划线；
4. 第二部分划线；5. 最后部分划线

2. 咳碟法

（1）取血平板一皿，用记号笔标上5号。

（2）打开5号培养皿的盖子，将培养基置于口腔约15cm处，对准培养基表面用力咳嗽3~4次，盖好盖子。

（3）将上述平板倒置于37℃培养箱培养24h。

（4）观察并记录结果。

六、注意事项

（1）要注意无菌操作。

（2）用手指划“+”时要轻，不要划破培养基。

（3）每接种的一个平皿都要做好标记。

模块5　微生物数目直接计数技术

一、操作目的

（1）了解血球计数板的构造原理及使用方法。

（2）掌握显微镜直接测定微生物总数的方法。

二、操作原理

血细胞计数板是一块比普通载玻片厚的特制玻片（图6－14）。玻片中有四条凹下的槽构成三个平台，中间的平台较宽，其中间又被一短横槽隔为两半，每个半边上面各刻有一个方格网，方格网上刻有9个大方格，其中只有中间的一个大方格为计数室。计数室通常有两种规格，一种是大方格内分16中格，每一中格又分为25小格。另一种是一大方格内分为25中格，每一中格分为16小格。但是，不管哪种规格，它们都是由16×25＝400个小方格组成。

计数室的长和宽各1mm，深度为0.1mm，故体积为0.1mm^3，只要在显微镜下计算出计数室内微生物的细胞数，再按照规定方法及计算公式运算后，即可得出实际数值。

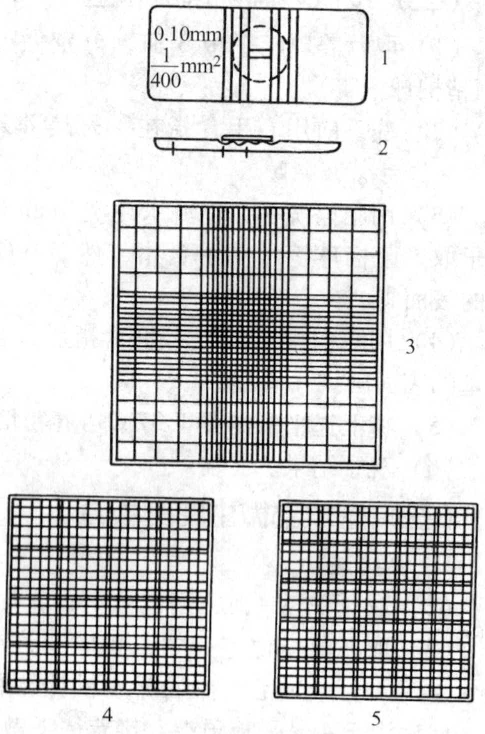

图6－14　血计数板构造

1. 血细胞计数板的正面；2. 血细胞计数板的侧面；3. 细胞计数板中央网格放大；4. 16×25计数板；5. 25×15计数板。

这种计数方法无论死活细胞都计数在内，为了容易计数，计数前需对样品作适当稀释。

三、所用器材及试剂

1. 器材

显微镜，血细胞计数板，滴管，擦镜纸。

2. 试剂

啤酒酵母菌悬液，0.1%亚甲蓝染液，生理盐水。

四、操作方法

1. 稀释

取啤酒酵母菌悬液一管（约5ml），加生理盐水适当稀释，以每小格中菌数可数为宜（5~10个）。

2. 染色

在啤酒酵母菌悬液中加入0.1%亚甲蓝染液0.5ml，摇匀，使啤酒酵母菌着色。

3. 加样

取干净的血球计数器盖上盖玻片，用无菌滴管由盖玻片边缘滴一小滴（不宜过多），让菌液自行渗入，并充满计数室，注意不可有气泡产生。

4. 显微计数

静置5min后，将血细胞计数器置于显微镜载物台上，先用低倍镜找到计数室所在位置，然后换成高倍镜进行计数。一般以每小格内有5~10个菌体为宜。计数需重复两次，若两次数据相差太大，则需重新计数。

如果使用16（中）×25（小）的计数板，要按对角线方位左上、右上、左下、右下四个中格（即100小方格）的细菌数计数。如果使用25（中）×16（小）的计数板，除了取其4个角方位外，还需再数中央的一个中格（即80个小方格）的细菌数计数。

5. 计算

16（中）×25（小）计数板：

$$\text{菌数/ml} = \frac{\text{100 小方格内菌数}}{100} \times 400 \times 10^4 \times \text{稀释倍数}$$

25（中）×16（小）计数板：

$$\text{菌数/ml} = \frac{\text{80 小方格内菌数}}{80} \times 400 \times 10^4 \times \text{稀释倍数}$$

6. 清洗

计数完毕，将计数器用清水冲洗干净，洗完后，晾干或用电吹风吹干，镜检，观察是否残留菌体或其他沉淀物。若不干净，则必须重洗至干净为止。

五、注意事项

（1）计数时，应按一定顺序进行，对于压线的细胞，可按计数上与右，不计下与左的原则，以免重复计数。

（2）若发现菌液太稀或太浓，应重新稀释。

（3）细胞的折光率和水的折光率相近，观察时应适当关小虹彩光圈并减弱光照的亮度。

（4）应适当使用调节器调节焦距，将处于不同深度的细胞全部计算在内。

（5）清洗计数板时，切记勿用硬物洗刷。

模块6　微生物大小测定技术

一、操作目的

（1）熟悉测微尺的构造与使用原理。

（2）掌握测量微生物细胞大小的方法。

二、操作原理

测微尺由镜台测微尺和目镜测微尺组成一套（图6－15），目镜测微尺是一块圆形玻片，中央5mm长分成50等分。使用时，将其放在目镜中的隔板上（图6－15）。镜台测微尺是中央部分刻有精确等分线的载玻片。每lmm等分为100小格，每小格等于0.01mm，是用来专门校正目镜测微尺的。

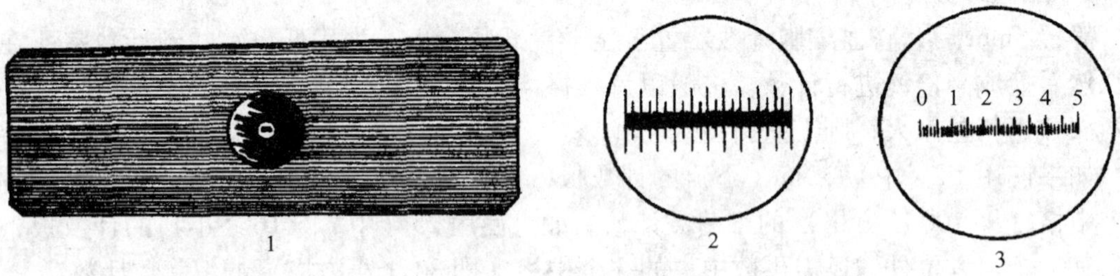

图6－15　目镜测微尺与镜台测微尺

1. 带镜台测微尺的载玻片；2. 镜台测微尺；3. 目镜测微尺

由于镜台测微尺是放在载物台上，与标本同位置，因此与标本是同一放大倍数，从镜台测微尺上得到的读数就是细胞的真实大小。在一定放大倍数下，先用镜台测微尺校正目镜测微尺，求出目镜测微尺每格所代表的实际长度，然后移去镜台测微尺，换上待测标本，用目镜测微尺测出细胞的大小，根据目镜测微尺每格所代表的实际长度，就可求出细胞的实际大小。如：目镜测微尺的10小格正好等于镜台测微尺的4小格（图6－16），已知镜台测微尺每格为10μm，则4小格的长度为$4\times10=40$（μm），那么目镜测微尺上每格的实际长度为$40\div10=4$（μm）。

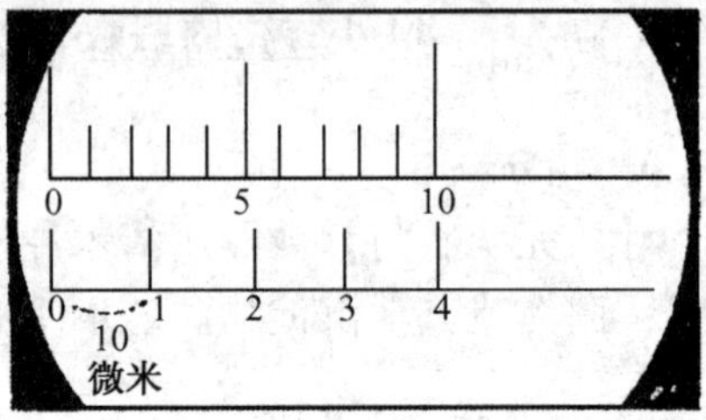

图6－16　目镜测微尺与镜台测微尺的校正

三、所用器材及试剂

1. 器材

显微镜、测微尺、接种环、载玻片、盖玻片、擦镜纸、吸水纸。

2. 试剂

酵母菌、大肠埃希菌和葡萄球菌标本。

四、操作方法

1. 目镜测微尺的安装

取下目镜，将目镜测微尺放入目镜的中隔板上，使有刻度的一面朝下（图6－17）。

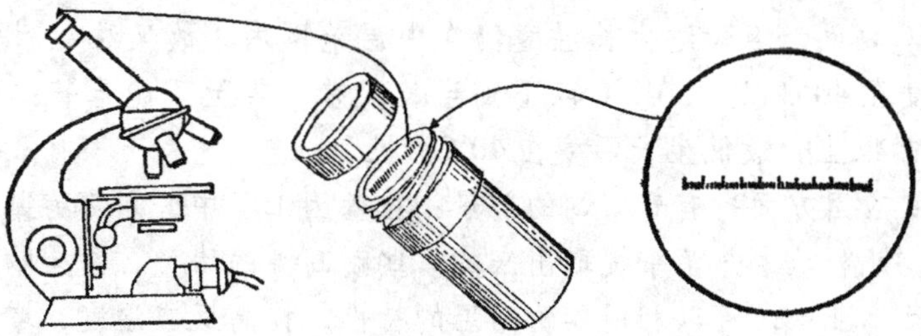

(a)　(b)　(c)

图6－17　目镜测微尺的安装

2. 镜台测微尺的安装

将镜台测微尺置于显微镜的载物台上，使有刻度的一面朝上。

3. 目镜测微尺的校正

①先用低倍镜观察，待看清镜台测微尺的刻度后，将镜台测微尺移至视野中央，调准焦距，转动目镜，使目镜测微尺的刻度与镜台测微尺的刻度相平行，并使两尺的左边第一条线相重合，再向右寻找另外两条重合的刻度线，记录两重叠刻度线间的目镜测微尺与镜台测微尺的格数，由下列公式计算出目镜测微尺每格所代表的长度；②转换高倍镜校正；③在镜台测微尺盖玻片上滴加香柏油，然后转换油镜校正。

$$\text{目镜测微尺每格所代表的长度 } 1\ (\mu m) = \frac{\text{两重叠刻度线间镜台测微尺的格数} \times 10}{\text{两重叠刻度线间目镜测微尺的格数}}$$

4. 细菌的大小测定

①取下镜台测微尺，换上细菌标本片；②测量细菌的长度占目镜测微尺的格数（n），然后算出菌体的实际长度（μm）③在同一标本上测量10个细胞，取平均值。

$$L = n \times 1$$

五、注意事项

（1）标定后的目镜测微尺的长度，仅适用于标定时所用的显微镜的目镜和物镜的放大倍数。

（2）若要更换物镜或目镜，必须再进行校正标定。

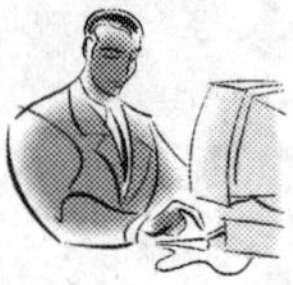

扩展知识

嗜热微生物

嗜热微生物是一类生活在高温环境中的微生物，如火山口及其周围区域、温泉、工厂高温废水排放区等。根据对温度的不同要求，嗜热菌可划分为3类：兼性嗜热菌：最高生长温度在40～50℃之间，但最适生长温度仍在中温范围内，故又称为耐热菌；专性嗜热菌：最适生长温度在40℃以上，40℃以下则生长很差，甚至不能生长；极端嗜热菌：最适生长温度在65℃以上，最低生长温度在40℃以上。

嗜热菌在开发应用方面也有着广阔的前景：在基因工程中，它可为基因工程菌的建立提供特异性基因。此外从嗜热菌中提取出来的一些耐高温的酶类，是生物工程不可缺少的重要工具；在发酵工业中，可以利用其耐高温的特性，提高反应温度，增大反应速度，减少杂菌污染的机会；利用嗜热菌对废水废料进行厌氧处理，可提高反应速度，消灭污水污物中的病原微生物；嗜热菌对某些矿物有特殊的浸溶能力，对某些金属具有较强的耐受能力，利用这类微生物，为矿产资源的开发提供了有希望的前景。

操作与练习

一、复习思考题

1. 了解微生物的分布情况有何意义？
2. 如何减少在制剂过程中微生物的污染？
3. 简述微生物的分布情况。

二、实践练习题

1. 测定微生物实验室空气中微生物的分布，计算100cm^{2}培养基表面生长的菌落数及每立方米空气中的活菌数。

2. 分取自来水与河水，检测其中微生物，记录水中细菌总数测定的结果，填写下表：

菌落数 / 水源	稀释度及菌落数				菌落总数（cfu/ml）	大肠菌群数	报告
	原液	10^{-1}	10^{-2}	10^{-3}			
自来水							
河水							

3．按下表所示设计实验，并将观察检查的结果填入下表。

		菌落数	菌落形态特征及类型
手指	洗手前1#皿		
	洗手后2#皿		
	酒精消毒后3#皿		

4．用血细胞计数板计算1ml啤酒酵母悬液中含多少个酵母菌，根据试验结果填写下表，并计算1ml菌液中酵母菌数。

计数	各中格中的菌数					菌数 / ml	平均值 / ml
	左上	右上	左下	右下	中		
上计数室							
下计数室							

5．测量黑根霉孢子与大肠埃希菌的大小，将结果填写下表：

目镜测微尺校正结果

物镜	目镜测微尺格数	镜台测微尺格数	目镜测微尺每格代表实际长度
10 ×			
40 ×			
100 ×			

测定记录

		1	2	3	4	5	6	7	8	平均值
黑根霉孢子	长									
	宽									
大肠埃希菌	长									
	宽									

（杨德花）

项目7　药物体外抗菌试验技术

学习目标

1. 体外抗菌技术的意义。
2. 体外抑菌技术主要方法。
3. 石炭酸系数。

工作任务

1. 按要求稀释待测药物。
2. 判断抗菌试验的结果。

模块1　必备知识——药物体外抗菌试验

一、概述

药物的体外抗菌试验已广泛应用于抗菌药物的筛选、抗菌谱测定、药价测定、提取过程的追踪、体液及组织内药物浓度的测定以及临床上的药敏实验等。由于体外抗菌试验是在实验室内进行的，没有复杂的体内因素影响，因此药物体外抗菌试验和体内抗菌试验结果不一定平行。一般体外抗菌试验有效的药物，还需经体内抗菌试验证实有效后才能推荐至临床应用。体外抗菌试验包括抑菌和杀菌试验两个方面，学习并掌握这些技术，对生产实践和科学研究都具有重要意义。

二、影响抗菌试验的因素

1. 试验菌

在抗菌试验中所用试验菌一般应使用标准菌株。必须由专门的菌种保藏中心提供。有时也从患者患病部位取致病菌用做试验菌，但分离出的致病菌常常是耐药菌株，与标准菌株有相当大的差异，因此试验时仍必须以标准菌株做对照。

2. 培养基

培养基要按要求配制，严格控制各种原料、成分的质量及培养基的配制过程。在使用前需做无菌检查，合格后方可使用。

3．抗菌药物

抗菌药物的物理状态、浓度、稀释方法直接影响试验结果。固体药物应转变成液体形式，对于不溶于水的固体制剂可用少量的有机溶剂溶解，然后再稀释成合适的浓度。同时应注意药物本身的pH对试验菌生长的影响。

4．对照试验

为了准确判断结果，必须同时做试验菌、已知药物、溶剂和稀释液对照试验。

模块2　体外抑菌技术

一、稀释法

稀释法主要是用来测定抗菌药物的最小抑菌浓度（minimal inhibition concentration，MIC），MIC是指某抗菌药物能抑制微生物生长的最低浓度，常用μg/ml或者μ/ml来表示其抑菌浓度。MIC数值越小，表示药物的作用越强。

1．液体培养基稀释法

在一系列试管中，用液体培养基稀释药物，使每管成递减浓度。在每管加入定量的试验菌，放入适宜的温度下培养一定时间后，用肉眼观察结果，求出药物的最低抑菌浓度（图7－1）。

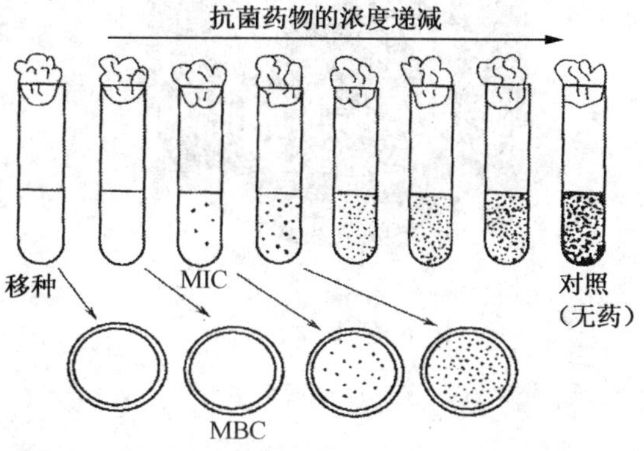

图7－1　液体培养基稀释法

2．固体培养基稀释法

固体培养基稀释法原理基本同液体培养基稀释法，该法更容易准确观察结果，包括平板法和试管法两种。采用平板法可同时测定一种抗菌药物对多种试验菌的最小抑菌浓度；采用试管法可用于较长时间培养的试验菌。

用无菌稀释液将待检药液配制成一系列递减浓度后，取每种浓度的药液1ml加入无菌培养皿内，再按无菌操作法倾入9ml琼脂培养基混匀制成平板。对照平板中不加药液。用记号笔在培养皿底部划出方格，然后在每个方格内点种不同的试验菌。经37℃24h培养后，观察平板中试验菌生长情况并计算出该药物对各种试验菌的最小抑菌浓度。

二、琼脂扩散法

1．琼脂扩散法（agar diffusion method，ADM）

琼脂扩散法是利用药物能在琼脂培养基内扩散的原理进行的。具有抗菌作用的药物在其有效浓度范围内可形成无菌生长的透明的抑菌圈，通过测量抑菌圈的大小来判断药物抑菌作用的大小。

2. 纸碟法

适用于多种药物或一种药物的不同浓度对同一试验菌的抑菌试验。首先是制备含菌平板，每只平板加入0.1ml菌液，其次是加药，用镊子经火焰烧灼灭菌后，捏取无菌滤纸片（直径6～8mm）浸沾药液，贴于平板表面。不要沾取过多药液，否则影响抑菌圈的形状和大小，对照平板不加药液。均于37℃18h培养后，观察滤纸片周围有无抑菌圈，并用游标卡尺量取其直径。通过抑菌圈直径大小来判断各种药物对同一种试验菌抑菌的强弱（图7－2）。

3. 挖沟法

本法适用于检测一种药物对数种试验菌的抑菌作用。在无菌的琼脂平板中央，用无菌小铲或小刀挖出一条长沟，并将内部琼脂取出。然后用接种环沾取试验菌垂直于沟边接种。再将待测药物加入沟中，以装满不流出为限。在合适的温度下培养一定时间后，根据细菌生长的距离来判断药物抑菌作用的强弱。（图7－3）

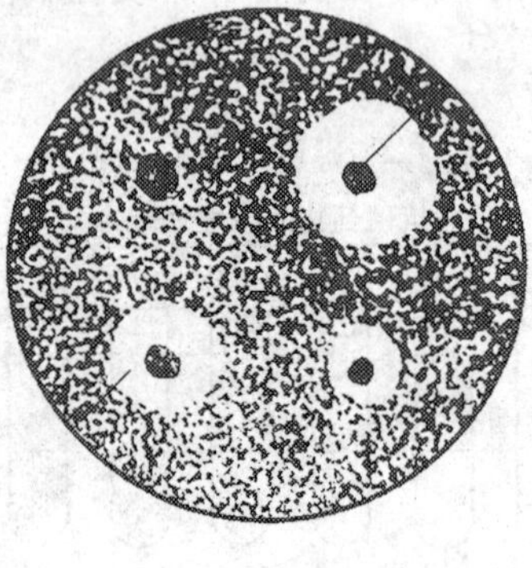

图7－2 纸碟法

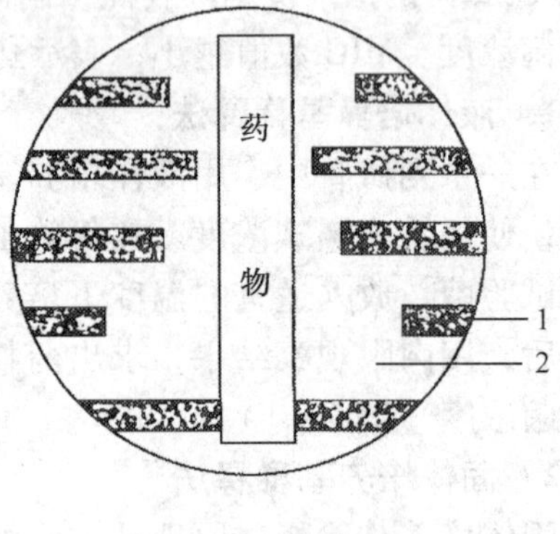

图7－3 挖沟法

1. 试验菌生长带；2. 药物抑菌区带

模块3 杀菌试验技术

一、最小致死浓度的测定

最小致死浓度就是指某药物能杀死微生物的最低浓度，即最小杀菌浓度（minimal bill concentration，MBC）。按液体培养基稀释法测出药物的MIC后，将未长菌的各管培养物分别移种在另一无菌平板上，培养后，无菌生长的平板上所含的药物最低浓度即为该药物的最小杀菌浓度。

二、活菌计数法

活菌计数法是在一定浓度的定量药物内加入定量的试验菌，经过一定时间培养后，取样进行活菌计数。活菌计数是将定量的药物与试验菌作用后的混合液稀释后加入琼脂培养基，制成平板，培养后数平板上形成的菌落数。

三、化学消毒剂的效力测定

化学消毒剂的效力测定常用瑞迪沃克法（简称 RW 法）。RW 法就是以石炭酸为标准，在规定的试验条件下，将待测的化学消毒剂与石炭酸对伤寒杆菌的杀菌效力相比较，所得杀菌效力的比值。该比值也称石炭酸系数或者酚系数。

$$石炭酸的系数=\frac{消毒剂的杀菌稀释度}{石炭酸的杀菌稀释度}$$

石炭酸系数≥2 为合格，石炭酸系数愈大，则被测消毒剂的效力愈高。

具体测定方法为分别将酚及待测化学消毒剂按不同比例稀释，各取 5ml 放到试管中，再加入经 24h 培养后的菌悬液各 0.5ml，混匀后放入 20℃ 水浴中，5min、10min、15min 分别取一接种环混合液移种到另一支 5ml 的肉汤培养基中，37℃ 培养 24h 记录生长情况。（表 7－1）

表 7－1　石炭酸系数测定

	浓度	作用时间（min）		
		5	10	15
石炭酸	1∶90	－	－	－
	1∶100	＋	－	－
	1∶110	＋	＋	－
待测消毒剂	1∶150	－	－	－
	1∶175	－	－	－
	1∶200	－	－	－
	1∶225	－	－	－
	1∶250	＋	－	－
	1∶275		＋	－

根据 5min 不能杀菌，10min 能杀菌的最大稀释度为标准来计算：

石炭酸系数＝250/100＝2.5

模块 4　联合抗菌试验技术

联合抗菌试验主要用于测定两种抗菌药物联合应用时的相互影响。两种抗菌药联合应用时抗菌作用加强的称为协同作用；抗菌作用减弱的称为拮抗作用；相互无影响的称为无关。在药学研究和临床实践中具有重要意义，它可以指导治疗混合感染，预防或推迟细菌耐药性的出现，单一用药时所需的剂量为毒性剂量时，联合用药就可以用无毒剂量，还可检测不同 pH 对抗菌药物的影响。

一、纸条试验

纸条试验是在已经接种试验菌的平板培养基表面垂直放置两条各浸有一种药液的纸

条，然后放在适宜的环境下培养一定时间后，观察两纸条的抑菌区域，据此判断其联合抗菌效果（图 7－4）。

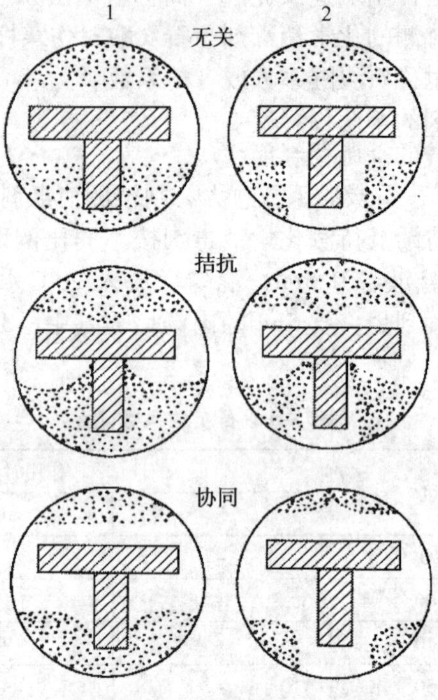

图 7－4　联合抗菌的纸条试验

1. 一纸条含抗菌药物；2. 二纸条含抗菌药物

二、梯度平板纸条试验

将琼脂培养基倒入平皿，平皿斜放凝固后制成斜面培养基。将平皿放平加入含抗菌药物的琼脂培养基，这样在制成的双层琼脂平板中含有梯度浓度的抗菌药物。要求其最小抑菌浓度的位置约处于平板的一半。然后将试验菌液均匀涂布在平板表面。取纸条浸透另一待检药液，按梯度中药物浓度递减的方向置于平板表面，培养后观察形成的抑菌区的图形以判断两种药物之间的相互作用。（图 7－5）

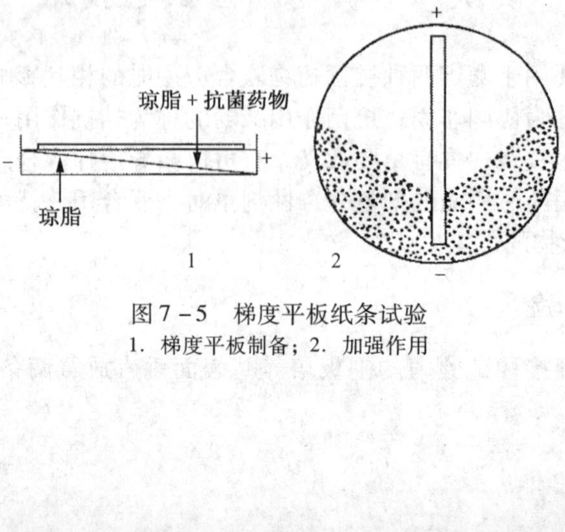

图 7－5　梯度平板纸条试验

1. 梯度平板制备；2. 加强作用

三、棋盘格法

棋盘格法主要用以评价两种药物同时用不同浓度进行联合试验时的抗菌活性。取无菌小试管排列成棋盘格式。以连续稀释法将A和B两药稀释成不同浓度。A药按其稀释度以纵行加入各管，B药按横排加入各管。同时各有单独抗菌试验对照管。加入定量试验菌培养后计算结果。结果的计算是：将各药单独试验及与另一药以不同浓度联合试验所得的MIC作图（图7-6），即可得联合抗菌试验的结果。

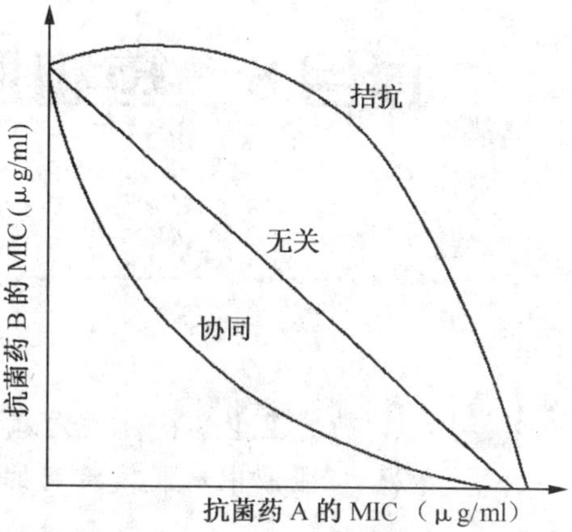

图7-6　棋盘格法的结果判断

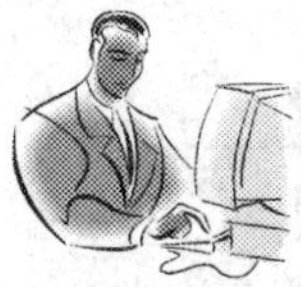

扩展知识

药物敏感试验简称药敏试验（或耐药试验），在了解病原微生物对各种抗生素的敏感程度，以指导临床合理选用抗生素药物的微生物学试验。一种抗生素如果以很小的剂量便可抑制、杀灭致病菌，则称该种致病菌对该抗生素“敏感”。反之，则称为“不敏感”或“耐药”。为了解致病菌对哪种抗菌素敏感，以合理用药，减少盲目性，往往应进行药敏试验。近年已有自动化的药敏试验仪器问世，可使试验更加迅速、准确。目前滥用抗生素，致使抗药菌增加，甚至因长期大量使用广谱抗生素，杀伤体内正常微生物，失去微生物的相互制约作用，从而使一些少见的或一般情况下的非致病菌大量繁殖，引起所谓“二次感染”的情况屡有发生，给治疗造成人为的困难。因此，提倡使用药敏试验，坚持合理用药十分重要。

操作与练习

一、复习思考题

1. 体外抗菌试验的目的是什么？
2. 联合抗菌试验的结果可能有几种？各是什么含义？

二、实践练习题

1. 如何制备含药平板？
2. 如何稀释待测的药物？

（王诚刚）

项目8 药物的微生物学检查技术

学习目标

1. 药物卫生学检查的内容。
2. 口服液中大肠埃希菌的检测方法。

工作任务

1. 对口服药品进行细菌、霉菌、酵母菌总数的检测。
2. 检测中药中的活螨。

由于药物制剂使用目的不同，药物的微生物学检查项目也不同。药物的微生物学检查也叫药物的卫生学检查。药物的微生物学检查项目主要有：无菌制剂的无菌检查，非灭菌制剂的细菌、霉菌、酵母菌总数测定，控制菌（包括大肠埃希菌、铜绿假单胞菌、金黄色葡萄球菌、沙门菌、破伤风梭菌）检验和活螨的检验。

模块1 必备知识——药物与微生物

一、药品微生物检验的质量保证

药品微生物学检查是保证药品质量的重要手段之一，在药物的原材料，制剂过程及贮存过程中，均有被微生物污染的可能。被微生物污染后，药物可能变质，降低甚至失去疗效，危害人体健康。因此在药品的质量管理中，必须按照国家药品标准，严格的进行药品的微生物学检查，保证人民用药安全。

二、药物中的微生物

药物制剂中的微生物来自药物生产、贮存等的每个环节，所以要从环境、原材料、生产操作人员、仪器、贮存等多方面控制微生物污染。

微生物在空气中的分布很不均匀。尘埃多的空气中，微生物也多，一般在畜舍、公共场所、医院、宿舍、城市街道等的空气中，微生物数量较多。空气中的微生物主要有各种球菌、芽孢杆菌、产色素细菌以及对干燥和射线有抵抗力的真菌孢子等，也可能有病原菌，如结核分枝杆菌、白喉棒杆菌、溶血性链球菌及病毒。尤其是当人们打喷嚏、讲话、咳嗽时，呼吸道中的微生物可随飞沫播散，使空气中微生物种类、数量均在增加。在药物制剂生产过程中，空气中的微生物有可能污染原料，使药物制剂被污染，污染的程度与空气的含菌量有关。因此，根据药物制剂的类型不同，对生产场所的空气洁净度的要求也不同。如生产注射剂或眼科用药操作区的空气，微生物的含量必须非常低，即通常所谓的无菌操作区（每1000L空气中，不得含有10个以上的细菌），而生产口服及外用药物的操作区，仅要求环境清洁。

在药物制剂生产过程中，要用到大量的水，如清洗仪器设备用水、溶剂用水等。因此，水中的微生物也是污染药物的重要来源。水中微生物与水的来源、处理方法及供水系统的状况有关。水中的微生物有假单胞菌、产碱杆菌、黄杆菌、色杆菌、沙门菌及枯草杆菌等。若水源受到粪便、工业污染时，可查到变形杆菌、大肠埃希菌、粪链球菌及其他肠道菌。在制剂过程中，一定要用符合要求的水。

药物制剂的原材料，所用仪器，容器及包装材料、操作人员等也可能不同程度的带入微生物。比如含动物组织来源的制剂中，常有沙门菌。所用仪器也应时常清洗。工作人员操作不规范或卫生条件欠佳时，其携带的微生物也会污染药品。因此，为了保证药品质量，要求操作人员身体健康，定期进行体检，包装材料也可带有一定的微生物，污染药品。因此，在药品包装前，应对包装材料进行清洁或消毒处理。

三、微生物引起的药物变质

由于严重的污染或微生物大量繁殖可引起药物变质。有些药物变质后可产生特殊气体及味道；有的则变色；在糖浆制剂中，可能产生黏稠丝，一些液体制剂有沉淀，浑浊，或有膜状物出现。

药物变质后，可能导致药物降低或失去疗效。有些则更严重，无菌制剂染菌后可导致感染或菌血症、败血症，有些可产生热原质，可使病人出现发热反应或休克。铜绿假单胞菌污染滴眼剂后，可致眼部感染甚至失明。外科用药（乳膏或乳剂）染菌后，可引起皮肤病及外伤病人的感染。若冲洗液被污染后，可导致尿路感染。

四、防止微生物污染的措施

为了保证药品质量，应从每个易被微生物污染的环节做起。首先应该加强药品的生产管理，药品生产企业必须实施药品生产质量管理规范（GMP）。根据药品生产的各环节如原材料、操作人员、生产环境、贮存环境、厂房布局、包装材料等，加强管理、制定有效措施，防止污染。在药品的生产或储存过程中，应定期进行对药物进行各项微生物学抽检，如对灭菌制剂进行无菌检验，对非灭菌制剂进行限度检查。合理储存环境也是保证药物不滋生微生物的重要环节。要采取合理的储存方法，如：干燥、冷藏、防潮、避光等。

五、热原质

热原质泛指那些能引起机体发热的物质。根据来源不同，分为内源性及外源性：

1. 内源性热原质

内源性热原质来源于机体的自身，如伴随感染等其他疾病，机体细胞所产生的白细胞介素-Ⅰ等。

2. 外源性热原质

外源性热原质是细菌在合成代谢过程中产生的能导致机体出现发热反应的物质。许多革兰阴性细菌如伤寒杆菌、铜绿假单胞菌及某些革兰阳性细菌如枯草杆菌能产生一种多糖，注入人体或动物体内，可引起发热反应，故称为热原质。热原质耐高温，一般的高压蒸汽灭菌法不易使之破坏，酸、碱可以灭活。在注射剂生产过程中，必须彻底除去热原质(外源性)。

六、螨类

螨属节肢动物门，蛛形纲，螨目的一类小生物。在自然界中分布很广，我国已知有300多种。寄生在地下、地上、高山、水中及人或生物体上，传染多种疾病或危害农作物。

螨一般喜栖于阴暗潮湿场所，也可寄生在动植物体内，偶尔也在人体内寄生。螨体型很小，直径在0.1~0.7mm左右。肉眼观察似面粉粒大小。在显微镜下放大观察，可看到螨呈圆形或椭圆形，头、胸、腹三部分合成一囊状。幼螨有三对足，成螨有四对足。虫体前端有一取食的口器，形似头状。体表坚硬，对内部器官有保护作用，并可支持肌肉固定。螨的体表有刚毛，它的形状、数目及长短、排列等可作为分类鉴别的依据（图8-1）。

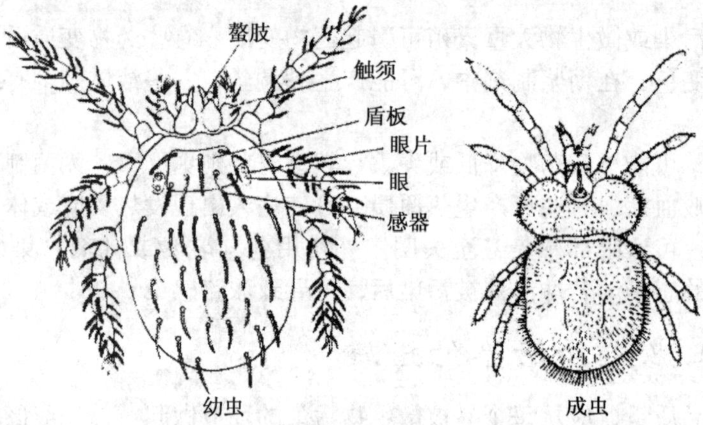

图8-1 螨幼虫、成虫

螨主要以成虫及各虫期的休眠体越冬，螨的发育过程包括：卵→6足动螨→8足若螨→成虫。在适宜条件下完成一代需20~30d。干燥低温下可变为休眠体。螨可使人致病，如肺螨病、肠螨病等。危害药品的螨有腐蚀酪螨、甜螨、食甜螨等十余种。螨可蛀蚀损坏药品，使药品失效变质，并可直接危害人体健康或者传播疾病。例如，中药蜜丸中发现的腐蚀食酪螨，对人体具有致病性。一是引起皮炎，二是引起消化系统、泌尿系统及呼吸系统的疾病。因此，口服药品不得检出活螨。

模块2 无菌室要求

一、无菌室操作

无菌室至少有工作间，更衣室和缓冲间三部分，工作室面积只需4.2m左右，但采光面积应大，高2.2~2.3m，内部矮小，装修应平整、光滑，无凹凸不平或棱角等，四壁及屋顶应用不透水之材质，便于擦洗消毒。无菌室周围需设缓冲走廊，其面积可小于无菌室。无菌室、缓冲间均设有日光灯及紫外灯，杀菌紫外灯离工作台以1m为宜，其电源开关均应设在室外。无菌室与缓冲间进出口应设拉门，两门应错开，避免空气对流造成污染。无菌室内要求安装合乎要求的空调及空气过滤设备。

无菌室应保持清洁整齐，室内仅存放最必需的检验用具，无菌室的仪器用具必须固定放置，不可随意挪动。

常用2%石炭酸水溶液擦拭工作台、门、窗、桌、椅及地面，然后用3%石炭酸水溶液喷雾消毒空气，最后紫外灯杀菌0.5h。定期检查室内空气无菌状况，细菌数应控制在10个以下，发现不符合要求时，应立即彻底消毒灭菌。

进入无菌室前，必须于缓冲间更换消毒过的工作服、工作帽及工作鞋。操作应严格按照无菌操作规定进行，操作中少说话，不喧哗，以保持环境的无菌状态。

二、无菌室的准备工作

无菌室杀菌前，应将所有物品置于操作之部位（待检物例外），然后打开紫外灯和空气过滤装置30min，时间一到，关闭紫外灯待用。关闭紫外灯后不得马上进入无菌间，因射线还有残余，对皮肤和角膜有损伤。

无菌室无菌程度的测定方法：取普通肉汤琼脂平板、改良马丁培养基平板各3个（平板直径均9cm），置无菌室各工作位置上，开盖暴露半小时，然后倒置进行培养，测细菌总数应置37℃温箱培养48h；测霉菌数则应置27℃温箱培养5d。细菌、霉菌总数均不得超过10个。

模块3 注射液无菌检查技术

无菌检验法是用于检查药典要求无菌的药品、医疗器具、原料、辅料及其他品种是否无菌的一种方法。各种注射剂，眼用及外伤用制剂，植入剂，可吸收的止血剂，外科用敷料、器材等。这些制剂必须进行严格的无菌检查，应不得检出细菌、放线菌、霉菌及酵母菌等活菌。

一、基本原则

无菌检查的基本原则是按照药典要求采用严格的无菌操作方法，将被检查的药物制成溶液，接种于适合各种不同微生物生长的培养基中，在适宜的温度下，培养一定时间，观察有无微生物生长，以判断被检药品是否被微生物污染。

二、基本方法

1. 实训材料

(1) 待检注射剂。

(2) 需气菌培养基、厌气菌培养基（硫乙醇酸盐培养基），改良马丁培养基。

(3) 菌种　金黄色葡萄球菌［CMCC（B）26 003］，生孢梭菌［CMCC（B）64 941］，白色念珠菌［CMCC（F）98 001］菌悬液。

(4) 试剂　无菌生理盐水，无菌 pH 7.0 氯化钠－蛋白胨缓冲液、无菌刻度吸管、一次性注射器，酒精棉球、无菌镊子、酒精灯等。

2. 实训方法

在建立药品的无菌检查法时，应进行方法学验证，以证明此方法是否适用于该药品。无菌检查在洁净度100级单向流空气区域内进行，其全过程应严格遵守无菌操作，防止微生物污染。同时也应避免在有抑菌条件下操作。单向流空气区与工作台面，必须进行洁净度验证。实验者要穿无菌服、戴口罩，并将手进行消毒。

(1) 抽取待检注射剂2支，用酒精棉球将安瓿外部消毒。

(2) 用无菌注射器吸取药液，分别加入需氧菌、厌氧菌及霉菌的培养基中，各接种两管，使药液与培养基混匀，待检注射剂取量与培养基的分装量应根据待检注射剂装量，按药典要求取用。

(3) 用3支无菌吸管分别取上述3种阳性对照菌液各1ml，分别接种于需氧菌、厌氧菌、霉菌培养基中，作为阳性对照。

(4) 将上述待检管和对照管按规定要求分别进行培养（表8－1）。

表8－1　无菌检验用培养基种类、数量、培养温度及培养时间

培养基类型	培养温度（℃）	培养时间（h）	培养基数量（支）	
			测试管	对照管
需氧培养基	30～35	18～24	2	2
厌氧培养基	30～35	18～24	2	2
霉菌培养基	23～28	24～48	2	2

三、结果判断

在培养期结束后，当阳性对照管显混浊并确有菌生长，阴性对照管澄清时才可根据观察所得结果判定如下：

(1) 供试品的需气菌、厌气菌培养基管及真菌培养基管均为澄清或虽显混浊但经检查证明无菌生长，均判为供试品无菌检查合格。

(2) 供试品的需气菌、厌气菌培养基管及真菌培养基管中任何一管显混浊时，经检查证明无菌生长，判断供试品合格。

(3) 复试时，取样量为初试量的两倍，同时分别依法复试两份，复试结果除阳性对照管外，其他各管均无菌生长，判供试品检查合格；复试结果其中任一培养基管有菌生长，应判供试品无菌检查不合格。

四、注意事项

(1) 检验中每一步操作都应执行无菌操作。

(2) 超净工作台及检验环境都应进行消毒。

模块4 口服液中细菌总数测定技术

一、基本原则

口服液是非灭菌制剂，根据药典规定，细菌数必须控制在一定范围内。细菌总数的测定，是了解被检药品在单位体积内，所含有的活菌数，以判断待检药物被细菌污染的程度。

二、基本方法

1. 实训材料

待检口服液3~4支，无菌刻度吸管若干，带塞灭菌试管，培养皿，无菌pH 7.0氯化钠-蛋白胨缓冲液，营养琼脂培养基，酒精灯，锥形瓶，火柴，恒温培养箱等。

2. 实训方法

取3~4支口服液无菌操作于锥形瓶中混匀，用灭菌吸管取10ml，加入到90ml无菌pH 7.0氯化钠-蛋白胨缓冲液中，混匀，制成1:10的均匀待检液。

在试管中，用无菌生理盐水将待检液做连续的10倍递增稀释，制成1:100、1:1000的稀释液。

用刻度吸管取1:10、1:100、1:1000三个不同稀释倍数的待检液和无菌稀释液各1ml，分别注入灭菌培养皿中，再分别注入约45℃的培养基约20ml，混匀，每个稀释级至少做2皿。在30~35℃恒温箱中培养18~48h，分别于24h及48h计数，以48h菌落数为准。

三、结果判断

计数平板上的菌落数，一般宜选取平均平板菌落数在30~300之间的稀释级，作为菌落数计算的依据。

(1) 若有1个稀释级的平均平板菌落数处在30~300时，将该稀释级的平均平板菌落数乘以稀释倍数，为报告菌数。

(2) 若有2个稀释级的平均平板菌落数处在30~300时，先计算2个稀释级菌落数的比值。

$$比值 = \frac{高稀释级的平板菌落数 \times 稀释倍数}{低稀释级的平均平板菌落数 \times 稀释倍数}$$

当比值≤2 时，以 2 级的菌落数均值为报告菌数。

当5≥比值>2 时，以低稀释级平均平板菌落数乘以稀释倍数为报告菌数。

当比值大于5时，应查明原因重新进行实验。

（3）若有 3 个稀释级的平均平板菌落数均处在 30～300 时，采用后 2 个稀释级计算级间比值。

（4）若各稀释级平均平板菌落数均在 300 以上，按最高的稀释级的平均平板菌落数乘以稀释倍数为报告菌数，或适当增加稀释级，重作测定后报告结果。

（5）各稀释级的平均平板菌落数均不在 30～300 间，其中 1 个稀释级的平均平板菌落数大于 300，相邻稀释级的平均平板菌落数又小于 30 时，以最接近 30 或 300 的稀释级平均平板菌落数乘以稀释倍数为报告菌数。

（6）各稀释级平均平板菌落数均小于 30 时，按最低稀释级的平均平板菌落数乘以稀释倍数为报告菌数。但若应用原液（或 1:10）为供试液，当 1:10（或 1:100）稀释级平均平板菌落数比原液（或 1:10）的平均平板菌落数大或相等时，应以培养基稀释法测定，按测定结果报告菌数。

四、注意事项

（1）严格无菌操作。

（2）每个稀释级应用不同的吸管。

（3）注意空白的制作过程应与其他操作平行。

模块5　口服液中霉菌、酵母菌总数测定技术

一、基本原则

霉菌和酵母菌总数的测定是考察供试药物中，每毫升所含活霉菌和酵母菌的总数，以判断待检品被真菌污染的程度，从而检测口服液的药品质量。含糖的制剂需进行酵母菌总数的检测，结果应与霉菌数加起来判断。

二、基本方法

1. 实训材料

待检口服液 3～4 支，无菌刻度吸管若干，带塞灭菌试管，培养皿，无菌 pH 7.0 氯化钠－蛋白胨缓冲液，酒精灯，锥形瓶，火柴，恒温培养箱等，玫瑰红钠琼脂培养基，酵母浸出粉胨葡萄糖琼脂培养基（YPD）等。

2. 实训方法

按细菌总数测定方法中供试液的制备方法及稀释方法，制备 1:10、1:100、1:1000 三个稀释倍数的供试液。取各稀释级的供试液及无菌稀释液 1ml 分别注入培养皿，每个供试

液接种2～3培养皿。随即将熔化并冷却至45～50℃玫瑰红钠琼脂培养基倾入培养皿，转动培养皿，使药品的稀释液与培养基充分混合均匀。待凝固后，将培养皿倒置于25～28℃的恒温箱中，培养72h。

三、结果判断

在平板上同时数霉菌菌落数及酵母菌菌落数，菌落数相加，选择菌落数在30～100个之间培养皿计数。计算规则同细菌总数的检测。

四、注意事项

（1）注意无菌操作。

（2）霉菌、酵母菌培养时间为72h，分别在48h及72h点计菌落数，一般以72h菌落数为准。

模块6　口服液中大肠埃希菌的检查技术

大肠埃希菌也称大肠杆菌，是人和温血动物体内的常住菌，它能随粪便排出体外，污染环境。药品受到粪便污染，则有可能带来肠道致病菌或寄生虫卵等病原体。药品中检出大肠埃希菌表明该药品已受到粪便污染，因此，大肠埃希菌被列为粪便污染指示菌，是非规定灭菌口服药品的常规必检项目。

一、检查程序

大肠埃希菌的一般的检查程序为：

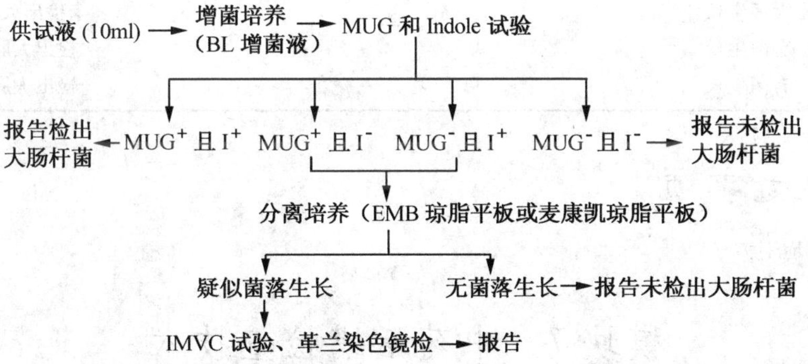

二、基本方法

1. 实训材料

待检药品，酒精灯，无菌吸管、试管、接种环、胆盐乳糖培养基、麦康凯培养基，营养琼脂斜面、革兰染液、乳糖发酵管、蛋白胨水培养基、葡萄糖胨水培养基、枸橼酸盐斜面培养基等。

2. 实训方法

（1）预处理药品后，取供试品 1∶10 稀释液 10ml，接种于 100ml 胆盐乳糖培养基中，37 ℃培养 18 ~24h 进行增菌。将增菌培养物接种在麦康凯培养基上，37℃18 ~24h 培养后，选择鲜桃红色或红色中心深桃红色、圆形、扁平、边缘整齐、湿润的光滑型菌落为可疑大肠埃希菌菌落。挑取 2 ~3 个可疑大肠埃希菌菌落，分别接种在营养琼脂斜面培养基上，37 ℃18 ~24h 培养。

将可疑大肠埃希菌进行革兰染色，经镜检证明为革兰阴性无芽孢短杆菌，应继续做生化试验。

（2）生化试验

大部分菌株发酵乳糖产酸产气，并发酵葡萄糖、麦芽糖、甘露醇、木胶糖、阿拉伯胶等产酸产气。而 IMVC 试验的结果与形态、染色性、菌落等颇为相似的产气杆菌不同，以资区别。这里 IMVC 试验是指靛基质试验（I），甲基红试验（M），V－P 试验（V）与枸橼酸盐利用试验（C）四项试验的简称。

三、结果判断

经过染色镜检证实为革兰阴性无芽孢短杆菌，乳糖发酵试验产气，IMVC 试验若为“+，+，－，－”，则为典型大肠杆菌；若为“－，+，－，－”，则为大肠杆菌的非典型菌株（表 8－2）。

表 8－2　MUG 的结果判断

MUG－I	曙红亚甲蓝琼脂	靛基质	甲基红	V－P	柠檬酸	结　果
+ +						检出大肠杆菌
－ －						未检出大肠杆菌
+ －	无菌生长					未检出大肠杆菌
+ －	有菌生长	－	+	－	－	检出大肠杆菌
－ +	有菌生长	+	+	－	－	检出大肠杆菌

四、注意事项

注意无菌操作。

模块 7　中药活螨检查技术

一、基本原则

螨是一种小型的节肢动物，可蛀蚀损坏药品，使药品失效变质，并可直接危害人体健康或者传播疾病。例如，中药蜜丸中发现的腐蚀食酪螨，对人体具有致病力。一是引起皮炎，二是引起消化系统、泌尿系统及呼吸系统的疾病。因此，口服药品不得检出活螨。

二、基本方法、结果判断

检查活螨的方法有直检法、漂浮法、分离法三种。

1. 直检法

取供试品先用肉眼观察，有无疑似活螨的白点或其他颜色的点状物，再用5~10倍放大镜或双筒实体显微镜检视，有螨者，用解剖针或发丝针或小毛笔挑取活螨放在滴有1滴甘油水溶液的载玻片上，置显微镜下观察。

2. 漂浮法

将供试品放在盛有饱和食盐水的三角瓶内，搅拌均匀，用载玻片沾取水面上的漂浮物，置显微镜下检查。

3. 分离法

分离法也称烤螨法。将供试品放在特制的分离或者普通的漏斗里，在漏斗的广口上面放一个60~100W的灯泡，照射1~2h，活螨可沿着漏斗内的底部向下爬，可用小烧杯收集爬出来的活螨。

三、注意事项

活螨检验时，应注意药品包装内侧是否有螨或螨卵。

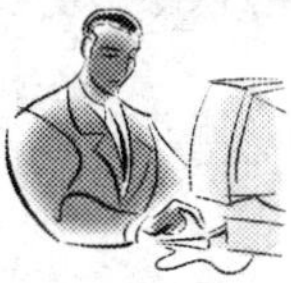

扩展知识

大肠埃希菌生化试验

1. 靛基质试验（I） 取可疑菌落或斜面培养物，接种于蛋白胨水培养基中，培养24h，沿管壁加入靛基质试液数滴，液面呈玫瑰红色为阳性，呈试剂本色为阴性。

2. 甲基红试验（M） 取可疑菌落或斜面培养物，接种于磷酸盐葡萄糖胨水培养基中，培养48h±2h，于管内加入甲基红指示液数滴，立即观察，呈鲜红色或橘红色为阳性，呈黄色为阴性。

3. 乙酰甲基甲醇生成试验（V－P） 取可疑菌落或斜面培养物，接种于磷酸盐葡萄糖胨水培养基中，培养48h±2h，于每2ml培养液中加入α－萘酚乙醇试验1ml，混匀，再加40%氢氧化钾溶液0.4ml，充分振摇，在4h内出现红色为阳性，无红色反应为阴性。

4. 枸橼酸盐利用试验（C） 取可疑菌落或斜面培养物，接种于枸橼酸盐培养基的斜面上，一般培养48~72h，培养基斜面有菌落生长，培养基由绿色变为蓝色时为阳性，培养基颜色无改变为阴性。

操作与练习

一、复习思考题

1. 注射剂为什么要进行无菌检验？除此以外还有哪些剂型需进行无菌检验？
2. 合格的注射剂检查结果如何？
3. 为什么口服液要进行大肠埃希菌检查？

二、实践练习

1. 口服药物大肠埃希菌的检查程序是什么？
2. 怎样进行活螨检查？

（张晓光　王诚刚）

项目9　中药的霉变检查与防治技术

学习目标

1. 引起中药霉变的微生物。
2. 防止中药霉变的主要方法。

工作任务

1. 判断中药是否被微生物污染。
2. 会进行中药入库的卫生检验。

中药储存过程中，常见到发霉现象，这是由于霉菌在中药、成药上大量繁殖，分解和同化中药、成药中的营养物质，使其腐烂造成的。中药发霉会使中药有效成分含量降低、失效，从而影响治疗效果，有的甚至对人体有害。药材发霉变质，还能增加药物损耗，造成经济损失，因此应当防止中药发霉变质，把中药的保管工作做好。

模块1　必备知识——中药霉变及其危害

一、引起中药霉变的微生物

引起中药霉腐变质的微生物，主要是霉菌。霉菌是丝状真菌的俗称，它们往往能形成分枝繁茂的菌丝体。霉菌分布广泛，在空气含有大量霉菌孢子。霉菌对营养条件要求不高，在多种物质上均可生长。

污染中药的主要常见的霉菌有：

1. 曲霉

曲霉广泛分布在谷物、空气、土壤和各种有机物品上。曲霉分解有机质的能力极强，是危害中药材的重要霉菌，有的还能产生有害的真菌毒素，如黄曲霉毒素 B_1 能导致癌症。

常见的曲霉有以下几种：

（1）灰绿曲霉群：灰绿曲霉群属中温、干生性霉菌。生长适温为25～30℃，生长最低相对湿度为62%～75%。常引起中药霉变。菌落呈绒状，灰绿色，有时为黄色或红色，背面常见有红褐色或紫色。在人参、党参、麦冬、板蓝根、黄芪等中药材中，最先出现的霉菌就是属灰绿曲霉群。该群中常见的曲霉有：阿姆斯特丹曲霉、赤曲霉、葡萄曲霉、薛氏曲霉等。

（2）棒曲霉群：菌丝呈茸毛状，淡蓝绿色，气生菌丝直立，顶端形状成长圆形或冰棒形的顶囊，内有分生孢子。棒曲霉对含淀粉类的药材破坏性较大，如薏苡仁、花粉、芡实等。对含蛋白质较高的动物类药材也有一定危害。

（3）黑曲霉群：黑曲霉群属近高温、近高湿性霉菌。生长适温35～37℃，最高可达到50℃，孢子萌发的相对湿度为80%～88%。黑曲霉群可产生多种酶类，菌丝呈絮状或绒毛状，黑色、黑褐色或紫褐色，表面粗糙。该群最常见的菌种是黑曲霉。另外，还有白曲霉、杂色曲霉、烟曲霉、局限曲霉、黄曲霉等，也使药材变色、变味、泛油、变质等。

2. 青霉

青霉在自然界分布很广，通常在柑橘及其他水果上，冷藏的干酪及被它们的孢子污染的其他食物上均可找到，其分生孢子在土壤内、空气中及腐烂的物质上到处存在。青霉营养来源极为广泛，是一类杂食性真菌，可生长在任何含有机物的基质上，常见危害药材等商品的青霉菌种类有灰绿青霉、黄绿青霉、牵连青霉、白边青霉和绳状青霉等，一般常和曲霉生长在一起。这些青霉有的还会产生毒素，使药材生霉后具毒性。

3. 毛霉

毛霉在土壤、粪便及空气等环境中存在，对含蛋白质高的药材有较强的分解能力。在高温、高湿度以及通风不良的条件下生长良好，主要是危害受潮的中药材，常见危害药材的毛霉种类有高大毛霉、总状毛霉等。

4. 根霉

根霉菌丝无隔、多核、分枝状，有匍匐菌丝和假根，借此可在基物表面广泛蔓延，不产生定形菌落。在假根的上方长出一至数根孢囊梗，顶端长球形孢子囊。广泛分布于植物残体、腐败有机物、动物粪便和土壤中。有些根霉会引起原料药材霉烂。

5. 木霉

木霉也属于霉菌的一个属，广布于自然界中。木霉是木材、中药材、皮革及其他纤维性物品的腐烂菌，木霉的菌株能分解纤维素和木质素等复杂的有机物，所以对木质结构的茎木类药材有一定的危害。

二、霉菌对中药商品的危害性

微生物在自然界成为生物的一个大类而存在，它对中药的质变作用远远不只霉、腐两点，范围也不仅限于霉腐微生物。霉腐微生物对药材有机物的分解和进行的营养代谢活动，使中药材中的有效成分降低，甚至腐烂失效；经霉腐微生物危害的药材，即使经加工处理以后再作药用，也会使药材的气味变淡，色泽转暗，品质降低；霉腐微生物在对药材表层物质进行分解和消耗的同时破坏了药材的组织构造，使内部所含糖质和油分容易溢出，进而造成药材的泛油变质；霉腐微生物在药材上的腐败和分泌物，同样会造成对药材的污染，成为不洁成分，影响中成药生产的质量；从经济方面看，中药的霉变会增加中药的损耗，增大加工费用，甚至可造成较大的经济损失。

因此，我们应当提高对药材霉腐质变的认识，进而采取有效的防治措施，防止中药的霉腐质变。

模块2 入库验收检查方法

一、严格中药入库验收

中药入库时应严格进行验收工作，除了进行一般的检验外，还应着重检验其水分大小，色泽气味变化等。入库检验时应注意：辨别是新货还是陈货，对新货更应注意检验其水分含量是否合格；检验包装容器有无水渍和发霉现象，同时也要注意有无异常气味等；一定要检验含水量是否符合规定；发现有发霉变质的中药，应单独堆放，并及时采取相应措施。水分过大的需进行干燥。包装不适合的要整修或改换包装。

二、加强在库检验

中药在贮藏过程中，也会因受潮及温度等的影响发生霉变，因此，必须经常进行在库检验工作。根据易发霉中药的性质及具体品种的水分含量，存储时间，存储条件等情况进行检查。检查库内温度、湿度是否符合储存要求。对大垛中药应抽样检查，重点中药必须拆包或开箱检查。根据具体情况，还应作定期或不定期检查，平均每月可检查一次，梅雨季节应缩短检查周期。

模块3 分类检查方法

一、根及根茎类中药的检查

根及根茎类中药的发霉，常有一定的部位，应根据具体品种采取相应的检查方法进行检验。如怀牛膝、木香远志、甘草等在头尾或折断处发霉。当归、独活等头部粗大，不易干燥，而尾须部易吸潮返软，故发霉现象常在头、尾部产生。山药等药材都含有淀粉，易吸潮而发霉。检验黄精时要注意，炙黄精比生黄精吸潮率高，更容易发霉。而质脆干枯，易折易裂则表明已变质。

二、果实和种子类中药的检查

不带外壳或外壳破碎的果实、种子类中药如巴豆、柏子仁、火麻仁等容易霉变。外壳完整而种仁未干透的果实、种子类中药也易霉变。

对带壳的果实、种子类中药中的女贞子、栀子等，检验时可将手伸入货包中心，试其有无发热现象。观察种仁有无发霉现象，可用指甲试掐几下，脆而易裂的，说明是干货。如种仁质轻而已皱缩，呈灰黑色，捣之即成粉，则表明已霉变。

除了从外观上检验外，应可用口尝、鼻嗅等方法进行检验。但要注意有毒的药材如马钱子不能口尝，以免中毒。

三、花类药材的检查

花类药材极易受潮发霉，特别是靠近包装四周或盖缝不严密处更易受潮发霉，检验时应加以注意。

以数十朵捆扎成小把进行包装的花类药材，在把的中心及花的基部往往最易霉变。检验时应把小把拆开，观察捆扎处的花瓣和花的基部有无白色或黑色斑点，如有斑点则表明药材已发霉。

四、全草及叶类药材的检查

这类药材一般都是零星收集，打捆成件的。因此干湿程度不一。应重点检验干燥程度。

捆扎成件的药材，有时外表四周干燥，而内部却是潮软的。所以这类药材检验时应将原件打开进行检查。由于叶容易干燥，茎却不易干燥。可将茎枝折断看其纤维有无韧性和听其发出的响声。韧性较强的药材折时声哑，有纤维相连的则为潮软不干燥的药材。

由于全草及叶类药材霉变后很难处理，因而造成的经济损失更大，所以更应注意及时检查，并做好养护工作。

五、茎、皮、藤木类药材的检查

茎、皮、藤木类药材的霉变主要是由于药材未干透或贮运期间受潮引起的。其中首乌藤、桑白皮、椿白皮等最易发霉。

首乌藤霉斑多在茎枝外表落叶的痕点处，开始为白色棉毛状，很快变为黑色。霉变后茎枝变脆。

六、动物类药材的检查

动物类药材指动物的身体或身体的某一部分，如皮、肉、骨、内脏等。多由加工不净或干燥不透而引起霉变。

霉变的动物药材表面可见白色或绿色的霉迹，严重时会发展到药材内部，可剖开检查。

模块4　防止药材霉变的方法

防止中药霉变最积极有效的措施就是创造一个有利于中药保管的温、湿度环境。因此要求库房应具备通风、密闭、降温、防潮、隔热等设备。以保证库内温度控制在30℃以下，湿度在70%以下。常用的方法有以下几种。

一、干燥防霉法

药材干燥是中药防霉最需要重视的问题，因此，一方面在采集地采集后要进行干燥，使含水量达到规定的标准。另一方面中药入库验收时，如果发现中药含水量超过安全限度，应进行加工整理和干燥处理以降低含水量，以免中药在贮藏过程中发霉变质。中药常用的干燥方法有曝晒、高温烘干、石灰干燥、木炭干燥、翻垛通风、密封吸湿等。

1. 曝晒

利用日光的照射，对受潮的药材进行摊晒。日晒可除去药材中过多的水分，同时也可利用紫外线杀死霉菌。不易变色、不挥发或不碎裂的药材，都可以采用日晒法进行防虫和防霉。摊晒药材要勤翻动，合理掌握时间和干燥程度，防止过分干燥造成药材碎裂。对直晒后易变色的药材，应置阴处晾干，或在摊晒时，用纸遮盖药材。

2. 高温烘干

利用加热设备，对药材进行干燥处理。含水量过高而又不能曝晒的药材，或者因阴雨连绵，无法利用日光曝晒时，可以进行烘烤，以除去水分和杀虫除霉。烘烤时的温度、时间和方法，可根据药材的性质而定，烘烤时要勤翻动，使药材受热均匀，防止焦、枯和变色。

3. 石灰、木炭干燥

为了保持药材贮藏环境的干燥，还可以采用吸潮剂来吸收空气中的水分或药材的潮分。常用的吸潮剂有石灰块、干木炭或无水氯化钙等，使用时不要与药材接触，要定期更换。

4. 翻垛通风

翻垛就是将垛里面的药材翻到垛外面，或堆成通风垛，使水分及热量散发。通风时应打开窗户或通风洞，并在晴天或温度较低的上午或傍晚进行。

5. 密封吸湿

利用严密的库房或包装，使药材与外界空气隔离，尽量减少湿气或仓储害虫、霉菌侵入药材的机会，保持药材质量优良。但在密封前，应将药材充分干燥，不应超过安全水分，同时应没有虫霉现象；对含糖、易潮的药材，要在示潮时，提前进行密封。若药材欠干、有虫蛀、已潮，就不能采用本法，否则，不但得不到应有的效果，甚至会造成霉烂变质。对贵重的药材，最好采取无菌真空密封法。密封的同时也可利用石灰、氯化钙、硅胶等吸湿剂吸潮，以增强防霉的效果。

二、冷藏防霉法

采用低温环境（0~10℃）下贮藏药材。温度在5℃左右时药材即不易生虫、发霉、变色和走油，因此可采用冷库干燥冷藏。此法适用于少数贵重药材或极难保存的药材，如麝香、人参、燕窝等贵重药材。冷藏时药材的包装一定要密封，最好用内衬牛皮纸或沥青纸的干燥木箱放药材，并用猪血密封箱缝，以防潮气的侵入。冷藏时的温度一般为5℃左右。不能低于0℃，以免因受冻而降低药材的质量。

要注意药材从冷库或冰箱中取出后，应将药材放到温度回升至室温时，再开箱取药，以免药材因骤热而造成表面结露的现象，使药材更易霉变。

三、蒸治防霉法

五味子、白果等果实种子类药材，可采用热蒸的方法防止药材霉变。如五味子先用手搓散或加醋拌匀使其润软后，放入蒸笼内至热气透顶时倒出晾干后再进行贮藏。而白果则要蒸至半熟，因蒸的太久白果会裂口，不易保管贮藏。

四、药物防霉法

药物防霉就是利用无机物或有机药物抑制霉菌的生长、繁殖、用于抑制霉菌生长、繁殖的无机物或有机药物称为防霉剂。用于药材防霉的防霉剂要对人体无害，也不能破坏中药的有效成分，而且要毒性小、效力高、价格低廉、防霉效果持久。常用的防霉剂有硫磺、尼泊金、氨水、醋酸钠、对硝基酚等。也可采用熏蒸或用水、稀乙醇稀释后喷洒的方法防治中药霉变。

货垛下垫的高度要达到35cm以上，若库内地面潮湿应加至40cm以上，并加强通风或用生石灰、炉灰、木炭等吸潮。货垛垫高后，垫木上应铺上木板、芦席、油毡等隔潮。货垛不能堆得过高，一般不超过4m。易霉变中药的货垛要有明显的标志，以便在气温过高，湿度过大时进行调节。在露天堆放的药材要特别注意防潮，货场要选择地势较高、干燥通风、排水良好的地方，做好下垫隔潮措施，高度应不低于50cm，垛上要苫盖好，四周要盖严，防止风吹、日晒和雨淋。

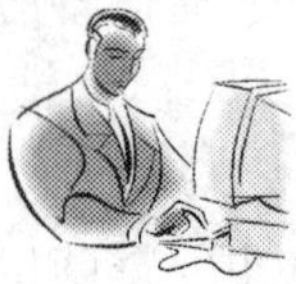

扩展知识

黄曲霉毒素

1993年黄曲霉毒素被世界卫生组织的癌症研究机构划定为1类致癌物，是一种毒性极强的剧毒物质. 黄曲霉毒素的危害性在于对人及动物肝脏组织有破坏作用，严重时，可导致肝癌甚至死亡. 在天然污染的食品中以黄曲霉毒素 B_1 最为多见，其毒性和致癌性也最强。

上世纪60年代，在英国发生的十万只火鸡突发性死亡事件被确认与从巴西进口的花生饼有关. 进一步的调研证明，这些花生饼被一种来自真菌的有毒物质污染，这些研究工作最终使人们发现了黄曲霉（*Aspergillus flavus*）产生的有毒代谢物质，黄曲霉毒素（Aflatoxins）。是黄曲霉和寄生曲霉的代谢产物，特曲霉也能产生黄曲霉毒素，但产量较少。产生的黄曲霉毒素主要有B1，B2，G1，G2以及另外两种代谢产物M1，M2。黄曲霉毒素存在于土壤，动植物，各种坚果，特别是花生和核桃中。在大豆，稻谷，玉米，通心粉，调味品，牛奶，奶制品，食用油，中药材等制品中也经常发现黄曲霉毒素。

人类健康受黄曲霉毒素的危害主要是由于人们食用被黄曲霉毒素污染的食物，药物等。对于这一污染的预防是非常困难的，其原因是由于真菌在食物或食品原料中的存在是很普遍的。在发展中国家，食用被黄曲霉毒素污染的食物与癌症的发病率呈正相关性。亚洲和非洲的疾病研究机构的研究工作表明，食物中黄曲霉毒素与肝细胞癌变（liver cell cancer，LCC）呈正相关性。长时间食用含低浓度黄曲霉毒素的食物被认为是导致肝癌，胃癌，肠癌等疾病的主要原因。

操作与练习

一、复习思考题

1. 中药霉变的防治方法有哪些?
2. 常见污染中药的霉菌种类有哪些?

二、实践练习题

1. 如何进行中药的入库验收?
2. 如何进行中药分类检查?

（杨德花　穆　童）

项目10　细菌生化检验技术

学习目标

1. 细菌生化检验技术在医药学方面的应用。
2. 细菌生化检验的方法、类型。

工作任务

1. 按生化检验技术要求制备不同的培养基。
2. 通过细菌生化检验方法鉴别细菌。

通过生化检验检测微生物不同的代谢产物，借以区别和鉴定微生物种类，这在药品的卫生学检查中是极其重要的。

模块1　必备知识——细菌的生化检验

一、概述

微生物的细胞组成、生长所需营养物质大致相同，但利用营养物质的方式却有很大的差异。这是因为不同微生物所含的酶系统不同，对相同营养物质的分解、代谢途径也就不一样。有些菌株还能利用一些特殊的物质作为碳源或氮源。正是由于这些差异，所以生化反应的现象不同，可用此对微生物进行鉴别。这种鉴别对药物的卫生学检查和临床上对致病菌的鉴定都是必不可少的。

二、类型

细菌生化反应主要是利用生化检验方法检测细菌对糖、蛋白质的代谢产物，根据代谢产物的不同常用来鉴别细菌。如大肠埃希菌和产气杆菌两者大小，形态相似，均为革兰阳性菌，难以用形态学方法区别，如果用生化试验检测则有显著不同，常见的细菌生化检测试验有糖代谢试验，氨基酸和蛋白质试验，碳源和氮源利用试验以及酶试验等。

1. 糖代谢试验

细菌对各种糖的分解能力及代谢产物不同，可借以鉴别细菌。一般非致病菌能发酵多种单糖，如大肠埃希菌能分解葡萄糖和乳糖，产生甲酸等产物。

2. 氨基酸和蛋白质试验

不同的细菌含有不同的氨基酸酶或蛋白酶，能分解不同氨基酸或蛋白质，可利用这一特性鉴别细菌。

3. 碳源和氮源利用试验

某些细菌不能利用含某一碳化合物或氮化合物作为唯一碳源或氮源的培养基用此方法可区别细菌。

4. 酶试验

可用细菌所分泌的酶类进行细菌鉴别。

模块2 常用的生化试验方法

一、糖代谢试验

1. 糖发酵试验（图10－1）

不同种类细菌含有可发酵不同糖类的酶，因而对各种糖类的代谢能力也有所不同，即使能分解某种糖类，其代谢产物也因菌种而异。检查细菌对培养基中所含糖降解后产酸或产酸产气的能力，可用以鉴定细菌种类。沙门菌可发酵葡萄糖，但不能发酵乳糖，大肠埃希菌则可发酵葡萄糖和乳糖。即便是两种细菌都可发酵同一种糖类，其发酵结果也不尽相同，如志贺菌和大肠埃希菌均可发酵葡萄糖，但前者仅产酸，而后者则产酸、产气，故可利用此试验鉴别细菌。

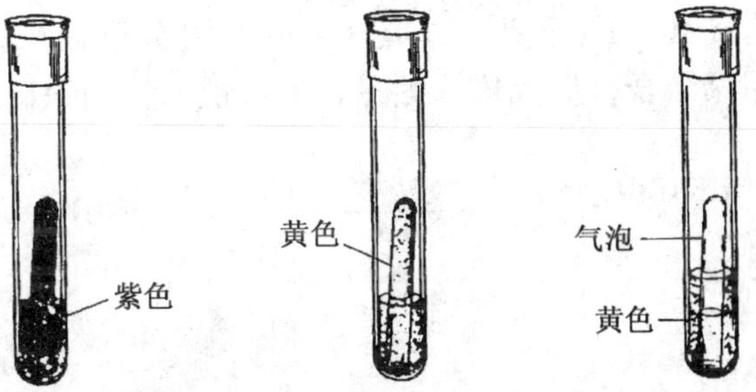

(a) 培养前　(b) 培养后产酸不产气　(c) 培养后产酸产气

图10－1　糖发酵试验

在基础培养基中加入0.5%～1.0%的特定糖类。将待鉴定的纯培养细菌接种于试验培养基中，置35℃恒温箱中培养数小时到两周后，观察结果。能分解糖产酸的细菌，培养基中的指示剂呈酸性反应（如粉红变为黄色），产气的细菌可在小倒管（Durham小管）中产生气泡，固体培养基则产生裂隙。不分解糖的则无变化。

2. V－P试验

测定细菌产生乙酰甲基甲醇的能力。某些细菌如产气肠杆菌，分解葡萄糖产生丙酮酸，丙酮酸进一步脱羧形成乙酰甲基甲醇。在碱性条件下，乙酰甲基甲醇被氧化成二乙酰，进而与培养基中的精氨酸等含胍基的物质结合形成红色化合物。即 V－P 试验阳性。

$$CH_3COCHOHCH_3 \xrightarrow[+KOH]{-2H} CH_3COCOCH_3$$

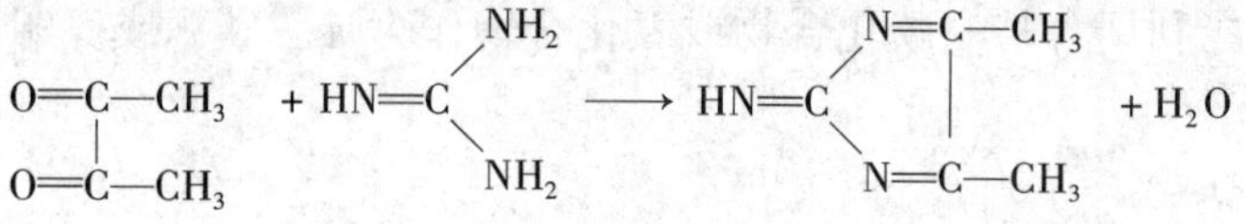

二乙酰　　胍基　　红色化合物

将待检菌接种于葡萄糖磷酸盐蛋白胨水中，35℃培养 24～48h，加入 6% α－萘酚 0.6ml，轻轻振摇试管，然后加 0.2ml 400g/L KOH，轻轻振摇试管 30s 至 1min，然后静置观察，红色者为阳性，黄色或类似铜色为阴性。

3. 甲基红（MR）试验

某些细菌在糖代谢过程中，分解葡萄糖产生丙酮酸，丙酮酸进一步被分解为甲酸、乙酸和琥珀酸等，使培养基 pH 下降至 4.5 以下，此时加入甲基红指示剂呈红色。如细菌分解葡萄糖产酸量少，或产生的酸进一步转化为其他物质（如醇、醛、酮、气体和水），培养基 pH 在 5.4 以上，加入甲基红指示剂呈橘黄色。常用于肠杆菌科内某些种属的鉴别，如大肠埃希菌和产气肠杆菌，前者为阳性，后者为阴性。肠杆菌属为阴性，而沙门菌属、志贺菌属、枸橼酸杆菌属和变形杆菌属等为阳性。

二、氨基酸和蛋白质试验

1. 吲哚试验

含有色氨酸酶的细菌（如大肠杆菌、变形杆菌等）可分解色氨酸生成吲哚，若加入二甲基氨基苯甲醛，与吲哚结合，形成玫瑰吲哚，呈红色，称吲哚试验阳性。

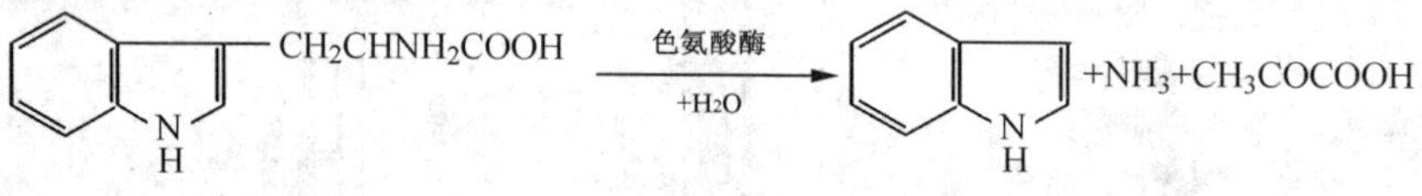

色氨酸　　吲哚

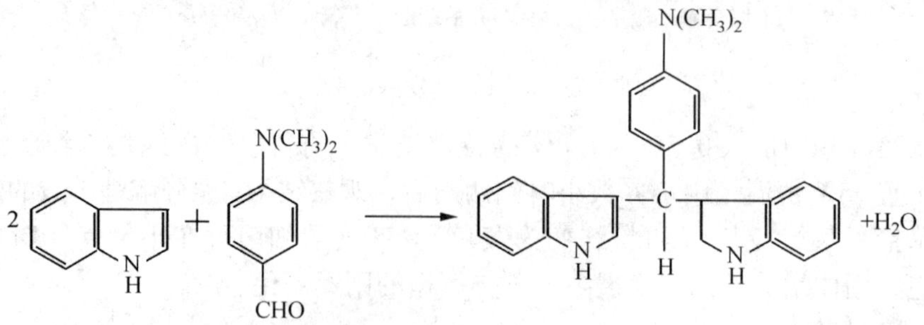

吲哚　　对二甲基苯甲醛　　玫瑰吲哚

取菌接种于蛋白胨水培养基中，37℃培养2～3d；于培养基中加入戊二醇或二甲苯2～3ml，摇匀，静置片刻后，沿试管壁加入靛基质试剂（配法：对二甲基氨基苯甲醛1.0g，95%酒精95ml溶解后，再滴加浓盐酸），若能形成玫瑰靛基质而显红色，则为阳性反应，不变色为阴性反应。

2. 硫化氢试验

变形杆菌、乙型副伤寒杆菌等能分解含硫氨基酸如胱氨酸、甲硫氨酸等，生成硫化氢。在有醋酸铅或硫酸亚铁存在时，则生成黑色硫化铅或硫化亚铁，可用以鉴别细菌。

$$SHCH_2CHNH_2COOH \xrightarrow[+H_2O]{\text{半胱氨酸脱硫酶}} CH_3COCOOH + NH_3 + H_2S$$

$$H_2S + Pb(CH_3COO)_2 \longrightarrow 2CH_3COOH + PbS\downarrow$$

$$H_2S + FeSO_4 \longrightarrow H_2SO_4 + FeS\downarrow$$

将醋酸铅培养基灭菌，待无菌培养基冷却到50℃时，以无菌操作加入醋酸铅溶液（需预先110℃高压灭菌15min）混匀后，分装试管，每管3ml。取培养基4支，两支穿刺接种大肠埃希菌，两支接种乙型副伤寒杆菌，做好标记，置37℃恒温培养24h；取出培养物，有黑褐色硫化铅者为阳性（+），反之为阴性（-）。

3. 明胶液化试验（图10-2）

明胶是一种动物蛋白。明胶培养基本身在低于20℃时凝固，高于25℃则自行液化。某些细菌能够产生蛋白酶，将明胶水解成小分子物质，因此培养后的培养基即使在低于20℃的温度下，明胶也不再凝固，而由原来的固体状态变为液体状态。

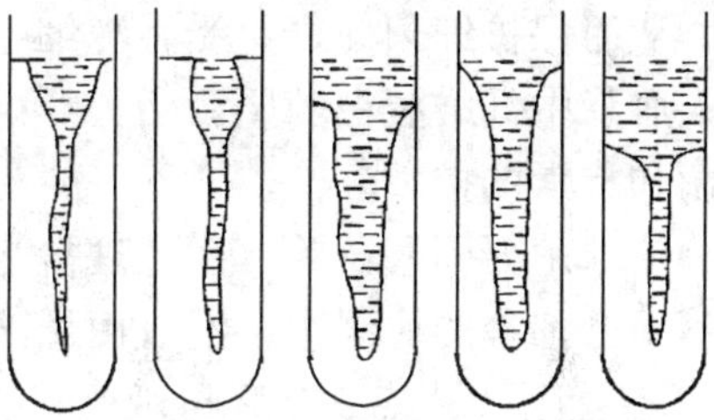

图10-2 明胶穿刺液化的形态

挑取18～24h待试菌培养物，以较大量穿刺接种于明胶高层约2/3深度或点种于平板培养基。于20～22℃培养7～14d。若因培养温度高而使明胶本身液化时应不加摇动、静置冰箱中待其凝固后、再观察其是否被细菌液化，如确被液化，即为试验阳性。平板试验结果的观察是在培养基平板点种的菌落上滴加试剂，若为阳性，10～20min后，菌落周围应出现清晰带环，否则为阴性。

三、碳源和氮源利用试验

1. 枸橼酸盐利用试验

此试验是用来鉴别大肠埃希菌和产气杆菌的。在以枸橼酸钠为唯一碳源的培养基上，产气杆菌能利用其作为碳源和能源，并在此培养基上生长。产气杆菌分解枸橼酸钠产生CO_2，再转变成碳酸盐，从而使培养基由中性变为碱性。在培养基中加入指示剂溴麝香草酚蓝（遇酸变黄，遇碱变蓝），若培养基变为深蓝色，即为枸橼酸盐利用试验阳性。大肠埃希菌不能以枸橼酸盐作碳源，所以在此培养基中不能生长。

取斜面枸橼酸盐培养基三支，一支接种大肠埃希菌，一支接种产气杆菌，一支作空白对照，做好标记，置37℃恒温培养48h，如培养基颜色由淡绿色变为深蓝色是为阳性

(+)，反之则为阴性(-)。

细菌的生化反应是鉴别细菌的重要手段。其中吲哚试验(I)、甲基红试验(M)、V-P试验(Vi)和枸橼酸盐利用试验(C)，简称IMViC试验，常用于大肠埃希菌和产气杆菌的鉴别。典型大肠埃希菌的IMViC试验结果是"++--"，不典型的也可以是"+---"，而产气杆菌则是"--++"。

2. 酵母对氮素源的利用

蛋白质不能直接进入细胞，一切酵母对蛋白质都不能分解利用。对于较简单的含氮化合物，酵母虽可以利用，但也因种属差异而利用程度不一致。在有生长因子存在时，酵母能利用铵盐、尿素，但不能利用硝酸盐。

将无氮合成培养基(磷酸氢二钾0.1%、硫酸镁0.07%、豆芽汁0.5%、葡萄糖2%、琼脂2%)分装在4支试管中，每管5ml；一支加硫酸铵，一支加硝酸钾，一支加尿素，一支含无氮合成培养基作对照。接种酿酒酵母于上述试管中，25℃恒温培养7d；培养2~5d后，若各管生长情况与空白对照管一样，说明酵母菌不能利用相应的氮源。

四、酶类试验

致病菌在代谢过程中能合成一些特殊的酶类。酶本身没有毒性，但它有助于细菌在宿主体内侵袭扩散。如金黄色葡萄球菌能够分泌血浆凝固酶，该酶使凝固的血浆附着在菌体表面，从而保护细菌使之免受吞噬细胞的吞噬。乙型溶血性链球菌能够产生链激酶，此酶可将人血浆中纤维蛋白酶原激活为纤维蛋白酶，使细菌周围的纤维蛋白屏障溶解，从而导致细菌和毒素的扩散。

葡萄球菌凝固酶试验　用生理盐水将血浆4倍稀释，取0.5ml放入试管。挑取5个待测菌落于已稀释的血浆中，混成菌悬液。置37℃水浴4h后取出观察结果。凝固者为阳性(+)，不凝固者，待24h后再观察，仍不凝固即为阴性(-)。同时做对照试验。在判断结果时，在见到明显的纤维蛋白凝胶块后方可判为阳性；若出现羊毛状或纤维状沉淀物，并非真正凝固，仍判为阴性。

溶血性试验　根据链球菌在血琼脂培养基上生长繁殖后，产生溶血与否及其溶血性质可将其分为：①甲型溶血性链球菌：在血琼脂平板上菌落周围有草绿色溶血环，称为甲型溶血或α溶血，故这类链球菌属于条件致病菌；②乙型溶血性链球菌：在血琼脂平板上菌落周围形成一个界限分明、完全透明的无色溶血环，称为乙型溶血或β溶血，故这类链球菌亦称为溶血性链球菌，属于强致病菌；③丙型链球菌：不产生溶血素，故称不溶血链球菌，几乎无致病性。

将待测试验菌接种于血琼脂平板上，然后再用接种针在已经接种过的平板上扎2~3处(使细菌被接种在琼脂层深处)，37℃培养24h。在接种针穿刺处红细胞完全溶解，形成无色透明区的为β溶血；红细胞部分溶解或不溶解而呈草绿色环的为α溶血；不溶解无溶血环的为丙型链球菌。

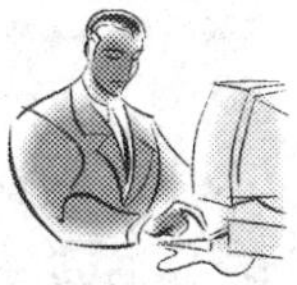

扩展知识

破伤风杆菌为梭状芽孢杆菌属细菌，广泛分布于土壤及人、畜的粪便中。本菌的芽孢对热抵抗力很强，湿热100℃、1h能存活，干热150℃、1h时仍能存活，在尘埃和土壤中可存活十多年。以根茎类植物为原料的药品常可受到本菌的污染，并可经伤口感染，如在外用药中存在，在厌氧环境下，易发芽繁殖而引起破伤风，外用药品特别是用于深部组织的药品污染破伤风杆菌，可致破伤风病，死亡率很高。因此，对于某些用于阴道、创伤、溃疡的药品，必须控制破伤风杆菌。

菌检程序

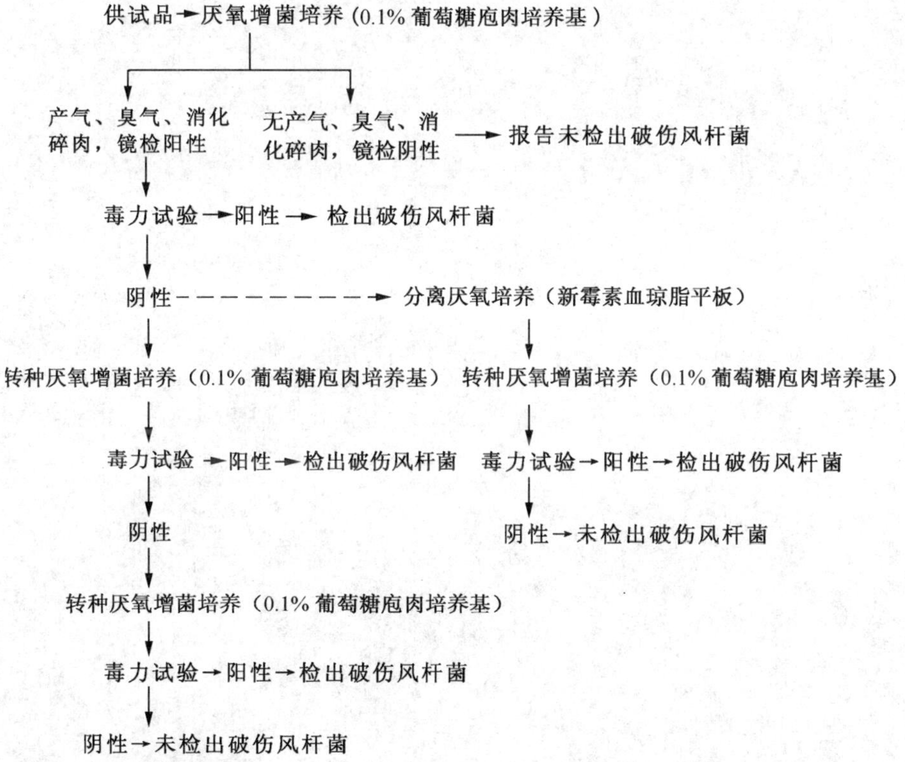

操作与练习

一、复习思考题

1. 鉴别大肠埃希菌的试验有哪些?
2. 做细菌的生化检验，也需做对照试验吗? 为什么?

二、实践练习题

如何进行 IMViC 试验?

（吴　萍）

项目 11 抗生素效价的测定技术

学习目标

1. 抗生素效价测定方法。
2. 发酵的概念、类型、工艺。
3. 常见的医用发酵产品。

工作任务

1. 正确配制供试品和标准品溶液。
2. 用二剂量法测定抗生素的效价。

模块 1 必备知识——抗生素效价

测定抗生素效价是控制抗生素质量检查的重要环节。抗生素效价的微生物学测定法指的是利用抗生素抑制或杀死细菌或真菌的程度作为客观指标来衡量抗生素有效成分的效力的一种方法。包括稀释法、比浊法和琼脂扩散法三大类。

稀释法现已不再用来测定效价，而用来测定抗生素的最低抑菌浓度和最低杀菌浓度。管碟法是琼脂扩散法中最常用的一种方法，在管碟法中分为一剂量法、二剂量法和三剂量法。

比浊法是将供试品与标准品的系列浓度加入接有试验菌的液体培养基中，经一定温度和时间培养后，由于抗生素的浓度不同，试验菌受到不同程度的抑制，因此产生不同程度的浑浊，浊度越高，光吸收越好，用分光光度计测其吸光度，采用二剂量或三剂量法便可计算出供试品的效价。《中国药典》2005 年版开始收载此法。

我们主要学习二剂量法。该法是利用抗生素在琼脂培养基中的扩散、渗透作用，将已知效价的标准品与未知效价的待检品均做同样倍数的稀释，取高、低两种浓度的抗生素稀释液，在相同条件下加在含有高度敏感菌的平板表面的牛津杯内，经培养后，在抗生素扩散的有效范围内出现透明的抑菌圈。通过比较标准品和待检品的抑菌圈大小，将所得数据代入效价计算公式，就可计算出待检品的效价。

用微生物学方法所测定的抗生素效价可以反映该抗生素的抗菌活性，符合临床应用的实际情况，而且灵敏度很高，不需特殊设备，故一般实验室及生产上多采用此法。但这种方法所需培养时间较长，操作步骤较多，重复性差。尽管如此，由于它独特的优点而被世界公认，成为国际通用的方法被列入各国药典。

模块 2 发酵技术要点

一、发酵的概念

发酵最初来自拉丁语“发泡”一词，是指果汁或麦芽谷物受酵母菌作用产生 CO_2 的现象。巴斯德研究酒精发酵之后提出发酵是酵母菌在无氧状态下呼吸产生能量的过程，产生的能量可供酵母菌生存. 并在产能的过程中得到产物即酒精和 CO_2。

在生物化学或生理学上发酵是指微生物在无氧条件下，分解各种有机物质产生能量的一种方式，或者更严格地说，发酵是以有机物作为电子受体的氧化还原产能反应。如葡萄糖在无氧条件下被微生物利用产生酒精并放出 CO_2。同时获得能量，丙酮酸被还原为乳酸而获得能量，等等。

工业上所称的发酵是泛指利用生物细胞制造某些产品或净化环境的过程，它包括厌氧培养的生产过程，如酒精、丙酮、丁醇、乳酸等，以及通气（有氧）培养的生产过程，如抗生素、氨基酸、酶制剂等的生产。产品即有细胞代谢产物，也包括菌体细胞、酶等。

二、发酵的类型

发酵可根据不同的划分标准分为不同的类型。

(1) 按发酵原料分为：糖类物质发酵、石油发酵及废水发酵等。

(2) 按发酵产物分为：氨基酸发酵、有机酸发酵、抗生素发酵、酒精发酵、维生素发酵等。

(3) 按发酵形式分为：固态发酵和液体发酵。

(4) 按发酵过程中对氧的不同需求分为：厌氧发酵和需氧发酵。

(5) 按工艺不同分为：浅层发酵和深层发酵两类。

三、发酵的一般工艺

典型的发酵过程可以划分成六个基本组成部分：

(1) 繁殖种子和发酵生产所用的培养基组分设定。

(2) 培养基、发酵罐及其附属设备的灭菌。

(3) 培养出有活性、适量的纯种，接入生产的容器中。

(4) 微生物在最适合于产物生长的条件下，在发酵罐中生长。

(5) 产物萃取和精制。

(6) 过程中排出的废弃物的处理。

六个部分之间的关系如图 11 - 1 所示。

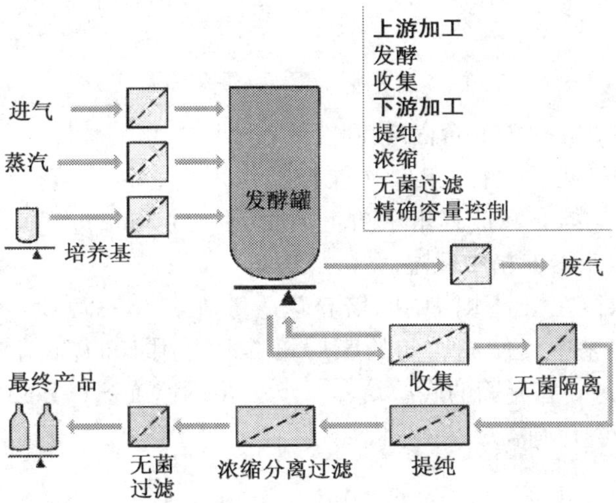

图 11－1　发酵过程示意图

四、常见的发酵医药产品

常见的医药发酵产品主要有抗生素，维生素，核苷酸，激素等。除少数抗生素化学合成外，大部分抗生素都是用微生物发酵生产的，抗生素不仅能治疗微生物感染人、畜、植物的疾病，而且还能抗肿瘤，他们对人类医疗保健事业的贡献无与伦比。酶抑制剂、免疫调节剂、受体拮抗剂、抗氧化剂、类激素、生物表面活性剂和抗辐射药物等，也是在微生物生命活动过程中产生的，在医药方面也有很重要的价值。维生素，核苷酸，激素等发酵产品其生产工艺有厌氧发酵，也有好氧发酵，主要过程与深层液体发酵相似。

模块3　抗生素效价的测定技术

一、材料

枯草芽孢杆菌悬液、灭菌营养肉汤培养基、灭菌营养琼脂培养基、硫酸链霉素标准品、硫酸链霉素待检品，牛津杯（不锈钢小管，要求符合规定）、灭菌培养皿若干、无菌刻度吸管、镊子、陶瓦圆盖若干、游标卡尺、灭菌容量瓶、灭菌 pH7.8 磷酸缓冲溶液、万分之一天平、干燥箱（0～300℃）、恒温水浴箱、显微镜、超净工作台、酒精灯、水平仪等。

二、方法

1. 检验用溶液的制备

从冰箱中取出链霉素标准品和供试品，与室温平衡后，用天平以减量法精密称取不少于20mg、一般为50mg（不得反复称取），加入稀释液制成浓度一般为1000U/ml 的浓溶液。链霉素的有效抗生素浓度范围是0.6～1.6U/ml。将1000U/ml 的浓溶液，用缓冲液稀释成滴碟所用高、低两浓度（0.7U/ml，1.4U/ml）。标准品和供试品高、低浓度的剂量比一般为2:1。

2. 制备双碟

在超净台上操作。放双碟的台面应用水平仪调水平。

（1）底层　将经高压灭菌的双碟平铺排在水平台上，无菌操作倒入灭菌培养基约20ml，使在碟底内均匀摊布，放置水平台上使凝固（约30min），待凝固后更换干燥的陶瓦圆盖，置于35～37℃培养箱中保温。

（2）菌层　另取留在恒温水浴中的培养基适量放至48～50℃，用灭菌吸管吸取规定的菌悬液加入此培养基中，使成均匀的菌层培养基。用10ml灭菌大口吸管，分别吸取5ml菌层培养基注入每一已凝固的底层培养基上，并迅速旋摇，务必使其均匀摊布。将双碟置水平台上，盖好陶瓦圆盖，待凝固，备用。

3. 放置钢管

菌层凝固后，立即通过钢管放置器在每1双碟中以等距离均匀安置不锈钢小管4个，用陶瓦圆盖覆盖备用（图11－2）。

4. 滴碟、培养

取上述已制备好的双碟（每批供试品不少于4个，一般取4～10个），用毛细滴管分别取高浓度及低浓度的标准品溶液，滴加在每一双碟上对角的2个小钢管中，至钢管口平满。用同法在其余2个小钢管中分别滴装相应的高低两种浓度的供试品溶液。

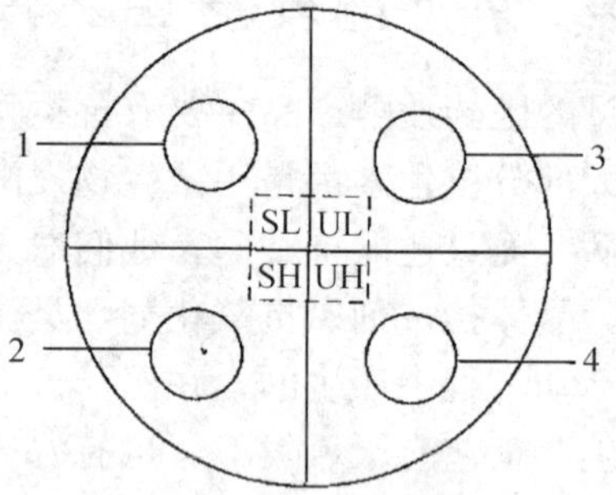

图11－2　管碟法

1. 标准品低剂量；2. 标准品高剂量；3. 检品低剂量；4. 检品高剂量

双碟中4个小钢管的滴加顺序为　SH→TH→SL→TL。

SH——标准品高浓度；

SL——标准品低浓度；

TH——供试品高浓度；

TL——供试品低浓度。

滴加完毕，用陶瓦盖覆盖双碟，将双碟水平地移至双碟托盘内，双碟叠放不可超过3个，水平移入培养箱中间位置，置35～37℃培养至所需时间。

5. 测量抑菌圈

将培养好的双碟取出，打开陶瓦盖，将钢管倒入消毒液中，换上玻璃盖，按批号排好。测量前，应检查：双碟应透明度好无破损和不透明现象；抑菌圈应圆满，无破圈或圈不完整现象，否则应弃去该双碟。

用游标卡尺或抑菌圈测量仪测量各个抑菌圈的面积（或直径），按照药典规定的生物检定统计法进行可靠性测验及效价计算。

计算公式为：

$$P = \log^{-1}\left[\frac{T_2 + T_1 - S_2 - S_1}{T_2 + S_2 - T_1 - S_1} \times I\right] \times 100\%$$

式中，P 为供试品效价相当于标示值或估计效价的百分数；

S_2 为标准品高浓度溶液所致抑菌圈直径（面积）的总和；

S_1 为标准品低浓度溶液所致抑菌圈直径（面积）的总和；

T_2 为供试品高浓度溶液所致抑菌圈直径（面积）的总和；

T_1 为供试品低浓度溶液所致抑菌圈直径（面积）的总和；

I 为高、低剂量之比的对数值，高、低剂量之比为2∶1时，$I=0.301$；高、低剂量之比为4∶1时，$I=0.602$。

$$PT = P \times AT$$

式中，PT 为供试品的效价，U/mg；AT 为供试品的估计效价，U/mg。

6. 记录

试验记录应包括抗生素的品种、剂型、规格、标示量、生产厂、批号、检验目的、检验依据、检验日期、温度、湿度，标准品与供试品的称量、稀释步骤与核对人，抑菌圈测量结果。抗生素效价测定也可用智能效价仪测定（图11-3）。

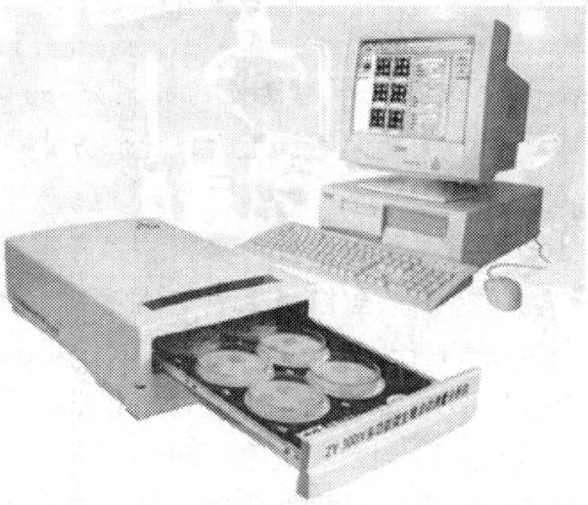

图11-3 智能效价测定仪

三、注意事项

（1）在进行管碟法测抗生素效价时，要选择适当的对所测抗生素敏感的细菌作为试验菌种。

（2）加小钢管时，不能用力过猛，以免穿破培养基。

（3）加不同浓度的药液时必须更换吸管，吸管不能混用。

（4）在配制抗生素标准品与待检品溶液时必须准确，高低剂量之比一般为2∶1或4∶1。

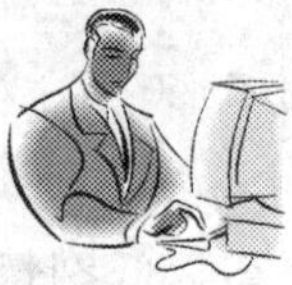

扩展知识

抗生素效价单位的表示方法

抗生素的效价单位根据其各自形成和发展的实际情况有不完全相同的含义。一般可分为4种表示方法。

1. 质量单位

以抗生素的生物活性部分（不包括酸根部分）的质量作为效价单位。1μg定为1U，1mg即为1000U。如硫酸链霉素、硫酸卡那霉素、硫酸新霉素、硫酸庆大霉素、盐酸土霉素、乳酸红霉素等大部分抗生素都用质量单位表示。

2. 类似质量单位

以纯粹抗生素盐类的质量（包括无生物活性的酸根部分）作为效价单位。1μg定为1U，1mg即为1000U。如四环素、氯霉素等抗生素以此种方式表示效价单位。

3. 质量折算单位

以特定的纯粹抗生素盐的某一质量作为效价单位。如青霉素指定0.5988μg为1U。最初是指定在50ml肉汤培养基内能够完全抑制金黄色葡萄球菌生长的青霉素的最小量为1U，后来制得纯品，这一最小量相当于青霉素G钠盐0.5988μg。据此指定则青霉素1μg为1.67U。又如硫酸黏菌素指定4.87×10^{-5}mg为1U，则1mg为20500U。

4. 特定单位

以特定的抗生素样品的某一质量作为效价单位，经国家有关机构认可而定。如特定的一批杆菌肽称重0.018mg为1U，即1mg=55U。

操作与练习

一、复习思考题

1. 什么是发酵？发酵类型有几种？
2. 什么是抗生素、抗生素效价，效价测定有几种方法？
3. 用管碟法测定抗生素效价的基本原理是什么？

二、实践练习题

设有一青霉素的待检品，估计其效价为1000U/ml左右，已知的青霉素标准品的效价为1000U/ml。试验时将青霉素标准品配成2.0U/ml和0.5U/ml两种浓度。待检品也按同样的方法进行配制（按同样的稀释倍数进行稀释），得到高剂量（估计浓度为2U/ml左右）和低剂量（估计浓度为0.5U/ml左右）两种稀释液。通过试验，最终获得的抑菌圈直径见下表。求待检品的相对效价和效价。

试验皿号	不同浓度的抑菌圈直径（mm）			
	UH	UL	SH	SL
1	24.0	18.5	23.0	18.5
2	24.0	18.0	24.5	18.0
3	24.5	18.0	24.5	18.0
4	24.1	18.0	24.0	18.0
平均值	24.1	18.1	24.0	18.1

（杨德花　吴　萍）

项目12　微生物实训室常用仪器使用技术

学习目标

1. 微生物实训室常用仪器设备的维护方法。
2. 微生物实训室常用仪器设备的使用方法。

工作任务

1. 对微生物实训室常用仪器设备进行日常保养与维护。
2. 正确使用微生物实验室常用仪器设备。

随着现代科技的发展，微生物实训室常用仪器也越来越来现代化，正确使用微生物实训室中各项仪器是药学专业技术人员的必备技术。因此必须掌握各种常用仪器的正确使用及维护方法。以便今后更规范地使用仪器，提高实验结果的准确性。

模块1　必备知识——常用仪器及注意事项

一、常用仪器

微生物实训室常用仪器设备品种繁多，我们主要学习下列设备：培养箱、电热恒温水浴箱、电热恒温干燥箱、电冰箱、高压蒸汽灭菌器、净化工作台、暗视野显微镜、荧光显微镜、显微摄影装置、普通离心机、电动匀浆仪、薄膜过滤装置、生物安全柜、微检过滤系统、RXH－系列百级净化热风循环烘箱等仪器。

二、注意事项

仪器的正确使用及维护会延长仪器的使用寿命。使用前首先要阅读该仪器的使用说明书（使用指南），熟悉各按钮操作，仪器拆箱后应对照装箱看配件（附件）是否齐全；如需要安装，参照装配图，旋紧各部位连接的紧固缧钉。调整好高度或距离；接通电源，打开定时器，（定时器也属电源开关），调速或调温都是从低到高或从小到大，严禁高速起动，仪器面板上都标有旋钮旋转方向，一般顺时转为升高，反则为下降；仪器在使用过程中，如发现异常响声或异常气味时，应立即切断电源，找专业修理人员维修或直接打电话与经销商联系，切勿自行拆卸；使用完后，应及时关闭电源，清理仪器外表面卫生，如要长期不用，可用原包装盒或箱保存；仪器不能超负荷或超长时间使用，工作负载和工作时间都是根据仪器的结构和特点而定的；不会操作或操作不当都会造成不安全隐患，甚至会造成人身伤亡。

模块2 常用仪器的使用

一、培养箱

1. 隔水式培养箱（图12-1）

隔水式培养箱为实验室常用的培养箱之一，其采用电热管加热水的方式加温。箱内各部温度恒定均匀。电热式培养箱的主要缺点是箱内上下层温度相差过大，温度指示计不能真实指示底层温度。

使用时应注意：

（1）隔水式培养箱在通电前，一定要先加水（通常用去离子水）。每使用一段时间应观察水位指示浮标，及时添加水。否则，会导致电热管烧坏。

（2）培养物放入培养箱时动作要迅速。以免箱内温度波动。培养箱内的物品不宜放置过挤。培养时，应将顶部风孔适当旋开，使箱内潮湿空气外溢。

（3）经常监测箱内温度，若温度不稳，多因温度控制器的接点失灵或黏住，应卸开侧室，拭擦接点。若温度仍不恒定，则请专人检修。

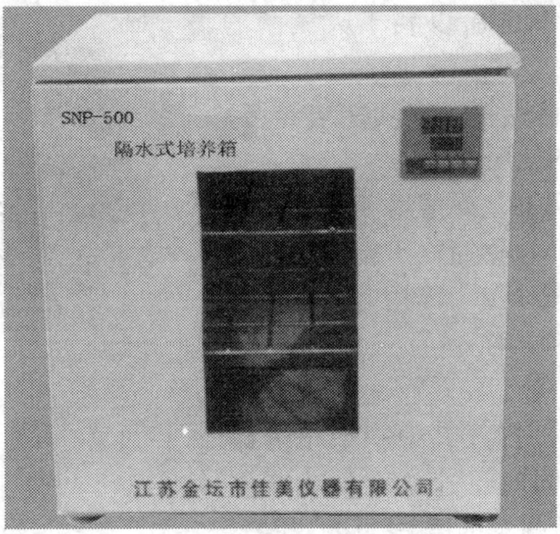

图12-1 隔水式培养箱

2. 真菌培养箱（图12-2）

真菌培养箱配有加热及制冷两组装置，温度控制范围一般为15~45℃。当室温高于所需温度时，制冷组启动，培养箱内温度降低；室温低于所需温度时，加热组工作，培养箱内温度升高。两组温控由温度控制仪自动调节。市售的生化培养箱、多功能培养箱均属此类。

现以 LRH - 250A 型生化培养箱说明使用时的注意事项：

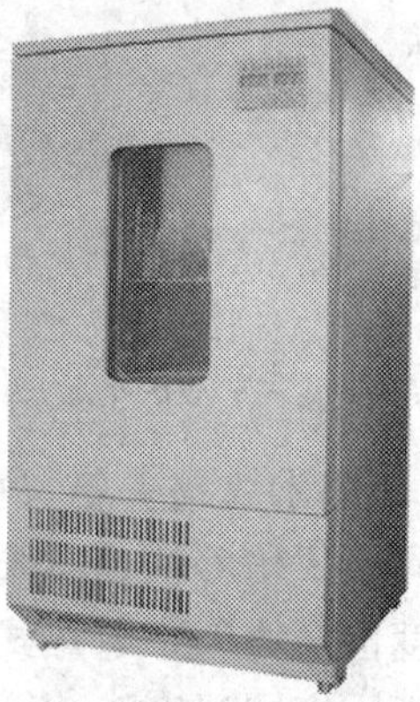

图 12 - 2 生化培养箱

(1) 接通电源后，先将温度显示开关拨至“开”位置，再将“整定”、“测量”共用开关拨至“整定”位置，然后旋转温度刻度盘，直到数显表显示所需温度值为止。然后再将共用开关拨至“测量”档，此时箱内温度便会随机启动，最终平衡达到所需温度值。

(2) 控温旋钮的两个指示灯分别表示加热、制冷两种工作状态，若开机一段时间，两灯均不亮，表示箱内温度达到平衡，若两灯同时亮（加热与制冷同时启动），否则表示机器故障，须及时检修。

(3) 从箱内放取培养器物时，动作要迅速（迅速开关培养箱门），小心勿碰撞探头，以免影响灵敏度。培养箱内的物品不宜放置过挤。

(4) 工作时，温控选择盘不能任意往返拨动，以免损坏压缩机。

(5) 在制冷机运转时，若出现异常声音、压缩机发烫和制冷时温度不降，应立即停机，检查原因，待修复后方可再启动。

3. 厌氧培养箱（图 12 - 3）

厌氧培养箱主要是利用密封、抽气、换气及化学除氧方法造成厌氧状态，以利于厌氧菌的繁殖。

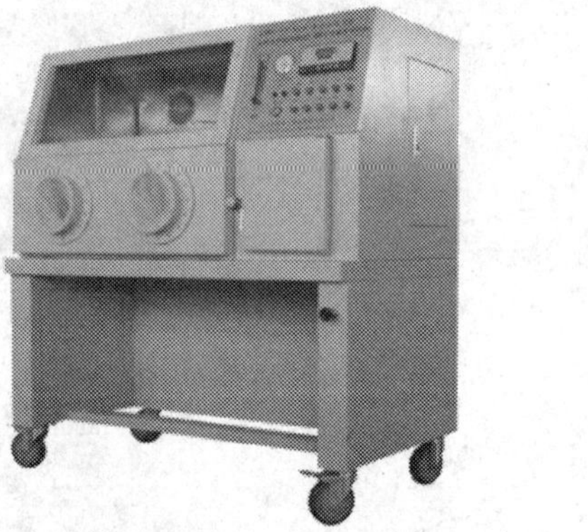

图 12 - 3 厌氧培养箱

现以 DY - 2 型厌氧培养箱（多功能培养箱）为例，简介厌氧培养箱的使用方法。

使用前详细阅读说明书，弄清培养箱结构及气体连接方法，使 N_2、CO_2 钢瓶立于箱体旁与箱体连接，H_2 钢瓶另置一安全处，需用时，以橡皮袋取出少量，与上述钢瓶配用。

使用时应注意六点：

(1) 作厌氧培养时，打开其中一个培养罐门，迅速放入培养物，同时迅速放入催化剂钯粒、干燥剂和亚甲蓝指示剂，迅速关罐门、扭紧。

(2) 打开该罐的电磁阀开关，同时打开真空泵开关，使抽气值达到真空度要求时关闭真空泵开关。

(3) 慢慢开启 N_2 钢瓶输气阀和减压阀，用 N_2 冲洗罐体和管道。当指针回“0”表明罐内已充满 N_2。关闭 N_2 气阀，再开启真空泵抽气，然后再用 N_2 充洗一次。

(4) 最后按 N_2 80%、H_2 10% 和 CO_2 10% 充气。待指针同时指向“0”位时关闭输气阀，再关减压阀、电磁阀等。指针必须完全回到“0”位为止，此时气体加足，否则出现负压，外界空气进入，破坏厌氧环境。

(5) 按所需温度调节温控选择盘。箱内温度达到指示温度时，指示灯亮。

(6) 在培养过程中，观察培养物时，只可打开培养箱外门通过玻璃观察，不要打开培养罐门，以免空气进入影响厌氧菌生长。

二、电热恒温水浴箱

电热恒温水浴箱（图12－4）是实验室的基本设备。

1. 使用方法

(1) 关闭放水阀门，在水浴箱内加入适量蒸馏水。加蒸馏水是为了防止水浴槽体（铝板或铜板）被侵蚀。

(2) 将电源插头接在插座上，插座的粗孔必须安装地线。

(3) 将调温旋钮沿顺时针方向旋转至所需温度位置。

(4) 打开电源开关，接通电源，红灯亮表示电炉丝通电开始加热。

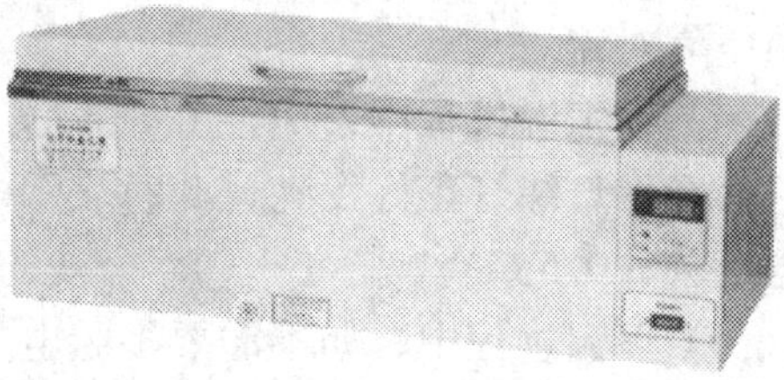

图12－4 电热恒温水浴箱

(5) 在恒温过程中，当温度计的指数上升到距离需要的温度约2℃时，沿逆时针方向旋转调温旋钮至红灯熄灭为止。此后，红灯就不断熄亮，表示恒温控制发生作用，这时再略微调节调温旋钮即可达到需要的恒定温度。

(6) 调温旋钮度盘的数字并不表示恒温水浴内的温度。随时记录调温旋钮在度盘上的位置与恒温水浴内温度计指示的温度的关系，在多次使用的基础上，可以比较迅速地调节，得到需要控制的温度。

(7) 使用完毕，关闭电源开关，拔下插头。

(8) 若较长时间不使用，应将调温旋钮退回“0”位，并打开放水阀门，放尽水浴槽内的存水。

2. 注意事项

(1) 在通电前，先往箱内加入足量的水，然后开启电源，指示灯亮，表明电热管已通电。待温度计所示温度稳定后，即可自动保持箱内水温恒定。箱内无水，切勿通电，以免烧坏电热管。

(2) 控制箱部分切勿受潮，以防漏电损坏。

(3) 使用时应随时注意水浴锅是否有漏电现象。

(4) 温度控制器一经调好，勿频繁转动。

(5) 水浴箱使用完毕，应弃水清洁。长期使用的水浴箱，箱内温水应经常更换，并须加入适量防腐剂。

三、电热恒温干燥箱

电热恒温干燥箱（图12－5）又称烘箱，是实验室干热灭菌的基本设备，适用于玻璃仪器和金属器具的烘干或灭菌。用于玻璃器皿的干燥，温度一般调至80℃即可。干热灭菌一般调至160℃保持2h。电热恒温干燥箱按其温度范围和容积大小有多种规格。目前市场上有许多智能型干燥箱，有些型号带有定时功能，在使用智能型干燥箱的使用时要仔细阅读说明书，按说明书设定参数。这里介绍非智能型电热恒温干燥箱的使用方法。

1. 使用方法

（1）检查温度计是否插入插座内，应插在放气调节器中部的小孔内。

（2）把电源插头插好，合上电闸（如果不是电闸单独控制，可不用合闸）。

（3）将电热丝分组开关的旋钮拨到①或②（视需要的温度而定），再将自动恒温控制旋钮沿顺时针方向旋转，指示灯红灯亮表示电热丝开始加热。此时也可开起鼓风机帮助箱内热空气对流。

（4）在恒温过程中，应注意观察温度计，待温度将要达到需要温度值（差2～3℃）时，使指示灯绿灯正好发亮，此时表示电热丝停止加热，箱内温度即能自动控制在所需要的温度（±0.5℃）。

（5）恒温过程中，如不需要多组电热丝同时加热时，应将电热丝分组开关的旋钮拨到①档。

（6）工作一定时间后需要将潮气排出，可打开放气调节器，也可打开鼓风机。

（7）使用完后，关闭鼓风机马达开关，将电热丝分组开关旋钮和自动恒温控制旋钮沿反时针方向旋回至“0”位。

（8）断开电闸（如果不是电闸单独控制，可不用断闸），将电源插头拔出插座。

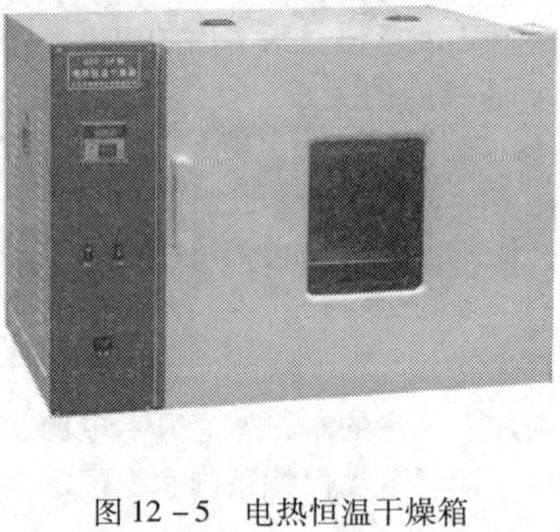

图12－5　电热恒温干燥箱

2. 注意事项

（1）由于电热恒温干燥箱功率大，故应配备足够容量的专用电源线及电闸开关。

（2）箱内的物品排列要疏松、有序，各层纵横均应留有一定空隙。

（3）严禁将易燃、易爆、易挥发的物品放入箱内。灭菌物品外包的棉塞及包装纸物均不得接触箱壁，以免燃烧。箱内底板上不得放置物品。箱内若不慎发生燃烧时，应立即断电，旋紧通气孔，切勿启开箱门。待温度下降后方可打开箱门。

（4）灭菌时，先关好箱门，打开顶部排气孔，开启电源开关，待箱内冷空气排出后，关闭排气孔。继续加热至160℃保持2h，即可达到灭菌的目的。

（5）关闭电源，打开排气孔，待箱内温度降至60℃左右，再打开箱门取物。

（6）在灭菌过程中，要经常注意观察温度变化。以免温度过低不能灭菌，或温度骤然升高出现意外事故。

（7）要经常检查电源线路及温度控制器，如果温度控制失灵，拭擦控制器接点，或进一步检修。如电炉丝烧断，可将底部电热隔板抽出，将烧断的电炉丝拆下，换上同规格的新电炉丝。

四、电冰箱

电冰箱是微生物实验室保存菌种及培养基等物品必需的重要制冷设备之一。

1. 注意事项

（1）电冰箱应放置在通风、干燥、避免阳光照射和不靠近热源的地方。离墙壁至少10cm，以保证冷凝器对流效率高。

（2）所用电源必须符合冰箱说明书的规定，地线要接好。

（3）温度控制器面板上的刻度和数字为调节时的记号，并不表示箱内的温度数值。箱内应放置温度计，调节钮所指的刻度数字越大，箱内温度越低。调节温度时箱内温度是逐渐降低的，每调节一次需经多次自停自开才能稳定。所以，待其温度稳定后，如仍达不到要求时，再做第二次调节。

（4）托架上放置物品不能过满过挤，应留有空隙，以便冷空气对流，保持温度均匀。

（5）热物品需在箱外预先冷却至室温后再放入箱内，尤其不准把热开水放入箱内冷却。

（6）每次往箱内存放物品时，应迅速关好门，以免温度升高。放入物品必须贴上标签，注明物品名称、存放人、存放日期。

（7）强酸、强碱及腐蚀性物品必须密封后放入。有强烈气味的物品，需用塑料薄膜包裹放入，菌种必须包扎后放入，以免污染。

（8）储存在冰箱内的有毒或具有感染性物品时应注明，并置专用储盒内上锁保存。

（9）使用电冰箱要视情况定期除霜。由于自动除霜会导致冰箱内部温度不均匀，最好不选择自动除霜冰箱。

2. 维护方法

（1）冰箱内外应保持清洁卫生，存放的物品应定期清理。

（2）挥发器上的冰霜过厚（超过4~6mm），将影响箱内降温，必须进行化霜。方法是使冰箱停电一段时间，冰霜即可融化。切勿用金属器具撬刮，以免损坏挥发器。在化霜时，箱内要彻底擦拭一次。

（3）所用的电源保险丝、应按说明书要求的规格安装（一般2A），不准随便乱用，以免烧坏冰箱。

（4）起动断电器的起动接点，必须经常检查和维护。因为冰箱每日几十次开关，每次停开时继电器接点都要产生火花，会使接点表面烧成凹凸不平，使冰箱起动时间变长，甚至不能启动。如不及时维护，必将造成冰箱的损坏。

（5）若长期停止使用，应将里外擦净、箱门略留缝隙，放置在清洁、干燥、通风的室内避免日光直接照射，并远离热源。

（6）冷凝器散热片上的灰尘应经常清扫、至少每半年用毛刷清扫一次。因灰尘隔热，会使冰箱的制冷效率降低。

五、高压蒸汽灭菌器

高压蒸汽灭菌是微生物实训室最常用的基本方法。培养基、器械及细菌污染物等均需用本方法灭菌。

高压蒸汽灭菌器的种类很多，常用的有手提式、立式和卧式三类。其原理及使用方法大致相同，可根据待灭菌物品的多少来选择不同型号的灭菌器。

1. 使用方法（见项目二）

2. 注意事项

（1）灭菌时，必须排尽灭菌器内的冷空气，否则，影响灭菌效果。

（2）密闭的干燥容器不宜用本法灭菌，因为容器内只能受到短时间（例如121℃ 20min）的干热，达不到灭菌效果。

（3）欲灭菌物品不能堆放过满过挤，以便蒸汽流动畅通。包装不宜过大，如装量过大的培养基，在一般规定的压力与时间内灭菌不彻底。

（4）在用外接锅炉蒸汽时，应适当增加预热及排气时间，否则，因蒸汽来源充足，短时间内虽可达到规定的压力，但器内的物品却不能在短时间内达到足够的温度，以致在一般规定的灭菌时间内，物品往往灭菌不彻底。

（5）在灭菌时，应使压力缓慢上升或下降，以免瓶塞陷落、冲出或玻璃瓶爆破。

（6）必须等到灭菌器的压力降至“0”位时再开盖，以免发生事故。

3. 现以XG1. PS－0.6型手动脉控真空灭菌器为例说明其使用规程

（1）准备工作　打开水、电、汽开关，查看总源蒸汽压力是否达到0.3MPa，如果达到0.3MPa，查看后门是否关紧，关好后门，一切正常可以使用。

（2）操作　①把消毒物品放在灭菌器内，关好灭菌器门，看外锅压力表到0.21MPa可以使用；②先按“真空”按钮，内锅压力表会从0.15～0.08MPa之间动作，反复3次，再按灭菌按钮；③内锅压力表上升至0.21MPa，温度升至132℃时，开始计时8min；④8min后，再按干燥按钮，内锅压力表下降到“0”时，开始计时8min；⑤8min后，按进空气按钮；⑥内锅压力恢复到“0”后打开后门，取出灭菌物品；⑦再次使用时，关上后门、打开前门，装上灭菌物品，重复前述操作。

（3）最后工作　清洗灭菌器，查看门胶圈是否完好，关上水、电、气各开关。

六、净化工作台（超净工作台）

净化工作台（超净工作台）（图12－6）是微生物实验室普遍使用的无菌操作台。在操作区内，其洁净度可达100级。

净化工作台适用于普通微生物接种、检验等操作。对于一些传染性较强的微生物及真菌的操作，最好使用生物安全净化工作台，因其有特别配置的一套空气回收系统，可以避免污染环境，并保护操作者不受有害危险微生物的侵害。

1. 使用示例

（1）将操作过程中用到的物品整齐地摆放在工作台内。

（2）接通电源，打开电源开关，黄灯亮。

（3）按下紫外灯开关，紫外灯亮，消毒15min。

（4）按下鼓风机开关，通风10～15min，工作台达净化状态。

（5）关闭紫外灯，打开日光灯，消毒手臂，开始工作。

（6）操作结束后，关闭日光灯，鼓风机，清理工作台，关闭电源。

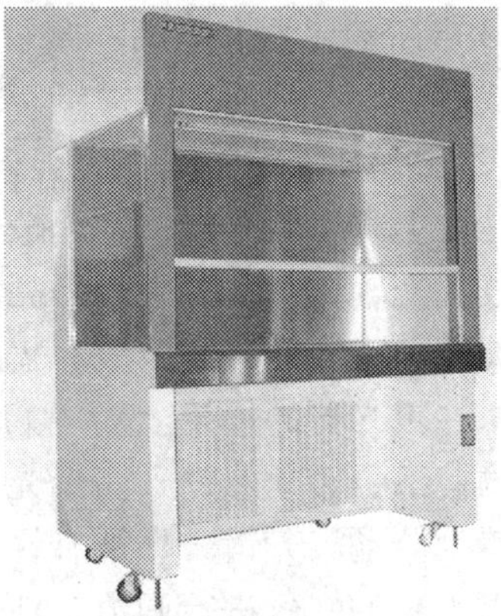

图12－6 净化工作台

2. 注意事项

（1）工作台应安放在洁净度较高的室内，必须不受外界风力影响。

（2）净化台电源应设有专门开关及保险闸刀，应该设有断相保护装置，当三相电源中断一相时，能自动停机，以免烧坏电动机。

（3）在开机后，如发现异常音响，应立即停机，待查明原因修复后再用。如果发现无送出气流，应将调整电动机三相线后再使用。

（4）使用前要挽起衣袖，手臂消毒后方可伸入工作台进行操作，严禁将衣袖同时伸入工作台。使用过程中，禁止在工作台内外传递物品。

（5）操作时，应保持操作区附近安静，禁止搔头、快步走动等。以免造成污染。

（6）现用的高效过滤器，多为超细玻璃或超细石棉纤维纸，不耐高湿和高温，强度较低，故应严防碰击和受潮。安放净化台的房间，严禁蒸汽消毒。

七、暗视野显微镜

暗视野显微镜在斜射照明的情况下分辨率远高于普通光学显微镜。微生物实验室多用于观察未经染色的细菌、真菌等，活标本可观察活细胞内的线粒体及细菌鞭毛的运动。此方法只能看到物体的存在和运动，看不清其细胞结构。

1. 注意事项

（1）要用强烈的光源。不能让光线直接照射物镜，要求室内要暗，不应在明亮的条件下观察。必要时使用遮挡装置，以阻止周围的光线射入。

（2）观察标本时，聚光镜上应滴加香柏油并与载玻片底面相接触，不能有气泡。如不加香柏油，斜射光束会在聚光镜界面发生全反射，无法照明被检物。

（3）凡暗视野检查用的盖玻片和载玻片，要非常清洁、无痕，否则会引起光的散射，影响观察；厚度应符合要求，一般为1.0mm。

（4）在制作标本时，液滴不应太浓，否则由于微粒过密只能见到一片亮光，应以生理盐水适当稀释。液滴也不可过多或过少。滴液后应加盖玻片。

2. 实践练习

用暗视野显微镜观察细菌培养物：

（1）所需仪器和物品：暗视野显微镜（或普通光学显微镜、暗视野聚光镜）、盖玻片、载玻片、香柏油、擦镜纸、二甲苯等

（2）操作 ①准备暗视野显微镜：使用专用暗视野显微镜或取下普通光学显微镜的聚光器，换上暗场聚光器；②调节光源：将暗视野聚光镜调至最高位，打开光源，并在低倍镜下校正光轴，使视野中光环亮度最大并在视野中央；③制片：往厚度1.0～1.2mm的洁净载玻片中央滴加一滴菌液，盖上不超过0.17mm厚的洁净盖玻片，注意不要有气泡；④置片：在聚光器的透镜上加一大滴香柏油。把制好的载玻片放置在载物台上，将观察标本移至物镜下，转动旋钮升高聚光镜，使香柏油与载玻片背面接触；⑤调焦和调中：使用低倍物镜，转动聚光镜升降螺旋，可出现一个光环，最后出现一个光点，光点越小越好。然后用聚光镜的螺丝进行调节，使光点位于视野中央；⑥用油镜进行观察：观察过程中适当地进行聚光镜的调焦和调中使暗视野照明处于最佳状态。转动调节螺旋，使菌体更清晰。

八、荧光显微镜

荧光显微镜是利用一定波长的光激发标本发射荧光，通过目镜和物镜系统放大以观察标本的荧光图像，它是由光源、滤板系统和光学系统等主要部件组成。

荧光显微镜利用荧光光源（紫外光）作为激发光，激发经荧光色素染色的标本，辐射出比激发光的波长较长的荧光，经光学系统放大后，观察其可见的荧光图像，用以分辨标本内某些物质的性质与位置。

荧光显微镜的聚光器，有明视野和暗视野两种。前者透光度大，用于不需油镜观察的标本，背景较亮，对比较差；后者背景暗，观察清楚。使用暗视野聚光器，观察低倍及高倍放大的标本时，不需滴油。若用油镜时，则需在盖玻片及聚光镜上滴加无荧光油（香柏油可产生荧光，可用分析纯甘油代用）。所用油镜应配有可变光栅，调节镜口率，以取得清晰的暗视野荧光图像。

1. 使用方法

（1）用1ml注射器取少量培养物制成水浸片。

（2）将水浸片放在载物台上。

（3）开启荧光显微镜稳压器，然后按下启动钮，点燃紫外灯。注意汞灯启用后15min内不得关闭，关闭后3min内不得再启动。

（4）将激发滤光片转至V，分色片调到V，选用495nm或475nm阻挡滤光片。

（5）选用UVFL40，UVFL100荧光接物镜镜检。

（6）在水浸片玻片上加无荧光油（香柏油可产生荧光，可用分析纯甘油代用），先用40×，再用100×调焦镜检。

（7）因荧光物质受紫外光照射时随时间的增长荧光逐渐变弱，因此镜检时应经常变换视野。

（8）使用低倍镜镜检时不加无荧光油。

2. 注意事项

(1) 在用透射式荧光显微镜时，若使用暗视野聚光器，应特别注意光轴中心的调整。

(2) 为了避免可见光的干扰，荧光镜检最好在暗室或在远离窗口的暗角操作或用黑布遮挡光线，当被检物荧光很弱时，此点尤为重要。

(3) 高压汞灯启动后需等15min左右才能达到稳定，亮度达到最大，此时方可使用。高压汞灯不要频繁开启，若开启次数多、时间短，会大大缩短汞灯寿命。

(4) 在观察与镜检合适物像时，宜先用普通明视野观察，当准确检查到物像时，再转换荧光镜检，这样可减轻荧光消退现象。

(5) 观察与摄影应尽量争取在短时间内完成。可采用感光度较高的底片如400ASA摄影。

(6) 研究者应根据被检标本荧光的色调，选择恰当的滤光片参见表12－1。

(7) 紫外线容易伤害人的眼角膜，应避免直视紫外光。

(8) 光源附近不可放置易燃物品。

(9) 镜检完毕，清洁显微镜之后，方可离开工作室。

表12－1 奥林巴斯BH系列BH－RFL落射荧光装置组合表

激发光范围	光谱范围	滤光片组合		
		激发滤片	分色镜（二相色镜）	阻挡滤片
紫外	广	UG－1	U（DM－400 ＋ L－410）	L－420
	窄	UG－1（2片）		
紫	广	BG－3 ＋ UG－5	V（DM－455 ＋ Y－455）	Y－475
	窄	BG－3 ＋ IF－405		
蓝	广	BG－12（2片）	B（DM－500 ＋ 0－515）	O－530
	窄	Op＋onIF－490（2片）		
绿	窄	IF545＋Bb－36	G（DM－580 ＋ 0－590）	R－610

九、显微摄影装置

显微摄影装置（图12－7）包括照相机、显微镜和照明设备等三大部分。一台普通显微镜，只要其光学系统良好，附以适当的光源，再安装一个适宜的照相机即可用作显微摄影。近年来发展的全自动显微摄影装置使用非常方便。

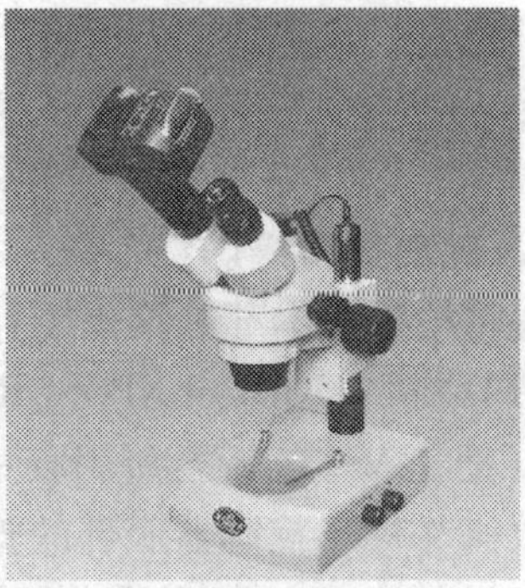

图12－7 显微摄影装置

(一) 注意事项

(1) 选择质地优良干净的载玻片和盖玻片。

(2) 制作清晰的标本片时，染色片不应有多余的染料。

(3) 使用高性能的物镜和聚光器。

（4）选择合适的拍摄胶片。

（5）采用 Kohler 照明法。

（6）拍摄时应准确地聚焦和选择合理的曝光时间。

（二）使用方法

现以日本 Olympus PM－10AD 全自动显微摄影装置为例介绍具体的操作步骤。

1．装配

如果选择 135 相机拍摄，首先应将适配器 PM－PBS 的上部装上 135 照相机，前端装上聚焦用望远镜 PM－VTM。然后在显微镜的直筒部分加上适当倍数的 NFK 摄影目镜（如 3.3×），并将上述 PM－PBS 安装在该目镜上。最后应将 PM－PBS 与自动曝光控制器 PM－CBAD 之间的连接线装好并分别将显微镜和 PM－CBAD 的电源接通。特别注意：检查电压选择范围是否与所用电源相匹配。

2．用前检查

开启显微镜和曝光控制器电源后，安装胶卷前，应按以下方法先检查该装置的工作是否正常。其方法是：先将曝光装置 PM－PBS 上的光路控制拉杆向外拉出一个位置（绿色环）并把曝光控制器 PM－CBAD 上的曝光方式调至“AUTO”位，ASA 速度至所用胶卷的感光速度 ASA 数值，这时再按以下方法检查：①曝光控制器上的“SAFETY”绿色指示灯应亮；②轻按快门按钮时，“WORK”灯应亮；③当快门关闭时，“WORK”灯应熄灭，同时“WINDING”灯亮并能听见卷片声。

3．安装胶卷

直接在装置上操作：①将倒片钮向外拉出，后盖即打开。将 135 胶片放入倒片钮下方的卡槽内，然后让倒片钮复位；②将胶片头插入卷片轴缝隙中，注意不要让胶片尖从轴缝的另一端伸出。按动控制器上的进片按钮（TIME OFF/WINDING），把胶片拖至两端的片孔使全部嵌入卷片齿轮中为止；③将后盖重新盖好，再按动进片钮拖胶片 2～3 次，直至计数器上显示出“1”时为止；④将包装盒一角撕下，插入后盖在外部的插片腔中，以避免忘记所用的胶片类型。

4．退片

当胶卷拍摄完毕后，控制器上的“FILM END”灯亮并出现报警铃声。取下相机或直接倒片后，按“TIME OFF”钮可使报警声停止。①将相机上的退片钮逆时针旋转 90°；②向外拉出退片手柄，顺时针方向将胶片倒入暗盒，感到拉力突然降低、旋转无阻力时，表明胶片已经全部倒入暗盒。这时可以开盖取出胶卷。退片手柄在胶片完全退回后将自行复位。

5．黑白显微摄影

先将拍摄标本准确聚焦，并选好待拍标本区。拍摄步骤如下：

（1）将“MODE/EXPOSURE TIME”调至“AUTO”；按下“FORMAT”选择键中的“35”；把“ASA”调至所用胶片的感光速度 ASA 值；将“RE－CIPROCITY”调至胶片的相应数值（标于控制器底部的塑料说明板，除特殊要求外，一般应放在“4”位上）。

（2）检查“SAFETY”指示灯是否为绿色，若是红灯应继续做以下检查：如果红灯闪烁并同时有报警声，说明曝光过度，此时应该用中性滤光片降低照明亮度，一般不宜采用降低电压以减小照明亮度的方法；如果红灯连续亮则表明曝光不足，应该增加亮度。

(3) 将“EXPOSURE ADJ”调至适当值。一般在用明视野照明而样品又均匀分布时，应调至（1）；若样品分布不均匀或用其他方式照明时则应按表12-2进行适当的调整。

表12-2 特殊情况下的曝光调整（100ASA胶片）

标本分布状况	曝光补偿刻度	实际感光度	曝光变化
明视野中稀薄分布的暗标本（如苏木精染色的染色体之类）	0.25	25	超过2档
明视野中标本分散（如大部分淡黄色物像中间小部分细颗粒物像）	0.5	50	超过1档
视野中所有标本图像及分布	1	100	标准
暗视野中标本扩散（如荧光染色标本）	2	200	低1档
暗视野中零散分布的标本（如染色体荧光暗视野）	4	400	低2档

6. 135彩色胶卷显微摄影

进行彩色摄影的基本方法与黑白显微摄影基本相同，只有色温调节不同，现只介绍调温法：

(1) 将色温检测器PM-CTR安装在自动曝光器PM-PBS的左侧。

(2) 将标本片聚焦后让视野移至无样品的地方。

(3) 将光路控制拉杆移至最外部（黄色带）；把色温调节旋至“D”（日光型胶卷）或“T”（灯光型胶卷）。

(4) 在显微镜上加LBT（灯光型胶卷）或LBI-2（日光型胶卷）滤光片，调节显微镜的亮度使色温调节器上的指示灯亮至▲处（黄色），若▲处以上的绿灯亮说明色温过高；若▲处以下的红灯亮时表明色温过低。

(5) 将光路控制杆向内推一步至绿环处，这时即可按上述黑白胶片的方法进行显微摄影。

7. 手动显微摄影

在特殊情况下常常需要人为地改变曝光条件以求得更好的摄影效果。有经验的操作者也可以选择手动进行显微摄影，其方法如下

(1) 用“MODE/EXPOSURE TIME”钮自动选择曝光时间（可从1s~40min）。

(2) 按快门钮，这时的快门将按设定的时间曝光。

(3) 若需曝光时间超过40min，可将“MODE”钮旋至“T”再按下快门钮，快门将一直开启，直至按动“TIME OFF/WINDING”钮。

(4) 自动曝光锁定装置的应用：在对同一标本片的不同位置或不同成分进行摄影时，常常要采用相同的曝光时间，这时可按下“AE LOCK”键。在此后的拍摄中将维持相同的曝光时间，此时“TIME RECALL”灯将闪亮，直至“AE LOCK”键被重新按动后才解锁。

(5) 多次重复曝光：首先将“ASA”钮旋至8倍于胶片ASA值处（例如，将100ASA胶卷旋至800处）。然后，将“FORMAT”选择的“L”键按下，这时就能对同一底片进行多次曝光。结束后按下“35”键和“WINDING”键，胶片将自动前进一个片位。

每次摄影需做好摄影记录，包括标本、显微镜物镜、目镜、镜口率、滤光片及曝光条件等，为提高摄影效果非常重要，需不断总结摄影经验。

十、普通离心机

离心机（图 12－8）是利用离心力分离液体与固体颗粒或液体与液体的混合物中各组分的机械。

普通离心机一般转速为 6000r/min 以下，是一般实验室作用最多的一种。其基本结构为离心转头、电动机及调速装置。

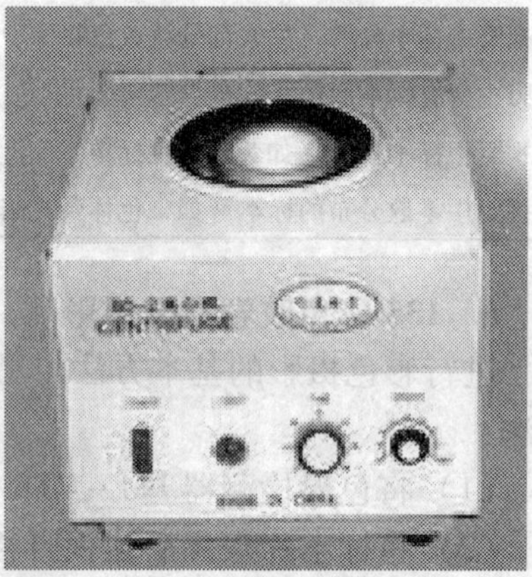

图 12－8　离心机

1. 使用方法

(1) 使用前应先检查变速旋钮是否在“0”处。外套管应完整不漏，外套管底部需放置橡皮垫。

(2) 离心时先将待离心的物品转移到大小合适的离心管内，盛量不宜过多（占管的 2/3 体积），以免溢出。将此离心管放入外套管，再在离心管与外套管间加入缓冲用水。

(3) 一对外套管（连同离心管）放在台秤上平衡，如不平衡，可调整离心管内容物量或缓冲用水量。每次离心操作，都必须严格遵守平衡要求，否则将会损坏离心机部件，甚至造成严重事故，应十分警惕。

(4) 将以上两个平衡好的套管，按对称方向放到离心机中，盖严离心机盖，并取出不用的离心套管。

(5) 开动时，先开电门，然后慢慢拨动旋钮，使速度逐渐增加。停止时，先将旋钮拨动到“0”，不继续使用时拔下插头，待离心机自动停止后，才能打开离心机盖并取出样品，绝对不能用手阻止离心机转动。

(6) 操作完成后，将套管中的橡皮垫洗净，保管好。冲洗外套管，倒立放置使其干燥。

2. 注意事项

(1) 离心机应放置在平稳、厚实的水平台上。

(2) 离心管应为厚壁玻璃管，使用前应认真检查有无缺损。

(3) 离心管装液面应至少低于管口 2cm 距离，无菌操作时，须旋紧螺盖或固定好棉塞，以免液体溅出或甩脱管塞。

(4) 离心管应先在天平上完全平衡后，在两相对置与离心机套管内，以免开机后发生强烈震动，甚至使转轴变形。

(5) 通电前，将顶盖盖好。增减转速均须缓慢调节转速器，以免转速剧烈改变，导致离心管破裂。禁止用外力迫使转盘停转。

(6) 使用中，如发现声音不正常，应立即断电，检查原因并排除故障后方可使用。

(7) 通常使用的离心机，应在一定时间内检查电刷与整流子的磨损情况。当电刷磨损后长度小于10mm时，应更换同一规格的电刷。

十一、电动匀浆仪

电动匀浆仪（图12－9）是进行细碎、匀化、分散、强烈搅拌、溶解有机物等的仪器。现以YJ－A电动匀浆仪为例作简要介绍。

使用时，量取供试品及稀释剂于已灭菌的匀浆杯内，盖好顶盖，将杯置于仪器底座定位盘上固定。将刀柄与电机连接轴旋紧。选定转速及匀浆时间，打开带指示灯的电源开关，电机开始加速转动，到预定速度后，自动运转直至预定时间停止。

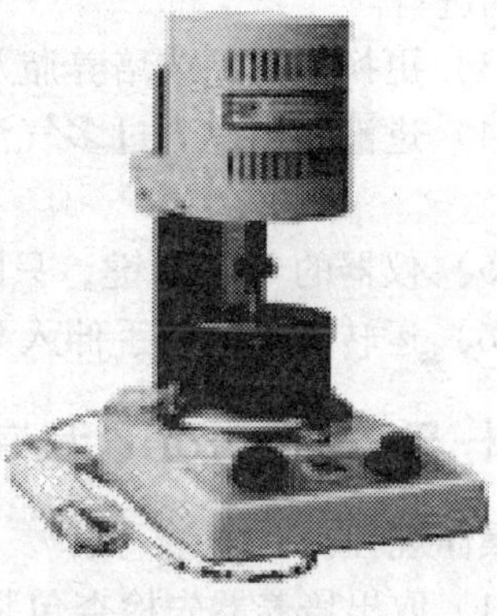

图12－9 匀浆机

注意事项：

（1）电动机采用碳刷换相，当发现碳刷与电机转子火花过大时，要换上备用碳刷，先开低速空转几分钟，火花正常后再用。

（2）机座必须通过电源插头的接地线，以确保用机安全。

（3）当发现电机发热超过60℃或工作状况异常时要及时停机检查。

（4）每年应对电动机轴承和传动轴活动部位加少许机油润滑，以保证仪器正常作。

十二、薄膜过滤装置

薄膜过滤装置（图12－10）的基本组成为抽气泵、滤器及微孔滤膜。滤器为金属、玻璃及塑料等材料制成，常用规格为50mm或25mm。滤膜为纤维素酯制成，用于除菌的滤膜一般选用0.45μm，某些情况需用0.22μm。

现今较好的薄膜过滤装置为全封闭自动过滤系统。现以我国浙江泰林医疗器械厂生产的HTY全封闭无菌检测系统为例，简介使用薄膜滤过装置进行无菌操作的过程。

该设备又称智能集菌仪，由全封闭无菌滤瓶组件，加压式蠕动泵及附件组成。

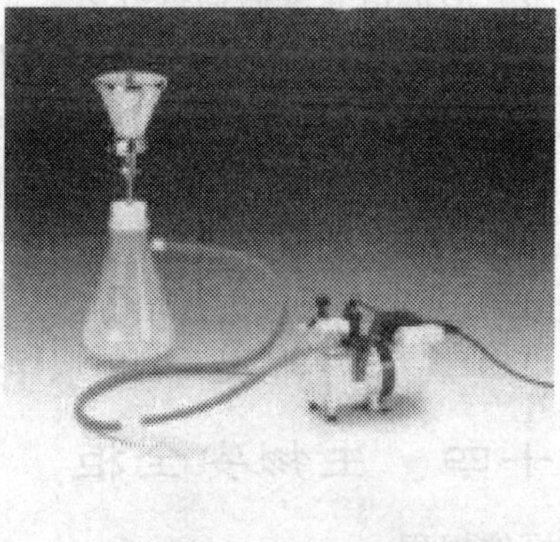

图12－10 薄膜过滤装置

1. 使用方法

（1）先接通仪器电源，将抽滤瓶插在相应的插槽中，将所连接的管道放入蠕动泵的规定位置中，卡紧蠕动泵，备妥废液接收瓶。

（2）将供试品瓶瓶口及周围用消毒剂处理后，将双针插入供试品瓶中，开启仪器，调节蠕动泵转速至适当值，倒置供试品瓶于托架上，待供试品全部滤过，停机。

（3）将空气滤器上的密封帽取下，套在瓶底出液口上，卡住管道，将双针头插入培养基瓶中，开启仪器，调节转速，倒置培养基瓶，使瓶中灌注到规定体积后，放正培养基瓶。

(4) 稍待片刻，关机。封闭滤瓶，并取下置适宜温度培养。

2. 注意事项

(1) 置放仪器的无菌室禁止化学熏蒸消毒，以免损坏电子部件及金属配件。

(2) 使用过程自始至终应保持取样针上的过滤膜干燥，以保证气流畅通、过滤及进液顺利进行。

(3) 更换供试品或培养瓶及过滤完成时，应及时停机。

(4) 进液管内出现过多气泡时，应降低泵速，并检查滤膜是否浸湿或进液针管是否通畅。

(5) 仪器的 MODE 键，只限编制程序和消除故障用，切勿随意改变仪器预设程序。

(6) 运转时切勿将手伸入泵头内，待扣上定位卡后再开机。

十三、Microfil 无菌检验系统（微检过滤系统）

操作规程：

(1) 取出培养器先检查包装是否完好无损，在无菌室内打开塑料包装袋。

(2) 将培养器逐个插放在不锈钢座上。

(3) 将集菌培养器的弹性软管装入智能集菌仪泵头，要求定位准确，软管走势顺畅。

(4) 打开待检样品的瓶盖插针孔并消毒之（若检测安瓿样品，先将安瓿颈部消毒，然后打开安瓿样品瓶定位）。

(5) 拔去进样双芯针管之护套，插入样品瓶中，开启集菌仪，实施过滤集菌（应避免双芯针管进气，滤膜被药液浸湿，影响进气）。

(6) 完成集菌后，若样品含抑菌物质，按《中国药典》2005 年版规范要求适当用冲洗液清洗，清洗方法与集菌过程相同。

(7) 消毒培养基瓶插针孔处。

(8) 摘下顶部空气滤器开口的胶塞，套在培养器底口上，用软管夹子，依次开闭软管，开启集菌仪，将培养基泵入指定的培养器内。

(9) 用夹片夹紧与培养器连接部的软管，留下 5 ~ 6cm 软管，剪除其余部分，并将开口端插在空气过滤器开口上。

(10) 分别按规定进行培养。

(11) 观察培养情况，若需取样分离培养，可先将软管消毒，再用无菌注射器取样。

十四、生物安全柜

操作规程：

(1) 安全柜只有在工作正常时才能使用。

(2) 安全柜前脸的玻璃观察窗不得在安全柜使用状态时开启。

(3) 柜内放置的仪器和材料必须保持最低数量。静压箱后部的空气循环不得受阻。将材料放入安全柜的工作区之前，应对其表面进行去污处理。

（4）柜内不得使用产热高的煤气灯火喷灯，因其产生的热会干扰气流并可能损坏过滤器。可以使用微型电焚烧炉，但使用一次性灭菌环则更好。

（5）柜内所有的工作要在工作面的中部或后部进行，并能从观察面板中看到。

（6）操作时不应将手臂来回进出柜子，以免干扰气流。

（7）前送风格栅不得被便签、滴管、或其他材料堵住，否则会干扰气流从而可能使材料受到污染，使人员处在暴露状态。

（8）操作时后方的活动要达到最少。

（9）每次工作完成后及一天结束时应使用合适的消毒剂清洁安全柜的表面。

（10）柜子的风扇在工作开始前和工作完成后要再各运行 5min。

十五、RXH - 系列百级净化热风循环烘箱

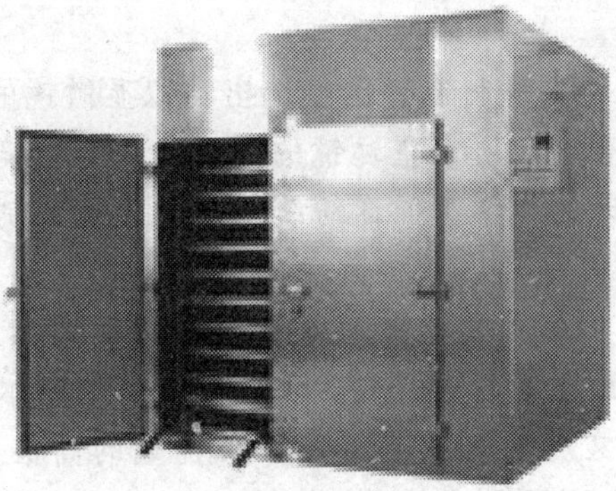

图 12 - 11　净化热风循环烘箱

（1）使用电压 110V/60HZ。

（2）确认电压后，将电源线插入 110V 的插座。

（3）打开【POWER】开关，此时温度表 PV 即显示箱内实际温度。

（4）首先按【SET】键 fl，SV 会一直闪烁此时即可开始设定温度，而 SV 的字幕窗会呈现高亮度，在高亮度的位置可设定所需的温度，只要再按【SET】键 fl 高亮度会随之移动，在高亮度的地方即可设定温度。

（5）按上移键▲表示温度往上递增，按下移键▼则表示温度往下递减。

（6）当完成以上设定温度之后（SV 仍闪烁不停）此时只要按一次【ENT】键 SV 即呈现刚才所设定的温度（PV 显示实际温度）。

（7）加热灯 OUT 显示灯亮时表示机器正在加热中，而到达设定点时 OUT 会一闪一烁（正常现象）。

（8）AT 灯亮时表示温度正自动演算中。

（9）ALM - 1 红色灯亮时表示温度过热（温度会自动降温）。

（10）ALM - 2 红色灯亮时表示温度过低（温度会自动加温）。

（11）温度范围：40 ~ 210℃。

普通光学显微镜与电子显微镜的使用方法见项目3。

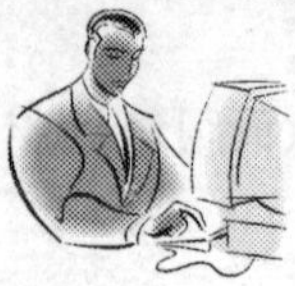

扩展知识

显微镜发展史

光学显微镜是利用光学原理，把人眼所不能分辨的微小物体放大成像，以供人们提取微细结构信息的光学仪器。早在公元前一世纪，人们就已发现通过球形透明物体去观察微小物体时，可以使其放大成像。后来逐渐对球形玻璃表面能使物体放大成像的规律有了认识。

1590 年，荷兰和意大利的眼镜制造者已经造出类似显微镜的放大仪器。1610 年前后，意大利的伽利略和德国的开普勒在研究望远镜的同时，改变物镜和目镜之间的距离，得出合理的显微镜光路结构，当时的光学工匠遂纷纷从事显微镜的制造、推广和改进。

17 世纪中叶，英国的罗伯特·胡克和荷兰的列文虎克，都对显微镜的发展作出了卓越的贡献。1665 年前后，胡克在显微镜中加入粗动和微动调焦装置、照明系统和承载标本片的工作台。这些部件经过不断改进，成为现代显微镜的基本组成部分。

1673～1677 年期间，列文虎克制成单组元放大镜式的高倍显微镜，其中九台保存至今。胡克和列文虎克利用自制的显微镜，在动、植物机体微观结构的研究方面取得了杰出的成就。19 世纪，高质量消色差浸液物镜的出现，使显微镜观察微细结构的能力大为提高。1827 年阿米奇第一个采用了浸液物镜。19 世纪 70 年代，德国人阿贝奠定了显微镜成像的古典理论基础。这些都促进了显微镜制造和显微观察技术的迅速发展，并为 19 世纪后半叶包括科赫、巴斯德等在内的生物学家和医学家发现细菌和微生物提供了有力的工具。

在显微镜本身结构发展的同时，显微观察技术也在不断创新：1850 年出现了偏光显微术；1893 年出现了干涉显微术；1935 年荷兰物理学家泽尔尼克创造了相衬显微术，他为此在 1953 年获得了诺贝尔物理学奖。

操作与练习

一、复习思考题

1. 使用离心机时，为什么离心的物品要平衡？
2. 使用紫外线灭菌要注意哪些事项？
3. 使用水浴锅要注意哪些事项？

4. 使用电冰箱要注意哪些事项？

5. 使用培养箱要注意哪些事项？

二、实践练习题

1. 使用薄膜过滤装置过滤PBS培养液。

2. 将接种好的大肠埃希菌进行培养。

3. 将洗净的试管、三角瓶进行干热灭菌。

（劳文艳）

附录

Ⅰ 常用染色液的配制

1. 亚甲蓝染色液

甲液：美蓝0.6g，95%乙醇30ml。

乙液：氢氧化钾0.01g，蒸馏水100ml。

分别配制甲、乙两液，配好后混合即可。

2. 碱性复红染色液

甲液：碱性复红0.3g，95%乙醇10ml。

乙液：石炭酸5.0g，蒸馏水95ml。

将碱性复红在研钵中磨碎后，逐渐加入95%乙醇使其溶解，配成甲液。

将石炭酸溶解于蒸馏水中，配成乙液。

混合甲液和乙液即成。通常可将此混合液稀释5~10倍使用，稀释液易变质失效，一次不宜多配。

3. 草酸铵结晶紫染液

甲液：结晶紫2g，95%乙醇20ml。

乙液：草酸铵0.8g，蒸馏水80ml。

混合甲、乙两液，静置48h后过滤使用。

4. 卢戈碘液

碘片1.0g，碘化钾2.0g，蒸馏水300ml。

先将碘化钾溶解在少量水中，再将碘片溶解在碘化钾溶液中，待碘全溶后，加足水即成。

5. 沙黄复染液

沙黄2.5g，95%乙醇100ml。

取上述配好的沙黄乙醇溶液10ml与80ml蒸馏水混匀即成。

Ⅱ 常用培养基制备

1. 需氧菌、厌氧菌培养基（硫乙醇酸盐流体培养基）

酪胨（胰酶水解）	15g	氯化钠	2.5g
葡萄糖	5g	新配制的0.1%刃天青溶液	1.0ml
L-胱氨酸	0.5g	（或新配制的0.2%亚甲蓝溶液0.5ml）	
硫乙醇酸钠（或硫乙醇酸0.3ml）	0.5g		
琼脂	0.75g		
酵母浸出粉	5g	水	1000ml

除葡萄糖和刃天青溶液外，取上述成分加入水中，微温溶解后，调节pH为弱碱性，煮沸，滤清，加入葡萄糖和刃天青溶液，摇匀，调节pH使灭菌后为7.1±0.2，分装，灭菌。在供试品接种前，培养基指示剂氧化层的颜色（粉红色）不得超过培养基深度约1/5，否则，须经100℃水浴煮沸加热至粉红色消失，只限加热一次。

2. 真菌培养基

胨	5g	磷酸氢二钾	1g
酵母浸出粉	2g	硫酸镁	0.5g
葡萄糖	20g	水	1000ml

除葡萄糖外，取上述成分加入水内，微温溶解后，调节pH约为6.8，煮沸，加葡萄糖溶解后，摇匀，滤清，调节pH使灭菌后为6.4±0.2，分装，灭菌。

3. 肉汤培养基

胨	10g	牛肉浸出粉	3g
氯化钠	5g	水	1000ml

取胨和氯化钠加入肉浸液内，微温溶解后，调节pH为弱碱性，煮沸，滤清，调节pH使灭菌后为7.2±0.2，分装，灭菌。

4. 营养肉汤琼脂培养基

照上述营养肉汤的处方及制法，加入14g琼脂，调节pH使灭菌后为7.2±0.2，分装，灭菌。

5. 玫瑰红钠琼脂培养基

胨	5g	玫瑰红钠	0.0133g
葡萄糖	10g	琼脂	14g
磷酸二氢钾	1g	水	1000ml
硫酸镁	0.5g		

除葡萄糖、玫瑰红钠外，取上述成分，混合，加热融化后，滤过，加入葡萄糖、玫瑰红钠，分装，灭菌。

6. 盐乳糖培养基（BL）

胨	20g	磷酸二氢钾	1.3g

乳糖	5g	牛胆盐（或去氧胆酸钠0.5）	2g
氯化钠	5g	水	1000ml
磷酸氢二钾	4g		

除乳糖、牛胆盐外，取上述成分，混合，加热使溶解，调节 pH 使灭菌后为 7.4 ± 0.2，煮沸，滤清，加入乳糖、牛胆盐，分装，灭菌。

7. 麦康凯琼脂培养基（MacC）

胨	20g	1%中性红指示液	3ml
乳糖	10g	琼脂	14g
牛胆盐	5g	水	1000ml
氯化钠	5g		

除乳糖、指示液、牛胆盐及琼脂外，取上述成分，混合，加热使溶解，调节 pH 使灭菌后为 7.2 ±0.2，加入琼脂，加热融化后，再加入其余各成分，摇匀，分装，灭菌，冷至约 60℃，倾注平皿。

8. 蛋白胨水培养基

胰蛋白胨	10g	水	1000ml
氯化钠	5g		

取上述成分，混合，加热融化，调节 pH 使灭菌好为 7.3 ± 0.1，分装于小试管，121.3℃高压蒸汽灭菌 30min。

9. 磷酸盐葡萄糖胨水培养基

胨	7g	磷酸氢二钾	3.8g
葡萄糖	5g	水	1000ml

10. 枸橼酸盐培养基

氯化钠	5g	枸橼酸钠（无水）2g	
硫酸镁	0.2g	溴麝香草酚蓝指示液	20ml
磷酸氢二钾	1.0g	琼脂	14g
磷酸二氢铵	1g	水	1000ml

除指示液和琼脂外，取上述成分，混合，微温使溶解，调节 pH 使灭菌后为 6.9 ± 0.1，加入琼脂，加热融化，加入指示液，混匀，分装于小试管，115℃高压蒸汽灭菌 30min 后，置成斜面。

注：所用琼脂应不含游离糖，用前用水浸泡冲洗。

11. 查氏培养基

碳酸钠	2g	磷酸氢二钾	1g
氯化钾	0.5g	硫酸镁	0.5g
硫酸铁	0.01g	蔗糖	30g
琼脂	14g	水	1000ml
pH	自然		

121℃灭菌 30min

12. 伊红美蓝琼脂培养基

蛋白胨	10g	乳糖	10g
磷酸氢二钾	2g	2%伊红水溶液	20ml
0.65%美蓝水溶液	10ml	琼脂	14g
水	1000ml	pH	7.1

13. 乳糖蛋白胨半固体培养基

蛋白胨	20g	乳糖	10g
0.04%溴甲酚紫水溶液	25ml	水	1000ml
琼脂	0.2~0.5g	pH	7.4

14. 明胶培养基

蛋白胨	0.5%	明胶 12%~15%
pH	7.2~7.4	

分装试管，每管2~3ml，110℃高压灭菌20min。

15. 血琼脂培养基

牛心浸液	30%（*V/V*）	胰蛋白胨	1%
氯化钠	0.5%	琼脂	1.3%
pH	7.0		

121℃灭菌15min。

参 考 文 献

1 李榆梅. 药学微生物基础技术. 北京: 化学工业出版社, 2004
2 李榆梅. 微生物学. 北京: 中国医药科技出版社, 2000
3 李榆梅. 药品生物检定技术. 北京: 化学工业出版社, 2004
4 赵斌, 何邵江. 微生物学实验. 北京: 科学出版社, 2002
5 徐纪平. 医学微生物学. 北京: 科学出版社, 2003
6 王志祥. 制药工程学. 北京: 化学工业出版社, 2003
7 沈萍、范秀容、李广武. 微生物学实验. 第三版. 北京: 高等教育出版社, 1999
8 沈萍. 微生物学. 北京: 高等教育出版社, 2000
9 程永宝. 微生物学实验与指导. 北京: 中国医药科技出版社, 1994
10 余贺. 中国医学百科全书、微生物学. 上海: 上海科学技术出版社, 1984
11 刘宗生. 医学微生物学. 北京: 科学技术出版社, 2003
12 王道若. 微生物学. 第三版. 北京: 人民卫生出版社, 1994
13 王庸晋. 现代临床检验学. 北京: 人民军医出版社, 2001
14 陈天寿. 微生物培养基的制造与应用. 北京: 中国农业出版社, 1995
15 吴剑波. 微生物制药. 北京: 化学工业出版社, 2002
16 倪语星. 细菌耐药性监测与抗感染治疗. 北京: 人民军医出版社, 2002
17 沈关心. 微生物学与免疫学. 第五版. 北京: 人民卫生出版社, 2003
18 李明远. 微生物学与免疫学. 第四版. 北京: 人民卫生出版社, 2002
19 肖运本. 医学微生物学与人体寄生虫学. 第二版. 北京: 人民卫生出版社, 1996
20 周德庆. 微生物学教程. 第二版. 北京: 高等教育出版社, 2002
21 滕斌. 微生物学及寄生虫学. 济南: 山东科学技术出版社, 1999
22 康莲娣. 生物电子显微技术. 安徽: 中国科学技术出版社, 2003
23 阮继生, 刘志恒, 梁丽糯等. 放线菌研究及应用. 北京: 科学出版社, 1990
24 钱存柔等. 微生物学实验. 北京: 北京大学出版社, 1985
25 国家药典委员会. 中华人民共和国药典 (二部). 北京: 化学工业出版社, 2005

内 容 提 要

本书是全国医药职业教育药学类规划教材之一，从内容到形式上力求体现高职特色，编排顺序淡化了学科的系统性，以“项目集、项目、模块”组织教材的核心内容，突出了应用性，使其达到高等技术应用性人才标准。全书共分12个项目。内容包括：常用清洗、包扎技术；消毒与灭菌技术；镜检技术；染色技术；接种、分离、培养技术；微生物分布测定技术；药物体外抗菌试验技术；药物的微生物学检查技术；中药霉变检查与防治技术；细菌生化检验技术；抗生素效价测定技术；微生物实训室常用仪器使用技术。每个项目后均附有扩展知识、操作与练习。书中还有所用染色液、培养基等的配方。本书可供医药高职院校药学类专业学生使用，也可作为有关专业夜大、职大、函授等成人教育的教材和其他医药人员的参考资料。

图书在版编目（CIP）数据

药学微生物实用技术/李榆梅主编．—北京：中国医药科技出版社，2008.5

全国医药职业教育药学类规划教材

ISBN 978-7-5067-3871-2

Ⅰ．药… Ⅱ．李… Ⅲ．药物学：微生物学—高等学校：技术学校—教材 Ⅳ．R915

中国版本图书馆CIP数据核字（2008）第050823号

美术编辑 陈君杞
版式设计 郭小平

出版 中国医药科技出版社
地址 北京市海淀区文慧园北路甲22号
邮编 100082
电话 发行：010-62227427 邮购：010-62236938
网址 www.cmstp.com
规格 787×1092mm 1/16
印张 11¾
字数 264千字
版次 2008年6月第1版
印次 2019年7月第6次印刷
印刷 三河市双峰印刷装订有限公司
经销 全国各地新华书店
书号 ISBN 978-7-5067-3871-2
定价 20.00元

全国医药职业教育检验类规划教材

免疫学检验实验指导

（供医学检验技术及相关专业用）

主　编　杨元娟

中国医药科技出版社

内 容 提 要

本书是全国医药职业教育检验类规划教材之一，为医药高职高专《免疫学检验》理论教材的配套实验教材。全书共分9个单元，介绍了25个临床常用的实验项目。第一单元为免疫血清的制备，第二单元为免疫凝集类实验，第三单元为免疫沉淀类实验，第四单元为补体与补体参与的反应，第五单元为酶免疫检测技术，第六单元为其他免疫标记技术，第七单元为细胞免疫检测技术，第八单元为非特异免疫功能测定，第九单元为其他免疫学实验，书末有试剂及溶液配制方法等内容。此教材注重规范性和可操作性，并增加了部分新实验、新技术。本书主要适用于医学检验专业的高职高专学生。

图书在版编目（CIP）数据

免疫学检验实验指导/杨元娟主编. —北京：中国医药科技出版社，2009.8

全国医药职业教育检验类规划教材

ISBN 978-7-5067-4226-9

Ⅰ.免… Ⅱ.杨… Ⅲ.免疫学—医学检验—实验—高等学校：技术学校—教学参考资料 Ⅳ.R446.6-33

中国版本图书馆CIP数据核字（2009）第117697号

美术编辑 陈君杞
版式设计 郭小平

出版 中国医药科技出版社
地址 北京市海淀区文慧园北路甲22号
邮编 100082
电话 发行：010-62227427 邮购：010-62236938
网址 www.cspyp.cn
规格 787×1092mm 1/16
印张 6 1/4
字数 122千字
版次 2009年8月第1版
印次 2014年8月第2次印刷
印刷 北京金信诺印刷有限公司
经销 全国各地新华书店
书号 ISBN 978-7-5067-4226-9
定价 15.00元

医学检验技术专业实验指导丛书编写委员会

主　任　段于峰

副主任　张纪云　黄斌伦　熊金成

李　进　甘小玲　黄泽智

秘　书　江兴林

编　者　(以姓氏笔画为序)

王益明（浙江金华职业技术学院）

甘小玲（重庆医药高等专科学校）

江兴林（怀化医学高等专科学校）

李　进（广西卫生管理干部学院）

李光武（山东医学高等专科学校）

张纪云（山东医学高等专科学校）

杨元娟（重庆医药高等专科学校）

林逢春（楚雄医学高等专科学校）

段于峰（怀化医学高等专科学校）

桂　芳（怀化医学高等专科学校）

黄泽智（邵阳医学高等专科学校）

黄斌伦（浙江金华职业技术学院）

熊金成（楚雄医学高等专科学校）

编写说明

医学检验技术专业教育的目标是培养医学检验技术实用技能性人才，其核心能力是医学检验操作技能，实践教学处于主体地位。一直以来，医学检验技术专业没有公开出版、独立成册的全套实验教材，实践教学未得到应有的重视。为了突出高职教育实践教学，强化专业核心能力培养，在充分酝酿和取得共识的基础上，决定以湖南省教育厅教学改革立项课题《医学检验技术专业实践教学体系的改革研究与实践》研究为契机，开发、编写医学检验技术专业核心课程实验教材。

临床检验技术发展很快，方法不断更新，仪器化程度越来越高，随着医疗体制改革的深入，基层医疗将快速发展，常规检验仪器将得到较快的普及，手工操作越来越少，工作内容和工作方式发生改变。这种发展趋势下，高职医学检验专业如何选择教学内容，构建合适的实验、实训教材，以满足服务于工作任务的职业教学模式的需要，是对我们高职医学检验教育工作者的挑战。正是敢于面对挑战、勇于实践的实干精神和对医学检验职业教育的热情使我们七所高职高专院校医学检验系的领导和专家于2008年12月聚拢于怀化医学高等专科学校，举行了“医学检验技术专业系列实验教材建设研讨会”，并成立了编写委员会。会上，对教材的编写进行了深入、细致和全面的讨论，确定了教材编写的基本思路、基本内容和体例格式，并确定了编写人员。

本套实验教材共7本，包括《临床基础检验学实验指导》、《血液学检验实验指导》、《生物化学检验实验指导》、《微生物学检验实验指导》、《免疫学检验实验指导》、《寄生虫学检验实验指导》、《卫生理化检验实验指导》。全套教材的基本体例为章、实验、思考题；编写的基本思路是结合国家临床检验操作规程，促进实验实训规范化；在每一章之后附加与实验内容有关的练习题，有利于学生学习和掌握直接服务于医学检验技术的知识要点；书后增加综合性分析题，旨在促进研究性学习，达到训练和提高学生综合分析和解决问题的能力。

由于本套实验教材的使用量较小，出版发行所需成本较大，这种情况下，中国医药科技出版社倾注了极大的热情，使本套实验指导得以顺利出版，在此深表谢意。本教材在编写过程中参考了相关医学检验专业教材和《全国临床检验操作规程》，在此向相关作者表示衷心感谢。由于编写时间仓促，认识水平有限，本套丛书还存在诸多缺点和不足，希望广大师生多提宝贵意见，以便再版时进一步提高。

编写委员会

2009年5月

本书编委会

主　编　杨元娟

副主编　王法权

林逢春

作　者　（以姓氏笔画为序）

王法权（山东医学高等专科学校）

杨元娟（重庆医药高等专科学校）

林逢春（楚雄医药高等专科学校）

陈芳梅（广西卫生管理干部学院）

张　彩（重庆医药高等专科学校）

俞北伟（浙江省金华市人民医院）

赵晋英（湖南省邵阳医学高等专科学校）

前 言

《免疫学检验》是医学检验（技术）专业的必修和主干课程之一，免疫学检验技术是专业核心能力的组成部分。为了适应当前对高职高专《免疫学检验》实验教学的需求，我们在编写委员会的安排组织编写了《免疫学检验实验指导》。

本实验指导是以全国高等医学院校医学检验技术专业高职高专规划教材《免疫学检验》为基础，结合《全国临床检验操作规程》（第3版）的相关内容来编写的，是对《免疫学检验》理论教材的补充。力求使教学内容能更好地满足高职高专导向、能力本位的培养目标和就业定位的要求，使学生通过实验课边做边学的实训练习，掌握《免疫学检验》最基本的技术和知识。编排上，注重内容的系统性、完整性、新颖性和实用性，结合临床免疫学检验技术发展的需要，扩充介绍了部分新实验、新技术。本书共分9章，介绍了25个临床常用实验项目，均按目的与要求、实验原理、试剂与器材、方法、结果记录、注意事项、参考范围、临床意义、方法评价和思考题等层次进行编写。在对实验方法进行表述时，尽量做到贴近临床，详尽介绍，并设附录，以便于操作和应用。

《免疫学检验实验指导》作为医学检验技术专业《免疫学检验》的实训教材，既可供全国高职高专医学检验技术专业师生学习使用，也可供医院检验科、防疫站等临床检验工作者在临床检验实际工作中的参考。

免疫学和免疫学检验技术的发展日新月异，必将带动医学检验技术专业教学的改革和创新。由于编者水平有限，时间仓促，书中难免有疏漏和不足，敬请专家和读者提出宝贵意见和建议。

编　者

2009年5月

目　录

实验室规则

免疫学实验所使用的实验材料，有些为病原微生物，在实验中如果防护不当，便有发生人身感染的可能。所以要求同学认真遵守下列各点：

1. 进入实验室后穿上工作衣，离开实验室时脱下反叠带走。尽量不带个人生活、学习用品入实验室，必要的用具带入后，应放在远离操作的位置。

2. 实验室内严禁吸烟、进食、饮水，严禁用嘴吸移液及润湿标签，尽量不要用手触摸头面部及身体其他暴露部位。

3. 在实验室内应保持安静、整洁、有秩序，不得高声谈笑、随便走动，以免影响他人实验。

4. 实验仪器的操作、使用，必须在教师的指导下，严格按照仪器的操作规范和使用要求进行，不得进行与实验无关的操作，以及随意开关、搬动、拆卸仪器。

5. 实验室内一旦发生意外，如吸入菌液、刺破皮肤、细菌污染桌面或地面等，应立刻报告教师，及时进行处理，切勿隐瞒或自行处理。

6. 被污染过且需要回收的吸管、滴管、试管、玻片等物品，应在使用完后立即投入已准备的消毒液中，不得放在桌面上或水槽内。

7. 动物尸体、有毒有害的废液及废弃物品，应按实验室的要求放置，以便集中处理；强酸、强碱不能倒入水槽，以免腐蚀下水管道。

8. 爱护公物，节约试剂材料，不得将实验室任何物品私自带走。如遇仪器、用品损坏，应报告指导教师并按规定予以赔偿。

9. 实验完毕，整理桌面，值日生打扫室内卫生，最后离开的同学应注意关好水电、门窗，洗手后离室。

第一单元 免疫血清的制备

抗体是机体接受抗原刺激后所产生的一类具有免疫特异性的球蛋白。抗原和抗体既是免疫学检测的两个重要指标，又是体外抗原抗体反应，即血清学反应中最基本的试剂。在免疫学实践中，为了制备抗体，常需要给动物注射抗原性物质（如细菌、病毒、类毒素、血清及其他蛋白质等），经过免疫一定时间后，动物血清中可以产生大量的特异性抗体。这种含有特异性抗体的血清称为免疫血清。免疫血清不仅广泛应用于传染病的诊断、预防和治疗等方面，而且对器官移植、肿瘤治疗及相关科研工作也具有重要意义。

免疫血清的制备是一个系统的综合性实验，包括制备抗原、免疫动物、采血、分离血清、免疫血清的纯化、鉴定等步骤。制备高效价和高特异性的抗体是免疫学的重要基本技术之一。抗体的产生通常与抗原的质和量、动物种类，以及接种途径和程序有密切关系。因此，在制备免疫血清时，要根据抗原的不同种类来选择适宜的动物种类和免疫方法。

实验一 抗体制备技术（溶血素的制备）

【目的和要求】

1. 掌握免疫血清制备的基本原理。
2. 熟悉免疫血清制备的基本操作。

【实验原理】

具有免疫原性的抗原可刺激机体相应的B淋巴细胞增殖、分化形成浆细胞，并分泌特异性抗体。由于抗原分子表面的不同抗原决定簇为不同特异性的B淋巴细胞克隆所识别，因此由某一种抗原刺激机体后产生的抗体，实际上为针对该抗原分子表面不同抗原决定簇的多种抗体的混合物（即多克隆抗体）。抗原进入机体的数量、途经、2次免疫间隔时间、次数等都可以影响机体对抗原的免疫应答。

本实验用绵羊红细胞（SRBC）来自免疫家兔，心脏采血，分离血清，血清中可获得抗绵羊红细胞抗体（抗－SRBC）。SRBC与抗－SRBC抗体结合，有补体存在时，可出现红细胞溶解，因此抗－SRBC抗体又称为溶血素。

【试剂与仪器】

1. 动物　健康成年雄性家兔（2～3kg）、健康绵羊。
2. 碘酒、75%乙醇、无菌生理盐水、保存液（阿氏液）等。
3. 无菌三角瓶（内装玻璃珠）、离心管、吸管、注射器。

4. 离心机。

【方法】

1. 抗原的制备（绵羊红细胞悬液的制备）

（1）采血　用2.5%碘酒、75%乙醇消毒绵羊皮肤，从颈静脉抽血，注入含有玻璃珠的三角瓶内，摇动三角瓶，脱纤维抗凝。绵羊血也可与灭菌的保存液（Alsever液）等量混合，置冰箱中，可保存数周。

（2）洗涤血球　无菌手续取抗凝绵羊血于离心管中，加入适量生理盐水，2000r/min离心5min，弃上清液。再加入2～3倍的生理盐水，并用毛细滴管反复吹打混匀，2000r/min离心5min，弃上清液。如此连续洗3次，最后1次可离心沉淀10min，以使红细胞密集于管底。直至上清液透明无色再弃去上清液，留密集红细胞备用。如果洗涤4次则红细胞变脆不适于使用。

（3）用生理盐水将红细胞配成需要的浓度，即为试验用的红细胞悬液。如需10% SRBC悬液时，则吸取1ml洗涤后的红细胞加生理盐水9ml即成。

2. 免疫动物

（1）取健康雄性家兔若干只（根据需要而定），具体的免疫程序见表1－1。

表1－1　绵羊红细胞免疫家兔程序

日期	剂量（ml）	途径
第1天	10% SRBC悬液0.5	皮内
第3天	10% SRBC悬液1.0	皮内
第5天	10% SRBC悬液1.5	皮内
第7天	10% SRBC悬液2.0	皮内
第9天	10% SRBC悬液2.5	皮内
第12天	20%红细胞悬液1.0	静脉
第15天	20%红细胞悬液2.0	静脉

（2）试血　末次免疫后第7天试血，耳静脉采血1ml，分离血清，作免疫溶血试验，滴定溶血素效价达1∶2000以上可放血，分离血清，放等量甘油防腐，分装无菌安瓶，贮于4℃冰箱备用。若效价不够理想，可再注射抗原，再试血，直至达到要求为止。

3. 放血　可以采用心脏采血法或颈动脉放血法。

（1）心脏采用血法

①家兔仰面，四肢缚于动物固定架上（或由助手抓住四肢固定）。

②剪去左胸部皮肤的兔毛，用碘酒、酒精消毒心前区皮肤。

③用左拇指摸到胸骨剑突处，食指及中指放在右胸处轻轻向左推心脏，并使心脏固定于左胸侧位置。在胸骨左缘外侧1～2cm左右、3～4肋间处，触摸到心脏搏动最强的部

位，选择心跳最明显处进针。

④用50ml注射器（连接16号针头），倾针45°角，对准心搏最强处刺入心脏抽血。

⑤将抽取的血液立即注入无菌三角烧瓶中，待凝固后分离血清。

（2）颈动脉放血法

①家兔仰卧同上固定，头部略放低以暴露颈部，剃毛及消毒皮肤。

②沿颈部中线切开皮肤约10cm，分离皮下组织，直至暴露出气管两侧的胸锁乳突肌。

③分离胸锁乳突肌与气管间的颈三角区疏松组织，暴露出颈总动脉后使之游离。

④于动脉下套入2根黑丝线，分别置于远心及近心端，结扎远心端的丝线，近心端的动脉用血管夹夹住。

⑤用尖头小剪刀在2根丝线间的动脉壁上剪一小口，插入塑料放血管。再将近心端的丝线结扎固定于放血管上，以防放血管滑脱。

⑥松开血管夹，使血液流入灭菌三角烧瓶中。一般1只家兔可放血80～100ml。

4. 收获血清

将三角烧瓶中的血液置37℃温箱1h，再置4℃冰箱内3～4h。待血液凝固、血块收缩后，用毛细滴管吸取血清，于3000r/min离心15min，取上清液，加入防腐剂（终浓度0.01%硫柳汞或0.02%叠氮钠），分装后置4℃冰箱中保存备用，或置－20℃以下冻存备用。

【结果判断】

收获的抗血清应是无菌、无溶血，其溶血素效价应高于1∶2000。

【结果记录】

【注意事项】

1. 注意无菌操作，并尽可能多采集血清。

2. 实验室制备抗体时，若血清的需要量不大，宜选择小动物免疫，便于管理。

3. 用细胞性抗原制备抗体时，多选用静脉注射途径免疫。免疫的次数、间隔时间以及试血时间均可随实验安排进行适当调整。

4. 免疫血清制备操作中要区别皮内注射和皮下注射。

5. 心脏采血时，取血部位要准确，不要划破家兔心脏。

6. 免疫用实验动物的抗体反应性个体差异较大，因此免疫时至少应选用2只以上动物。另外，不能使用妊娠动物。

7. 在免疫方法的选择上，也可采用多点注射法免疫动物。即于家兔脊柱两旁选6~7点皮下注射，同时于两侧肩部（或臂部）各注射一处。每点注射0.2ml，间隔2周后再于上述部位选不同点同上注射，也可产生高效价的免疫血清。

【应用与评价】

溶血素可用于补体参与的溶血反应，如CH_{50}测定和C4溶血活性测定。用溶血素和SRBC作指示系统，可进行补体结合试验和抗补体试验。

【思考题】

1. 为什么要洗涤绵羊红细胞？为什么在洗涤过程中要吸去红细胞表面的白细胞层？

2. 为什么要多次免疫动物？

3. 简述免疫血清制备的基本原理。

（赵晋英）

第二单元　免疫凝集类实验

实验二　直接凝集试验

（一）玻片凝集试验（菌种鉴定）

【目的和要求】

1. 掌握玻片凝集试验的原理、方法、结果判断。
2. 熟悉玻片凝集试验的临床意义。

【实验原理】

用已知的诊断血清，与被检的未知细菌直接进行凝集试验，如出现特异性凝集，可确定被检细菌的种属或型别。

【试剂与仪器】

1. 诊断血清　有商品供应，严格按各种诊断血清的说明书使用。
2. 被检细菌　可挑取平板培养基上培养的菌落，或斜面培养基上的菌苔。
3. 生理盐水、载玻片、接种环。

【方法】

1. 基本步骤　见图 2－1。

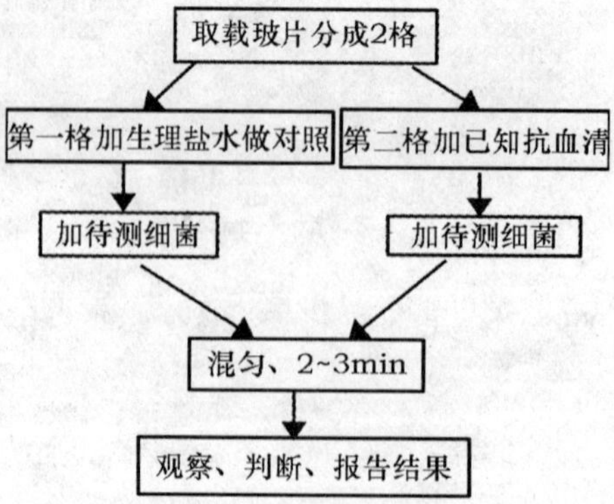

图 2－1　玻片凝集试验基本步骤

2. 操作

（1）取洁净的载玻片，用蜡笔分成2格，以灭菌接种环或无菌毛细吸管，蘸取或吸取生理盐水1环或1滴放于一侧作为对照，并用同样方法取1环或1滴诊断血清放于另一侧。

（2）用灭菌接种环挑取被检细菌少许，分别涂于生理盐水和待测血清中（或先放在生理盐水内混匀，再蘸取混匀的菌悬液放入诊断血清中混匀）。

（3）摇动玻片，2～3min后观察结果。

【结果判断】

1. 结果判断　若生理盐水中的细菌不凝，而诊断血清内的细菌迅速凝集，为阳性；若生理盐水和诊断血清中的细菌均不凝，为阴性；若生理盐水和诊断血清中的细菌都发生了凝集，则为假阳性，说明被检细菌有自凝现象或生理盐水中可能混入诊断血清。

2. 报告　例如，已知血清为抗某某菌血清，则可报告为：检出某某菌。

【结果记录】

【注意事项】

1. 诊断血清应保存于4℃冰箱中，超过有效期限的诊断血清不宜再用。

2. 挑取被检细菌时应为纯菌，不可混有杂菌。细菌需充分研磨均匀，无菌块，以免影响结果观察。

3. 在载玻片两端涂布细菌时，注意一定要先在生理盐水中涂，然后在诊断血清中涂，以免将血清误带入生理盐水中。

4. 必须做生理盐水对照。

5. 试验后的细菌仍有传染性，应将载玻片放入消毒缸内。

【参考范围】

与已知抗血清凝集者为阳性；反之为阴性。

【临床意义】

玻片凝集法多用于细菌的种属鉴定和分型，还可用于人类红细胞 ABO 血型的鉴定。

【应用与评价】

玻片凝集试验操作简单，反应迅速，设备器材要求不高，易被临床接受，但此方法仅能定性，且灵敏度较低。用途：适用于细菌的分型和 ABO 血型鉴定等。

【思考题】

1. 分析玻片凝集试验鉴定细菌的各个环节中可能出现的错误。
2. 列举出影响玻片凝集试验结果的主要因素。

（二）试管凝集试验（肥达反应）

【目的和要求】

1. 掌握肥达反应的实验原理、方法、操作步骤、结果观察。
2. 熟悉肥达反应的临床意义。

【实验原理】

肥达试验是用伤寒沙门菌的 O 抗原（TO）、伤寒沙门菌的 H 抗原（TH）、甲型副伤寒沙门菌鞭毛抗原（PA）和乙型副伤寒沙门菌鞭毛抗原（PB）分别制成的标准诊断菌液，来与患者血清做凝集试验，临床上用于辅助诊断伤寒、副伤寒。如果需要，有些地区可增加丙型副伤寒沙门菌鞭毛抗原（PC）或鼠伤寒沙门菌鞭毛抗原等其他沙门菌鞭毛抗原的诊断菌液。

【试剂与仪器】

1. 诊断菌液　市售的 TO、TH、PA、PB 标准诊断菌液。
2. 被检血清　可以不加温灭活。
3. 生理盐水、器材试管、试管架、吸管、恒温水浴箱等。

【方法】

1. 基本步骤　见图 2－2。

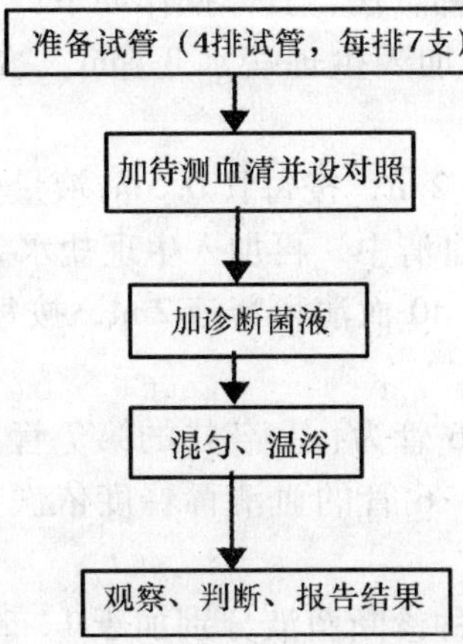

图2－2　试管凝集试验基本步骤

2. 操作　见图2－3。

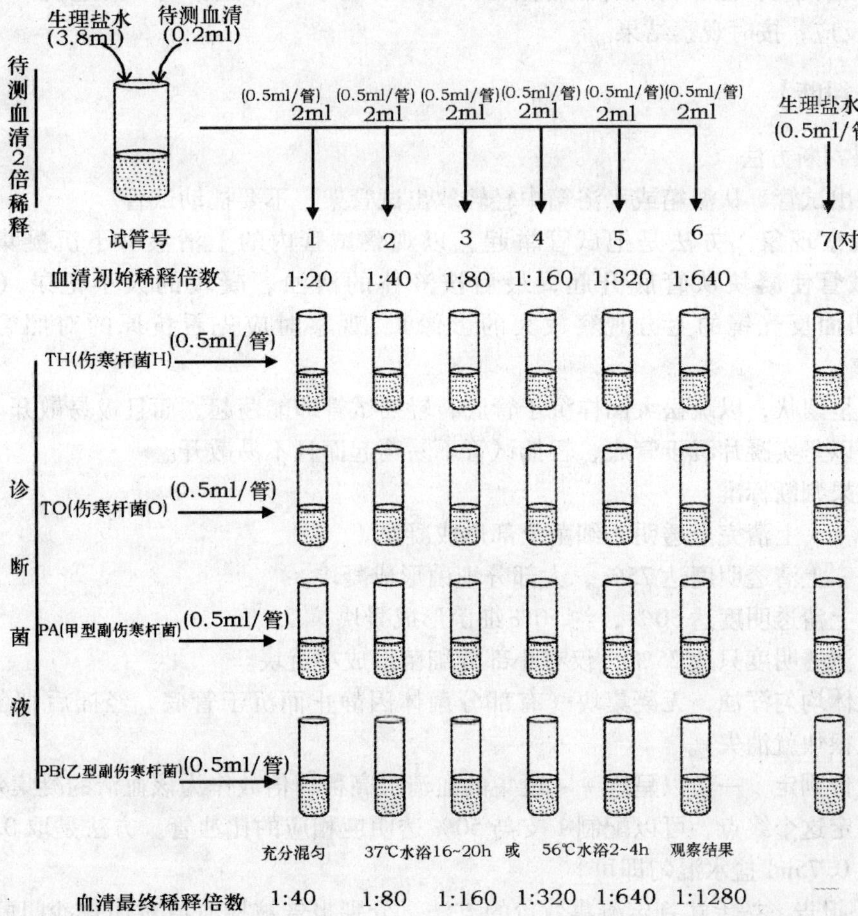

图2－3　肥达试验操作示意

（1）排管并做标记　准备4排试管，每排7支，标明记号。

（2）稀释被检血清　用平行稀释法，具体操作如下：

①取中号试管1支，用吸管加入生理盐水3.8ml，被检血清0.2ml混匀，使血清成1:20稀释。

②吸取上述1:20血清稀释液2ml，按每管0.5ml液量分别加入各排的第1管。

③在中号试管内余下的2ml血清中，再加入生理盐水2ml并混匀。此时血清经2倍稀释则成1:40稀释度。再吸取此1:40血清稀释液2ml，按每管0.5ml液量分别加入各排的第2管。

④如此连续稀释到各排的第6管为止。各排的第7管只加生理盐水0.5ml，不加血清作为抗原对照。稀释后各排第5～6管的血清稀释度依次为1:20、1:40、1:80、1:160、1:320、1:640。

（3）加诊断菌液　将前述4种诊断菌液分别加于1、2、3、4各排的第1试管～抗原对照管，每管0.5ml。此时各排第1～6管的血清因加入等量菌液而又稀释1倍。血清最后稀释度已成为1:40、1:80、1:160、1:320、1:640、1:1280。

（4）振摇混匀保温　将所有试管振摇混匀后，置于37℃温箱或水浴过夜（56℃2～4h）以促进反应，按时观察结果。

【结果判断】

1. 结果判断方法

（1）取出试管　从温箱或水浴箱中轻轻取出试管架，不要摇动试管。

（2）观察现象　方法是把试管举起，以观察试管内的上清液和下沉凝集物，然后再轻摇试管使凝块从管底升起，最后按液体的清浊、凝块的大小记录（也可将试管放在凹面反光镜的上方观察放大的影像）。观察时应先看抗原的对照管，此管应为不凝集。

H凝集呈絮状，以疏松大团样沉于管底，轻摇试管即能荡起，而且极易散开。O凝集呈颗粒状，以坚实凝片沉于管底，轻摇试管不易荡起而且不易散开。

（3）结果判断标准

++++　上清完全透明，细菌全部形成凝块。

+++　上清透明度达75%，大部分细菌形成凝块。

++　上清透明度达50%，约50%细菌形成凝块。

+　上清透明度只达25%，仅有小部分细菌形成小凝块。

-　液体均匀浑浊，无凝集块（有部分菌体因静止而沉于管底，经摇后细菌如云烟状升起，但很快就消失）。

（4）效价判定　一般以呈现++凝集的血清最高稀释倍数作为该血清的凝集效价。为了更好地判定这个终点，可以配制1支与50%透明度相应的比浊管。方法是取0.25ml试验菌液加入0.75ml盐水混匀即可。

2. 结果报告　按上述判定凝集效价的方法，分别报告被检血清对伤寒沙门菌H抗原（TH）、伤寒沙门菌O抗原（TO）、甲型副伤寒沙门菌鞭毛抗原（PA）、乙型副伤寒沙门菌鞭毛抗原（PB）的凝集滴度。但是，如果第1管仍无凝集现象应报告<1∶20，第7管仍呈++或更强凝集现象应报告>1∶1280。如：

肥达试验结果：TH：1∶320；TO：1∶160；PA<1∶20；PB<1∶20。

【结果记录】

【注意事项】

1. 吸管使用的要求　1ml吸管用橡胶头，5ml以上吸管用洗耳球。观察液面时应将吸管垂直观察，如果吸液量很少时，注意拭净吸管外壁，并在注液时把吸管插入试管底部，以防注液过多粘于试管内壁。

2. 液体混合的要求　将2种液体混合时，需用吸管连续吸取注液3次。吸液时吸管应入液面下，以防吸进空气。注液时应离开液面，以防产生气泡或使液面溢出试管。为此，可连续上下移动容器，配合注吸的需要。

3. 液体的稀释　在血清学检验中，为使抗原和抗体间有最适比例或为检测抗原（或抗体）的效价而常对反应物进行连续2倍或连续10倍稀释。以连续2倍稀释为例，首先在系列试管内分别加注等量稀释液，然后在第1管内注入等量原液，混合稀释后吸取此已经2倍稀释的混合液的半量移至第2管，然后再混合稀释、再移液……如此，原液即按2的等比级数即2^0，2^1，2^2，2^3……方式连续稀释，此时原液的稀释度逐管递增（原液浓度逐管递减）。实际工作中常用1∶20、1∶40、1∶80……或用1/20、1/40、1/80……表示其相应的稀释度。上述肥达试验，因同时需要4排稀释度递增的血清稀释液，逐排做连续2倍稀释较繁琐，故采用在原液管内稀释后，取其一半分至各管，再于原液管内稀释，此即平行稀释。

4. 当向一系列已有血清（或抗原）的试管内连续加注抗原（或血清）时，一般应先加对照管，然后再从高稀释度液管依次向低稀释度的液管加注，而且要避免吸管尖端触及试管内原有反应物。

5. 抗原抗体加入后应充分摇匀，以增加彼此间的接触。同时反应的温度、电解质等的离子强度均可影响试验结果。

【参考范围】

由于隐性感染等原因，很多正常人血清中可以有一定滴度的凝集价，即参考凝集效价：

TH：<1∶160；TO：<1∶80；PA：<1∶80；PB：<1∶80。

【临床意义】

1. 高于上述参考效价才有诊断意义。

2. 在病程的不同时期（早期及中期或末期）相隔5~7天，连续进行血清学检查。如果血清滴度随之增高到4倍或以上，就更有诊断价值。

3. H和O抗体增高的不同意义　因O抗体（IgM）较早出现，消失较快；而H抗体（IgG）出现较晚，维持时间长。

①若H和O抗体增高超过参考效价，则该患者患伤寒、副伤寒的可能性较大。

②若H和O抗体均在参考凝集效价以下，则该患者患伤寒、副伤寒的可能性较小。

③若H抗体超过参考效价而O抗体低于参考效价，则可能是预防接种或回忆反应。

④若O抗体超过参考效价而H抗体低于参考效价，则可能为伤寒、副伤寒的早期或其他沙门菌感染。

但约有10%的患者，血清中只有O抗体而无H抗体。也有极少数患者，血清中的抗体始终不增高，因而肥达试验是伤寒、副伤寒疾病的辅助诊断方法。

【应用与评价】

试管凝集试验为经典的定量凝集试验，虽然灵敏度不高，但由于其操作简便，对实验条件要求低，目前采用微量反应板替代试管后，仍在临床广泛应用。

【思考题】

分析影响肥达试验结果观察的主要因素。

（林逢春）

实验三　间接凝集反应（类风湿因子检测）

【目的和要求】

掌握胶乳凝集试验的原理，熟悉实验方法，了解其临床应用。

【实验原理】

类风湿因子（rheumatic factor，RF）是一种发生于类风湿患者血清中的抗人变性IgG抗体（以IgM为主），此种抗体可与变性的人IgG的Fc段部分发生结合。由于RF为可溶性小分子蛋白，直接凝集试验用肉眼难以判定。故将变性人IgG致敏胶乳颗粒，与患者血清中的 RF 相遇时，即可发生凝集现象。

【试剂与仪器】

1. 类风湿免疫诊断试剂（人变性 IgG 致敏的胶乳颗粒）：有商品供应。
2. 被检血清 56℃30min 灭活，可阻止假阳性凝集。
3. 阳性对照血清　可用 RF 标准品。也可收集 RF 阳性血清混合后用。
4. 生理盐水。

【方法】

1. 基本步骤　见图 2－4。

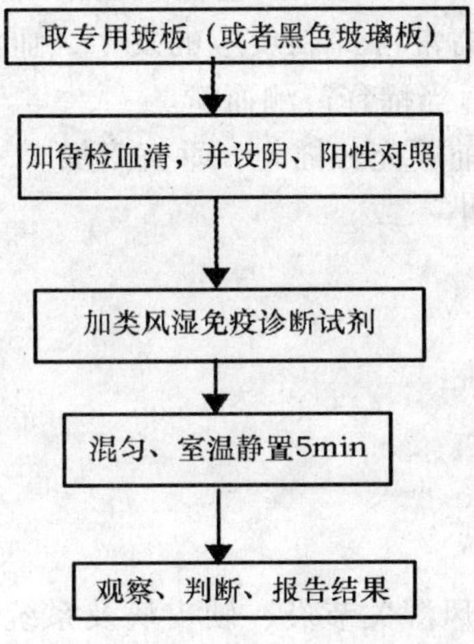

图 2－4　间接凝集反应基本步骤

2. 操作

（1）于专用玻板（或者黑色玻璃板）3 个方格内，分别滴加 RF 阳性血清、RF 阴性血清、待检血清。

（2）将人 IgG 致敏胶乳颗粒分别滴加在上述方格的血清中，轻轻晃动玻片，使之充分混匀。

（3）室温静置 5min 后，观察结果。

【结果判断】

1. 结果判断　5min 内出现明显而均匀的凝集颗粒者为阳性，不凝集者为阴性。必要时阳性标本可进一步做 2 倍连续稀释，测定 RF 滴度。

2. 报告　RF 阳性，或 RF 阴性。

【结果记录】

【注意事项】

1. 测试时血清与胶乳试剂应充分混匀。

2. 应在黑色背景下观察结果，最好用黑色玻璃板做试验。

3. 因为血清中 IgG 浓度过高常可抑制反应的发生，血清中白蛋白及其他蛋白亦有妨碍反应的作用，所以试验前需适当稀释待测血清。

4. 胶乳试剂不得冰冻，用前要充分摇匀，垂直滴加。

5. 血清和试剂的液滴要大小一致。

6. 反应以室温为宜。

【参考范围】

正常人 RF 检测结果呈阴性。

【临床意义】

RF 检测阳性，主要见于类风湿关节炎、硬皮病及系统性红斑狼疮等，其阳性程度或被检出量的多少与病情有关，尤其是被检出 RF 的类型如 IgG 型、IgA 型或 IgM 型等分别具有不同临床参考意义。

一些其他自身免疫性疾病（干燥综合征）、慢性炎症和少数健康人群中也偶有 RF 阳性者，判断时要注意结合临床表现。

【应用与评价】

此方法操作简便、快速，成本低廉，一般适用于临床初筛的定性试验。主要用于类风湿性疾病、硬皮病、系统性红斑狼疮和干燥综合征等疾病的辅助诊断。

【思考题】

分析类风湿因子检测试验的影响因素。

（林逢春）

实验四 协同凝集试验（脑膜炎球菌快速鉴定）

【目的和要求】

1. 掌握协同凝集试验的基本原理。
2. 学会细菌的快速鉴定方法。

【实验原理】

协同凝集试验（coagglutination）与间接凝集反应的原理类似，但所用的载体是金黄色葡萄球菌。该菌体的细胞壁中含有A蛋白（staphylococcus protein A，SPA），SPA可与人和多种哺乳类动物的IgG Fc段发生结合，而不影响其Fab段的功能。用表达SPA的金黄色葡萄球菌来吸附某种特异性IgG，即可制成IgG致敏的载体颗粒，后者与相应的抗原结合，可导致细菌凝集。

【试剂与仪器】

1. 标本　流行性脑膜炎患者的脑脊液。
2. 试剂　金黄色葡萄球菌Cowan Ⅰ株、A群脑膜炎球菌的家兔免疫血清（56℃ 30 min灭活）、普通肉汤、普通琼脂平板、甲醛、无菌生理盐水和0.01mol/L pH 7.1～7.4 PBS（见附录一）等。
3. 器材玻璃棒、离心机、水浴箱、载玻片、无菌滴管、吸管及试管等。

【方法】

1. 基本步骤　见图2－5。

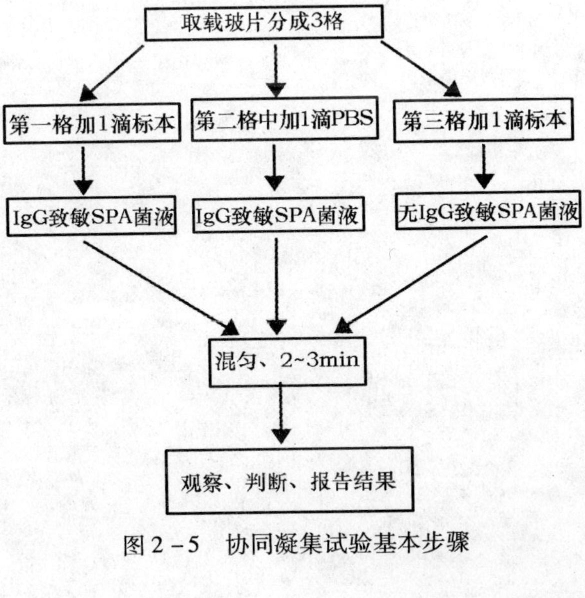

图2－5　协同凝集试验基本步骤

2. 操作

（1）SPA 细菌稳定液的制备　将金黄色葡萄球菌 Cowan Ⅰ 菌株经过普通琼脂斜面 37 ℃培养 18 ~24h 后，用玻璃棒刮适量细菌菌苔加入 0. 01mol/L pH7. 1 ~7. 4 PBS 中，经 3000 r/ min 离心 15min，洗涤 3 次，用含 0. 5% 甲醛的 PBS 稀释成 1×10^9/ml 细菌悬液，分装后保存备用。

（2）致敏 SPA 菌液的制备　取前述已制备的 SPA 稳定菌液 1ml，加入 A 群脑膜炎球菌的家兔免疫血清 0. 1ml，充分混匀后置 37℃水浴 30min；用 PBS 经 3000r/min 离心 15 min，洗涤 2 次后，补充 PBS 至 10ml。

（3）将载玻片分成 3 格，第一格和第三格各加 1 滴流行性脑膜炎患者的脑脊液，于第二格中加 1 滴 PBS。

（4）于第一格和第二格分别加 1 滴抗血清致敏的 SPA 菌液，第三格中加滴未经致敏的 SPA 菌液 1 滴。

（5）分别用牙签混匀，2 ~3min 后观察结果，出现颗粒状凝集者为阳性。

【结果判断】

第一格中应凝集成清晰可见的颗粒，液体澄清，为阳性反应结果；第二、三格为对照，应不出现凝集。根据凝集颗粒的大小及液体澄清的程度，可将凝集现象分成若干层次：

“ + + + + ”为液体迅速透明，出现粗大颗粒状凝集。

“ + + + ”在 2 min 内液体透明，出现较大凝集颗粒。

“ + + ”在 2 min 内液体稍透明，出现小颗粒状凝集。

“ + ”液体混浊，有细小颗粒。

“ – – ”液体混浊，无凝集颗粒可见。

以“ + + ”以上凝集为阳性。

【结果记录】

【注意事项】

1. 协同凝集试验的特异性和反应的强弱取决于致敏 SPA 菌液的免疫血清，因此应选用特异性强和效价高的制剂。

2. SPA 与 IgG 类抗体的结合虽无种属特异性，但对不同种属的 IgG 的亲和力不同，故在制备致敏 SPA 菌液时要选择适当动物的抗血清。

3. 每次试验应同时设立阳性对照和阴性对照，以保证试验结果的正确性。此外，还应设立未致敏 SPA 对照，以排除细菌自身凝集现象。

【参考范围】

正常情况下测定值应为阴性。

【临床意义】

1. 协同凝集试验是常用的简易快速诊断法，可用于细菌的快速鉴定和分型，比直接玻片凝集的敏感性高 50 倍。可检测脑脊液、血液及尿液中的微量病原菌，例如脑膜炎球菌、志贺菌等。

2. 可用于病毒鉴定与分型、细菌毒素等可溶性抗原的检测，亦可作为钩端螺旋体快速群体定型的方法之一。

【应用与评价】

本法快速、方便、用途广、结果可靠，而且无需特殊仪器设备，易于在基层医院普及。试验中以细菌的菌体为载体颗粒，与胶乳相比更加稳定，且不受试验体系中离子强度的影响。

【思考题】

分析影响协同凝集试验结果的主要因素。

（林逢春）

附　间接凝集抑制试验简介（胶乳妊娠试验）

胶乳妊娠试验是根据间接凝集抑制试验原理设计的，即先将待测孕妇尿液与已知抗绒毛膜促性腺激素（HCG）抗体反应，再添加 HCG 致敏的胶乳颗粒参与反应。由于孕妇尿液中含有人绒毛膜促性腺激素（HCG），能与已知抗 HCG 抗体结合形成复合物，从而抑制了抗 HCG 抗体与致敏胶乳颗粒表面上的 HCG 结合，不出现胶乳凝集现象。

近年来，随着抗 HCG 单克隆抗体的出现，该试验已发展为直接凝集试验，结果更加直观，操作也更简便。而且，由于金标记技术的快速发展，目前临床上多采用斑点金免疫技术取代胶乳妊娠试验来检测孕妇尿液中的绒毛膜促性腺激素（HCG）。

（林逢春）

第三单元　免疫沉淀类实验

可溶性抗原与相应抗体在溶液或凝胶中接触时，二者结合可形成肉眼可见的沉淀物，即免疫沉淀反应。免疫沉淀反应属于抗原抗体反应中的一类经典实验，按原理和用途的不同，免疫沉淀反应可分为多种实验类型。

通过进行本单元的实验，要求学生掌握各种实验类型的原理及方法，反应所需条件及影响因素，能正确、熟练地使用各种器材进行加样（量、顺序），对待测血清进行稀释，浇注琼脂板、打孔、加样，实验结果的观察与分析及临床意义。

实验五　双向琼脂扩散试验

【实验原理】

将可溶性抗原和抗体分别加入琼脂板上相对应的孔中，两者分别向四周自由扩散，如果该抗原和抗体相对应，则抗原与抗体相遇而发生特异性反应，并在两者浓度比例合适处形成肉眼可见的白色沉淀线。沉淀线的形状、位置与抗原和抗体的浓度、扩散速度相关。

【试剂与仪器】

1. 试验标本　待测人血清、阳性对照血清。

2. 主要试剂　羊抗人 IgG 诊断血清（或 AFP 免疫血清、或 HBsAg 诊断血清）、15g/L 盐水琼脂等。

3. 主要器材　载玻片、吸管、打孔器、湿盒、微量加样器等。

【方法】

1. 基本步骤　见图 3－1。

图 3－1　双向琼脂扩散试验基本步骤

2. 操作

（1）制板　用粗孔吸量管吸取溶化的 15g/L 盐水琼脂 4.5ml，浇注于普通洁净载玻片上，待冷。

（2）打孔　用直径3mm的打孔器来打孔，使两孔之间的间距为4～5mm。临床上常用孔型为梅花型，中间为抗体孔，四周等距排列6个抗原孔。

（3）加样　用微量加样器在中央孔加入抗体，在周围孔内加入待测抗原，其中第1、4加入阳性对照血清，第2、3、5、6孔分别加入不同的待测血清。如用于检测抗体特异性时，中央孔加抗血清，四周孔加入不同的抗原；如进行抗体效价滴定时，则在中央孔加入抗原，四周孔加入不同的稀释度的抗血清。

（4）扩散　将加好样的琼脂片放入湿盒中，置室温或37℃温箱中24h观察结果。

【结果判断】

1. 待检标本如出现沉淀线，且与阳性对照的沉淀线相吻合，则为阳性反应。如无沉淀线出现或与阳性对照的沉淀线完全交叉则为阴性反应（图3－2）。

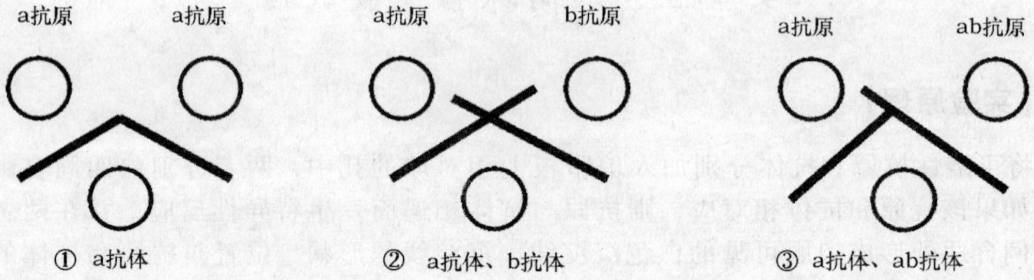

图3－2　双向琼脂扩散试验沉淀线类型

①表示2种抗原完全相同；②表示2种抗原完全不同；③表示2种抗原部分相同

2. 在双扩试验中，沉淀线出现的位置及沉淀线是否弯曲均代表不同的意义，应注意分析各种结果（图3－3）。

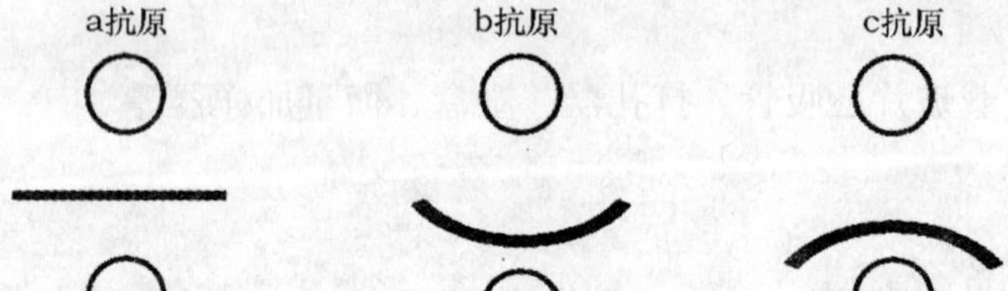

图3－3　沉淀线与抗原抗体间的关系

①表示抗原a与抗体a分子量大小适中，浓度相宜；②表示抗原b浓度＞抗体b浓度，抗原b分子量＞抗体b分子量；③表示抗原c浓度＞抗体c浓度，抗原c分子量＜抗体c分子量

3. 出现沉淀线的最高抗体稀释度为该抗体的效价。

【结果记录】

【注意事项】

1. 浇制琼脂板时，要注意琼脂的温度不能过高（56℃ ±），抗血清与琼脂要充分混匀，浇板要均匀、平整、薄厚一致、无气泡、布满整个玻片。

2. 加样孔要打得圆整光滑，边缘不要破裂，底部勿与载玻片脱离。

【应用与评价】

本法操作简便，不需特殊仪器设备，特异性高，结果可靠，成本低廉。但其只能作为一种定性试验，不能精确定量，而且灵敏度较低，耗时比较长。

【思考题】

分析比较凝集反应与沉淀反应有何主要区别？

（陈芳梅）

实验六　单向琼脂扩散试验（IgG、IgA、IgM 测定）

【实验原理】

将定量的含抗 Ig 抗体的血清均匀地混合于琼脂或琼脂糖凝胶内，制备琼脂板、打孔、加抗原样品（以相应的 Ig 作为抗原），抗原呈辐射状向含抗体的凝胶内扩散，并与抗体发生特异性结合反应，在抗原与抗体比例合适处，形成肉眼可见的白色沉淀环。沉淀环的直径大小与孔中抗原（IgG、IgA、IgM）浓度成正比，可从用不同浓度的标准抗原制成的标准曲线，通过曲线可查出待测标本中抗原的含量。

【试剂与仪器】

1. 彩色 IgG、IgA、IgM 单扩板（有商品出售）。

2. 待测血清、生理盐水。

3. 微量加样器、刻度吸管、小试管、湿盒、恒温温箱等。

【方法】

1. 基本步骤　见图3－4。

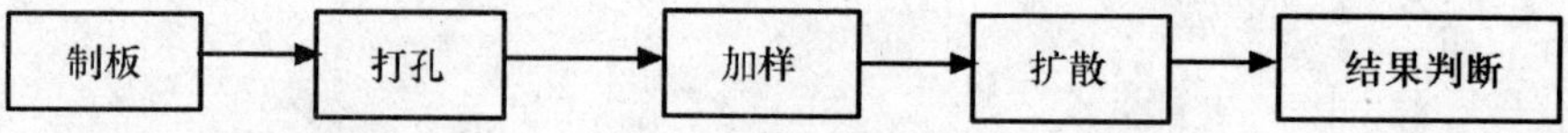

图3－4　单向琼脂扩散试验基本步骤

2. 操作

（1）样品测定　按试剂盒说明书操作。将试剂盒自冰箱中取出，打开包装，放室温中平衡15min。先取待测血清0.1ml，加生理盐水0.3ml，即按1∶40稀释待测血清，若测IgG、IgA各取10μl，若测IgM取20μl分别注入IgG、IgA、IgM板孔中，放入湿盒37℃扩散24h（IgG、IgA）或48h（IgM）后观察结果。

（2）标准曲线制备　将工作标准（标有IgG、IgA、IgM含量）先用0.5ml蒸馏水溶解，再由生理盐水稀释成5种浓度的标准液（单位/ml）。制备IgG、IgA时，取以上5种不同浓度标准液各10μl，制备IgM则各取20μl，分别加入IgG、IgA、IgM单扩散板前5孔，余孔测样品，置37℃湿盒于水平位置扩散24h（IgG和IgA）或48 h（IgM）后观察结果。

【结果判断】

精确测量各试验孔沉淀环的直径（椭圆形环应测长径与短径后求其均值）。以各稀释度工作标准的沉淀环的直径为横坐标，相应孔中Ig含量为纵坐标，在半对数坐标纸上绘制标准曲线。从标准曲线上可查得待测血清IgG、IgA、IgM含量，乘以稀释倍数即可。

【结果记录】

【注意事项】

1. 严格按照试剂盒说明书操作。不同批号不同生产厂家的试剂不可混用。
2. 待测标本、参考血清的稀释及加样要准确，每个样品最好加 2 个孔。
3. 沉淀环测量必须准确，若有误差，当乘以稀释倍数后会成几十倍增长。
4. 每批实验均应同步绘制标准曲线。
5. 扩散时琼脂板应保持水平，以免沉淀环变形，影响结果判断。

【参考范围】

见表 3－1。

表 3－1　各年龄组 IgG、IgA、IgM 参考值（单位：g/L）

年龄	IgG	IgA	IgM
新生儿	9.70 ±4.00	0.008 ±0.005	0.13 ±0.07
4 个月	5.20 ±1.98	0.24 ±0.11	0.57 ±0.34
7 个月	5.54 ±2.34	0.23 ±0.18	0.56 ±0.32
1 岁	6.40 ±2.80	0.32 ±0.24	0.82 ±0.44
3 岁	7.20 ±3.38	0.64 ±0.50	0.84 ±0.44
7 岁	7.8. ±2.80	0.86 ±0.52	0.94 ±0.50
12 岁	10.20 ±3.84	1.21 ±0.58	0.85 ±0.56
15 岁	9.80 ±3.44	1.39 ±0.99	0.94 ±0.52
18 岁	10.30 ±3.84	1.49 ±0.96	0.93 ±0.52
成人	12.87 ±1.35	2.35 ±0.34	1.08 ±0.24

【临床意义】

1. IgG、IgM、IgA 均升高，常见于各种慢性感染、慢性肝病、肝硬化、淋巴瘤和某些自身免疫性疾病，如系统性红斑狼疮、类风湿关节炎等。

2. 单一免疫球蛋白增高，主要见于免疫增殖性疾病，如多发性骨髓瘤、原发性巨球蛋白血症等。

3. IgG、IgM、IgA 均降低，常见于各类先天性免疫缺陷病、获得性免疫缺陷病、联合免疫缺陷病及长期使用免疫抑制剂的患者。单一 IgA 降低常见于反复呼吸道感染患者。

4. 新生儿和婴幼儿由于体液免疫功能尚未成熟，IgG、IgM、IgA 的含量均比成人低，需按年龄组参考范围来进行分析和判断。

【应用与评价】

该方法稳定、简便、不需要特殊设备，参考血清及抗血清容易购得，一般基层实验室即可开展此项试验。而且其结果可经染色、干燥后长期保存。但该法敏感度较低，观察结果需时间较长，每次测定时间需同时做参考血清对照。

【思考题】

分析影响该实验结果的主要因素。

（陈芳梅）

实验七　血清 IgG、IgA 、IgM 定量测定（比浊法）

【实验原理】

被测血清中的 Ig 与相应羊抗人 Ig 抗体发生反应，在抗体适当过量的情况下形成免疫复合物，浊度增强剂或促凝剂聚乙二醇（PEG）可加速免疫复合物的形成，并使其浊度增加。当抗体量固定且过量时，溶液中待测 Ig 的含量与形成的免疫复合物量成正比。可用分光光度计测定反应液的吸光度 *A* 值（浊度）。采用已知不同浓度的 Ig 含量为横坐标，以其吸光度 *A* 值为纵坐标，作标准曲线，通过标准曲线可求出待测血清中的 Ig 含量。

【试剂与仪器】

1. PEG－NaF 稀释液　PEG 40. 0g，NaF 20. 0g，NaCl 19. 0g，NaN 31. 0g，加蒸馏水溶解至 1000ml，双层滤纸过滤。
2. 羊抗人 IgG、IgA、IgM 抗血清。
3. Ig 标准参考血清。
4. 试管、试管架、1ml 吸管、1～20μl 可调加样器、坐标纸、铅笔、恒温水浴箱、离心机、分光光度计或半自动生化分析仪。

【方法】

1. 基本步骤　见图 3－5。

图 3－5　血清 IgG、IgA、IgM 定量测定基本步骤

2. 操作

（1）待检血清标本稀释　测 IgG，血清按 1∶10 用生理盐水稀释，测 IgA 和 IgM 时血清可不稀释。在测定管中待检血清的最后稀释倍数：测 IgG 为 1∶1000，测 IgA 为 1∶100～1∶200，测 IgM 为 1∶50～1∶100 比较合适。

（2）抗血清稀释　按厂家说明书标明效价的 80% 稀释，即效价为 1∶100 的抗血清，按 1∶80 稀释使用。例如，效价 1∶100 的羊抗人 IgG 血清，取 12. 5μl 加入 1mlPEG－NaF 稀释液中即为 1∶80 稀释，具体加样见表 3－2。

表 3-2　免疫比浊法测定免疫球蛋白的操作程序

操作程序	测 IgG	测 IgA	测 IgM
PEG-NaF 稀释液（ml）	1.0	1.0	1.0
抗血清（μl）（效价 1:100）	12.5	12.5	12.5
充分混匀			
待测血清（μl）	1.0（稀释血清）	5.0（原血清）	10.0（原血清）
充分混匀，37℃温育 30min，观察结果			

（3）测定吸光度 *A* 值　加样完毕后中，充分混匀，置 37℃温育 30min。以抗血清稀释液作空白，用分光光度计 340nm 处测定 *A* 值。也可用半自动生化分析仪测定 *A* 值。

（4）标准曲线的绘制　将标准 Ig 参考血清稀释成 5 个不同浓度的标准管，按上述操作步骤进行，测定各管的 *A* 值。以已知浓度的 Ig 含量为横坐标，以 *A* 值为纵坐标，制备标准曲线。

【结果判断】

用待测血清的 *A* 值查标准曲线可得出其中的 Ig 含量。

【结果记录】

【注意事项】

1. 抗原和抗体的比例是影响浊度形成的关键因素。当抗原过量时，由于钩状效应，即“后带现象”，形成的免疫复合物（IC）分子小，使浊度下降。当反应液中抗体过量时，IC 的形成随着抗原量递增。但这种抗体过剩又必须适量，测定 IgG 时，血清样品做 1:1000～1:2000 稀释；测定 IgA 按 1:100～1:200 稀释；测定 IgM 按 1:50～1:100 稀释比较合适。

2. 抗血清的质量要好，特异性强，效价高，并使用 R 型抗体。R 型抗体是指以家兔为代表的小型动物经抗原免疫后制备的抗血清，包括大白鼠、豚鼠、家兔、家禽和羊等动物的免疫血清。这类抗血清的特点是亲和力较强，抗原抗体结合后不易发生解离。

3. 抗原抗体反应液的最适 pH 为 6.5 ~ 8.5，超过此限度则不易形成 IC。

4. 电解质可以中和抗原抗体结合物的表面电荷，促进结合物相互凝聚形成浊度。在一定范围内，离子强度大，IC 形成快。

5. PEG 是一种增浊剂，其作用是能消除蛋白质（抗原、抗体）分子周围的电子云和水化层，促进抗原、抗体分子结合形成大分子复合物。PEG 的用量一般为 3% ~ 4%，浓度过高将引起血清中其他蛋白质非特异性沉淀，形成伪浊度，影响测定结果的准确性。

【参考范围】

见表 3 – 1。

【临床意义】

同实验六。

【应用与评价】

该方法敏感度高于单向琼脂扩散 5 ~ 10 倍，批内、批间重复性好，操作简便、快速。但反应时间长，抗原或抗体量极度过剩时易出现可溶性复合物，造成测定误差。

【思考题】

分析影响该实验结果的主要因素。

（陈芳梅）

实验八　对流免疫电泳

【实验原理】

对流免疫电泳是把双向免疫扩散和电泳技术结合在一起的方法。多数蛋白质抗原物质在碱性环境中由于羧基电离而带负电荷，在电泳时从阴极向阳移动。抗体大部分是 IgG，其等电点与环境中的 pH 接近，故解离很少，且分子量较大，移动较慢，在琼脂电渗作用下主要是顺着电流方向由阳极向阴极移动。这样就使抗原和抗体定向对流，发生反应，并在短时间内（30 ~ 90min）出现肉眼可见的沉淀线。由于限制了双扩散时抗原、抗体的多向自由扩散，因而提高了实验的敏感性。

【试剂与仪器】

1. 1% 琼脂：用 pH 8.6 巴比妥 – 盐酸缓冲液（或 pH8 6，0.05mol/L 巴比妥缓冲液）配制。

2. 电泳槽、电泳仪，其他试剂、检料及其他材料同双向免疫扩散。

【方法】

1. 基本步骤 见图3－6。

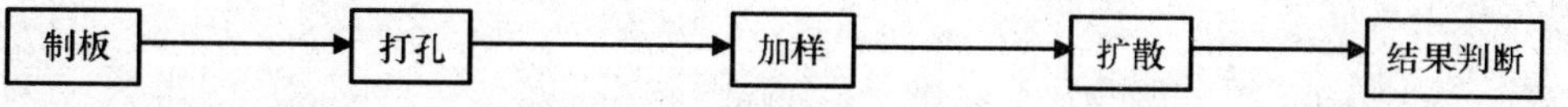

图3－6 对流免疫电泳基本步骤

2. 操作

（1）制板 同双向免疫扩散。

（2）打孔 待琼脂凝固后成对打孔，孔径为3mm，孔间距为10mm。

（3）加样 一侧孔加抗血清，另一侧孔加入待测血清、阳性对照和阴性对照血清，至完全充满孔内为止。

（4）电泳 将加样后的琼脂板置电泳槽支架上，抗原端接阴极、抗体端接阳极（图3－7），每端分别用三层纱布搭桥，贴在琼脂板上约1cm处，其余浸入槽内缓冲液中，接通电源，控制电流在4mA/cm板宽，电压6～10V/板长，电泳约1h。

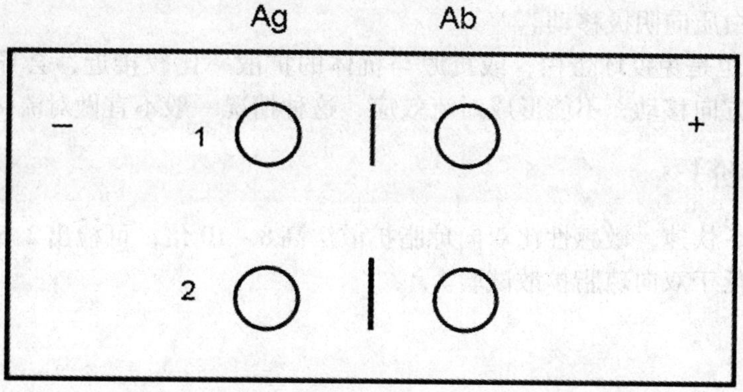

图3－7 对流免疫电泳原理示意

【结果判断】

在电泳过程中可打开电泳槽观察，如发现有沉淀线形成即可关闭电源，如沉淀线不清晰，可将琼脂板放入搪瓷盘中37℃或室温数小时后观察结果。

将玻片对着强光观察，在待测抗原与抗体孔之间出现白色沉淀线，并与已知阳性对照相似者为阳性。

【结果记录】

【注意事项】

1. 本方法宜采用带有适当电渗的琼脂为介质，应注意电渗的方向和强度，电渗作用过强会使多数蛋白质向阴极移动。

2. 如果抗原也是免疫球蛋白，或抗原与抗体的扩散率比较接近，会导致电泳时抗原和抗体向同一个方向移动，不能形成对流效应，这种情况一般不宜做对流免疫电泳。

【应用与评价】

本试验简便、快速，敏感性比双向琼脂扩散法高8～10倍，可检出2.5～5μg/ml蛋白质量。但分辨率低于双向琼脂扩散试验。

【思考题】

分析哪些因素会影响电泳结果。

（陈芳梅）

实验九　循环免疫复合物测定（PEG沉淀法）

【实验原理】

循环免疫复合物（CIC）相对分子质量较大，相互结合的抗原抗体的构象发生改变，易被低浓度的PEG自液相中析出。PEG还可抑制CIC解离，促进CIC进一步聚合成更大的凝聚物而被沉淀。利用透射比浊或散射比浊法可测出CIC的存在与含量。

【试剂与仪器】

1. 0.1 mol/L pH 8.4 硼酸盐缓冲液（BB）　硼砂（$Na_2B_4O_7 \cdot 10H_2O$）4.29g，硼酸（H_3BO_3）3.40g，蒸馏水加至1000ml，溶解后用G3或G4号玻璃滤器过滤。

2. PEG - NaF 稀释液 PEG 6000 40.9g，NaF10.0g，BB 加至 1000ml，溶解后用 G3 或 G4 号玻璃滤器过滤。

3. 热聚合人 IgG 将人 IgG（10mg/ml）置 63℃加热 20min 后立即冰浴致冷制成。用时以不含 CIC 的正常人血清配制不同浓度。

4. 微量加样器、试管、吸管及橡皮滴头等。

5. 分光光度计、普通冰箱。

6. 待测血清 不同 CIC 含量血清可由临床筛选获得，不宜冻融。

【方法】

1. 基本步骤 见图 3－8。

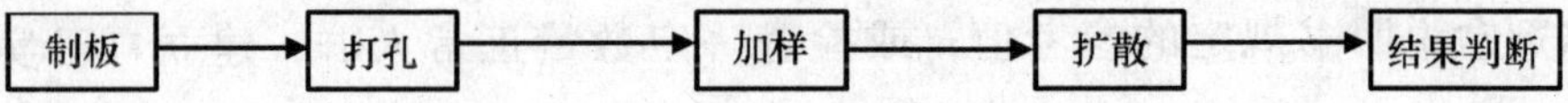

图 3－8 循环免疫复合物测定基本步骤

2. 操作

（1）待测血清作 1∶3 稀释（0.15 ml 血清 +0.3 ml BB）。

（2）按表 3－3 加样，此时 PEG 最终浓度为 3.73%。

表 3－3 PEG 比浊法测 CIC

加入物（ml）	测定管	对照管
1∶3 稀释血清（ml）	0.2	0.2
4.1% PEG（ml）	2.0	—
pH 8.4 硼酸盐缓冲液（ml）	—	2.0

37℃水浴 1h，观察结果

（3）用 1cm 比色杯在分光光度计波长 495nm 处，用硼酸盐缓冲液调零，读取两管的吸光度值。

【结果判断】

1. 定性试验 待测血清浊度值 =（测定管 A－对照管 A）×100

以大于正常人浊度均值加 2 个标准差为 CIC 阳性。

2. 定量测定 以热聚合人 IgG 浓度为横坐标，相应的吸光为纵坐标，制备标准曲线。待测血清中 CIC 浓度可从标准曲线查出。

【结果记录】

【注意事项】

1. 低密度脂蛋白可引起浊度增加，故应空腹取血。
2. 高 γ－球蛋白血症以及血清标本反复冻融，均易造成假阳性。

【参考范围】

按试剂盒说明书规定的参考值；或检查一定数量正常人群，建立自己实验室的参考值。

【临床意义】

CIC 测定对疾病有辅助诊断，有助于探讨研究疾病的发病机制，如血清病、系统性红斑狼疮、慢性活动性肝炎等 CIC 往往增高。CIC 检测方法较多，原理各不相同，结果也不尽相同，没有 1 种方法能测出所有的不同抗原、抗体形成的 CIC，因此，最好采用 2 种方法同时联合检测，以提高阳性检出率。

【应用与评价】

此法快速、简便，但特异性较差，仅适于筛查。

【思考题】

为何用聚乙二醇（PEG）作为浊度增强剂或促凝剂？

（陈芳梅）

实验十　免疫电泳技术分析人血清蛋白

【实验原理】

免疫电泳可分为两个步骤：①电泳：待测抗原在琼脂中进行区带电泳，由于蛋白质各组份的分子大小、质量及所带电荷的不同，在电场的作用下，可将不同组分分成不同的区带；②琼脂扩散：电泳后，在与电泳方向平行，挖一长形槽，加入相应抗血清，置室温或37℃，使抗原、抗体扩散，由于经电泳分离后的各种抗原成分在琼脂中呈放射状扩散，而反应抗体呈直线扩散，因此生成的沉淀线一般多呈弧形。根据各蛋白组分所处的电泳位置，可分为白蛋白（ALB）区，球蛋白 α_1 区、α_2 区、β 区和 γ 区。

【试剂与仪器】

1. 抗人血清，正常人血清。
2. 0.05mol/LpH8.6 巴比妥缓冲液。
3. 1.5% 离子琼脂（用 0.05mol /L pH8.6 巴比妥缓冲液配制）。
4. 指示剂（葡聚糖 0.5g，偶氮胭脂红 0.1 g，巴比妥缓冲液 20ml ）。
5. 玻片、打孔器、加样器、电泳槽等。

【方法】

1. 基本步骤　见图 3 – 9。

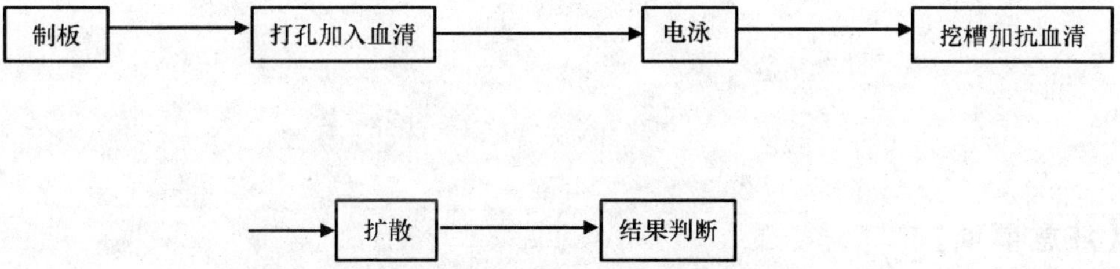

图 3 – 9　免疫电泳技术分析人血清蛋白基本步骤

2. 操作

（1）离子琼脂板制备　用 1.5% 琼脂浇板，5ml/板，凝固后打孔（图 3 – 10）。

（2）加样　用毛细管加入正常人血清（约 10μl），再加入一小滴指示剂以指示电泳前沿。

（3）电泳　恒压 4 ~ 6V/cm 或恒流 2mA/cm，电泳 0.5 ~ 1h。

（4）琼脂扩散　电泳完毕后，取出琼脂板，用不锈钢刀片在琼脂板上如图 3 – 10 所示挖一长形槽，去掉槽内琼脂，用热融琼脂封底，然后加入相应抗血清，放入湿盒 37℃ 扩散 24 ~ 48h，观察结果。

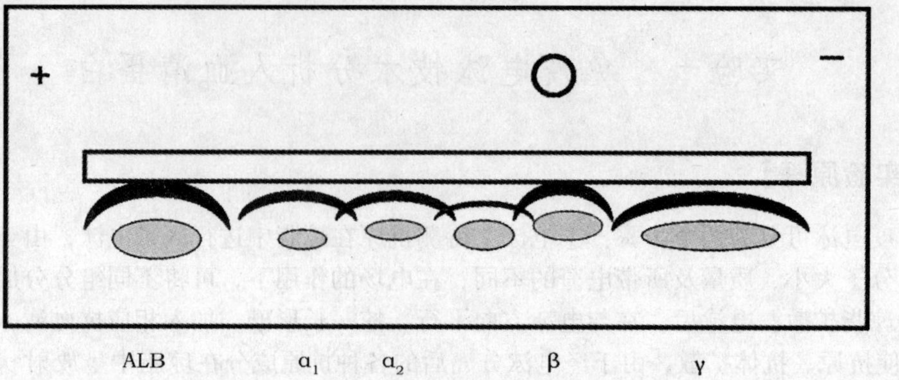

图 3－10　免疫电泳扩散原理示意

【结果判断】

免疫电泳扩散后可直接观察，必要时常规浸洗、染色。

【结果记录】

【注意事项】

1. 抗原抗体反应形成的沉淀线很弱时不易观察，可以染色。

2. 染色标本在白色背景下观察，不染色标本需在斜射光的暗色背景下观察。

3. 电泳时注意方向，且琼脂板两端用纱布或滤纸等物作盐桥，与槽内缓冲液接通。搭桥要完全紧密接触，以防电泳不均发生沉淀线偏斜。

【参考范围】

各区带常见的人血清蛋白成分见表 3－4 和图 3－11。

表 3－4　人血清免疫电泳各区带所含蛋白成分

ALB	α_1	α_2	β	γ
白蛋白	α_1－抗胰蛋白酶	触珠蛋白	转铁蛋白	IgG
前白蛋白	α_1－酸糖蛋白	铜蓝蛋白	C3a、C3b	CRP（C－反应蛋白）
α_1－脂蛋白	抗糜蛋白酶	α_2－巨球蛋白	IgA、IgM、IgD、纤维蛋白原、β_1－脂蛋白、血凝素	

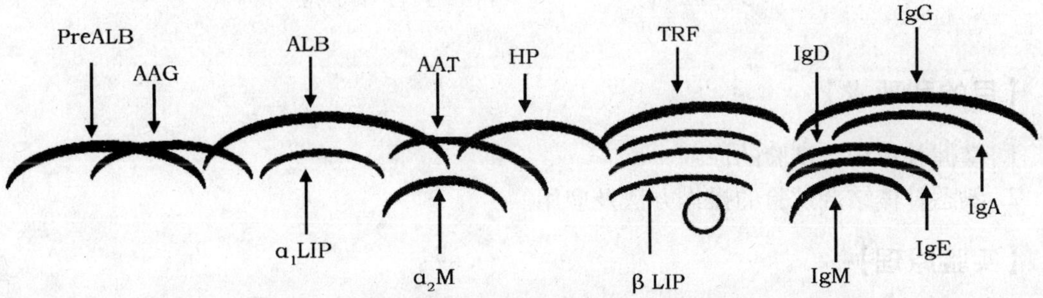

图 3－11　人血清蛋白免疫电泳区带位置示意

PreALB：前白蛋白；HP：触珠蛋白；α_1－脂蛋白；ALB：白蛋白；TRF：转铁蛋白

βLIP：β－脂蛋白；AAT：抗胰蛋白酶；AAG：酸糖蛋白；α_2M：α_1－巨球蛋白

【应用与评价】

本法简单，样品量少，特异性高，分辨率高，可分辨出人血清中 20～30 种蛋白。但沉淀线的数目和分辨率受多种因素影响，给结果的分析增加了难度，需积累经验，才能作出恰当的结论。

【思考题】

分析哪些因素会影响实验结果？

（陈芳梅）

第四单元　补体与补体参与的反应

实验十一　补体结合试验

【目的和要求】

1. 掌握补体结合试验的原理。
2. 熟悉补体结合试验的操作方法及应用。

【实验原理】

补体结合试验用绵羊红细胞和溶血素作为指示系统，判定待测系统中的抗原与抗体是否能发生特异性结合反应。在试验过程中，首先以补体与待测系统反应，如果补体与待测系统中的抗原抗体复合物结合，就不能再与指示系统中的溶血素致敏红细胞发生反应，不出现溶血现象，即可判定该实验结果为阳性；反之则出现溶血现象，判定该实验结果为阴性。因此根据溶血与否，可定性或定量测定抗原或抗体。

【试剂与仪器】

1. 标本　待测血清、阳性血清、阴性血清，使用前应先经56℃灭活补体30 min。
2. 试剂　补体（新鲜豚鼠血清）、已知抗原、溶血素致敏SRBC、生理盐水等。
3. 仪器　吸管、试管、试管架、恒温水浴箱等。

【方法】

1. 各种试剂的滴定

（1）抗原抗体滴定　多采用方阵滴定法，选择抗原与抗体两者都呈强阳性反应（100%不溶血）的最高稀释度作为抗原和抗体的效价（单位，U）。在表4－1中，1∶64抗原和1∶32抗体分别为1个单位。在正式试验中，抗原一般采用2～4个单位（1∶16～1∶32），抗体采用4个单位（1∶8）。半年左右复查效价有无变化。

表 4-1 抗原和抗体的方阵滴定

抗原稀释倍数	抗体稀释倍数								抗原对照
	1:4	1:8	1:16	1:32	1:64	1:128	1:256	1:512	
1:4	4	4	4	4	4	4	3	2	0
1:8	4	4	4	4	4	3	2	1	0
1:16	4	4	4	4	3	2	2	±	0
1:32	4	4	4	4	3	2	±	0	0
1:64	4	4	4	4	2	1	0	0	0
1:128	4	2	1	0	0	0	0	0	0
1:256	3	1	0	0	0	0	0	0	0
1:512	0	0	0	0	0	0	0	0	0
抗体对照	0	0	0	0	0	0	0	0	

注：1、2、3、4 分别表示抗原抗体反应强度；0 表示 100% 溶血。

（2）溶血素（抗 SRBC 抗体）滴定　溶血素有商品出售，可按标示效价稀释至所需效价。自行制备的溶血素需要滴定效价。溶血素的稀释和滴定方法如下：先按表 4-2 配制不同稀释度的溶血素，再按表 4-3 加入各种试剂，37℃温育 30min 后观察结果。

以溶血素最高稀释倍数管仍能产生完全溶血为最终效价，该稀释倍数含 1 个单位溶血素。在表 4-3 中，溶血素效价为 1:4000，即在 1:4000 稀释后含溶血素量为 1U/ml。试验时一般使用 2U/ml 溶血素（1:2000 稀释）。溶血素效价较稳定，一般 3 个月后重新滴定。

表 4-2 不同稀释度溶血素的配制

所加血清		缓冲液（ml）	最终稀释度
稀释度	体积（ml）		
1:100	0.2	1.8	1:1000
1:1000	0.2	0.2	1:2000
1:1000	0.2	0.4	1:3000
1:2000	0.2	0.2	1:4000
1:1000	0.2	0.8	1:5000
1:3000	0.2	0.2	1:6000
1:4000	0.2	0.2	1:8000
1:8000	0.2	0.2	1:10000

表4-3 溶血素的滴定

试管号	溶血素稀释度	溶血素（ml）	1:60 补体（ml）	缓冲液（ml）	2%SRBC（ml）	结果
1	1:1000	0.1	0.2	0.2	0.1	全溶
2	1:2000	0.1	0.2	0.2	0.1	全溶
3	1:3000	0.1	0.2	0.2	0.1	全溶
4	1:4000	0.1	0.2	0.2	0.1	全溶
5	1:5000	0.1	0.2	0.2	0.1	大部分溶
6	1:6000	0.1	0.2	0.2	0.1	微溶
7	1:8000	0.1	0.2	0.2	0.1	不溶
8	1:10000	0.1	0.2	0.2	0.1	不溶
9	（对照）	–	–	0.5	0.1	不溶

（3）补体滴定　按表4-4加入各种试剂，温育后观察溶血结果，以最少量补体能产生完全溶血者确定为1个实用单位，正式试验中使用2个实用单位。在表4-4中，1:60的补体0.12ml可产生完全溶血，按比例公式（0.12×2）:60=0.2:X计算，X=1:50；正式试验中应用的2个补体实用单位应为1:50稀释的补体0.2ml。

表4-4 补体的滴定

试管号	1:60 补体（ml）	缓冲液（ml）	稀释抗原（ml）		致敏 SRBC（ml）		结果
1	0.04	0.26	0.1		0.2		不溶血
2	0.06	0.24	0.1	37℃水浴30min	0.2	37℃水浴30min	不溶血
3	0.08	0.22	0.1		0.2		微溶血
4	0.10	0.20	0.1		0.2		微溶血
5	0.12	0.18	0.1		0.2		全溶血
6	0.14	0.16	0.1		0.2		全溶血

2. 正式试验

按表4-5加入各种试剂，温育后观察结果。

表4-5 测定抗体的补体结合试验操作程序

反应物	待测血清管		阳性对照管		阴性对照管		抗原	补体对照管			RBC
	测定	对照	测定	对照	测定	对照	对照	1U	2U	0.5U	对照
稀释血清	0.1	0.1	0.1	0.1	0.1	0.1	–	–	–	–	–
抗原	0.1	–	0.1	–	0.1	–	0.1	0.1	0.1	0.1	–
缓冲液	–	0.1	–	0.1	–	0.1	0.1	0.1	0.1	0.1	0.4
2U 补体	0.2	0.2	0.2	0.2	0.2	0.2	0.2	0.2	–	–	–
1U 补体	–	–	–	–	–	–	–	–	0.2	–	–
0.5U 补体	–	–	–	–	–	–	–	–	–	0.2	–
混匀，置37℃ 1h或4℃ 16~18h											
致敏 RBC	0.2	0.2	0.2	0.2	0.2	0.2	0.2	0.2	0.2	0.2	0.2
混匀，置37℃ 30min，观察结果											

【结果判断】

各类对照管，应与预期的结果吻合。阴性、阳性对照管中应分别为明确的溶血与不溶血；抗体或抗原对照管、待检血清对照管、阳性和阴性对照的对照管都应完全溶血。绵羊红细胞对照管不应出现自发性溶血。补体对照管应呈现2U为全溶，1U为全溶或略带有少许红细胞，0.5U应不溶。如0.5U补体对照出现全溶表明补体用量过多；如2U对照管不出现溶血，说明补体用量不够，对结果都有影响，应重复进行试验。

待测血清不溶血为阳性，溶血为阴性。以待测血清完全不溶血的最高稀释管为终点管，以其稀释倍数为血清抗体效价。

【结果记录】

【临床意义】

补体结合试验可应用在以下几方面：

（1）传染病诊断 各种病原性抗原及相应抗体的检测。

（2）其他抗原的检测 例如肿瘤相关抗原、血迹中的蛋白质鉴定、HLA 分型等。

（3）自身抗体检测。

【注意事项】

1. 温度、时间、酸碱度等因素均可影响补体活性，最适宜的酸碱度是 pH 6.3～7.8。

2. 试验中某些血清具有非特异性结合补体的作用，称为抗补体作用。某些脂质和变性的球蛋白能吸附大量补体，器材不洁净，带有酸、碱、肥皂等也可产生抗补体现象。故要求标本及诊断抗原或抗体均不被细菌污染。器材也必须十分洁净。

3. 抗原、抗体等各种成分的量必须比例适当，反应才能完全，故待测标本一定要做若干稀释。

【思考题】

1. 补体结合试验中的各种试剂为什么要进行滴定？

2. 补体结合试验有什么优缺点？

（王法权）

实验十二 血清总补体溶血活性的测定（CH_{50} 法）

【目的和要求】

1. 通过实验操作加深理解补体的特性及作用。

2. 掌握补体溶血活性测定的方法及意义。

【实验原理】

补体能使抗体（溶血素）致敏的绵羊红细胞（SRBC）发生溶血，其溶血程度与补体的含量和活性呈正相关（呈“S”形曲线）。在 50% 溶血时，溶血程度与补体量的关系最敏感，近似直线关系，故以 50% 溶血作为标准判定结果，通常简称为 50% 溶血（CH_{50}）试验，比 100% 溶血更加灵敏和准确。

【试剂与仪器】

1. 标本 患者或健康人血清。

2. 试剂 2% SRBC 悬液、兔抗羊溶血素、pH 7.4 巴比妥缓冲液、生理盐水等。

3. 仪器 试管、吸管、离心机、恒温水浴箱、721 型分光光度计等。

【方法】

1. 2% SRBC 悬液制备 取脱纤维绵羊血或 Alsever 液保存的羊血适量，加入 8～10 倍生理盐水，2000r/min 离心 5 min，共洗涤 3 次，第三次用缓冲液洗涤。取压积红细胞，用缓冲液配制2% SRBC悬液。

2. 2U溶血素　溶血素商品，可按标示效价稀释至所需效价。自行制备的溶血素需要滴定效价。

3. 致敏SRBC　2% SRBC悬液与2U溶血素等量混和，置37℃水浴30 min。

4. 配制50%溶血标准管　2% SRBC 2ml加蒸馏水8ml混匀，即为全溶血管。取全溶血管液2ml加缓冲液2ml混匀，即为50%溶血管。

5. 补体溶血试验　按表4－6加入各成分，混匀，置37℃水浴30 min。第10管为非溶血对照。

表4－6　补体CH_{50}测定试管法

试管号	1∶20血清（ml）	缓冲液（ml）	致敏SRBC（ml）		CH_{50}（U/ml）
1	0.10	1.40	1.00		200
2	0.15	1.35	1.00		133
3	0.20	1.30	1.00	37℃水浴	100
4	0.25	1.25	1.00	30min	80
5	0.30	1.20	1.00		66
6	0.35	1.15	1.00		57
7	0.40	1.10	1.00		50
8	0.45	1.05	1.00		44
9	0.50	1.00	1.00		40
10	–	1.50	1.00		–

【结果判断】

取出试管，2000r/min，离心10min，对照管不溶血。肉眼比色，选出与50%溶血标准管相近的2个管，再用分光光度计（波长542nm、0.5cm比色杯）测OD值，以最接近50%溶血标准管OD值的试验管作为终点管，按公式计算CH_{50}值。

血清补体CH_{50}（U/ml）＝（1/血清用量ml）×血清稀释倍数

【结果记录】

【参考范围】

CH_{50}的正常参考值为50~100U/ml。

【临床意义】

1. CH_{50}增高见于急性炎症、组织损伤（如风湿热急性期、结节性周围动脉炎、皮肌炎、伤寒、Reiter综合征和多发性关节炎）、恶性肿瘤等。

2. CH_{50}降低多见于急性肾小球肾炎、系统性红斑狼疮活动期、类风湿关节炎、亚急性细菌性心内膜炎、严重肝病等。

【注意事项】

1. 待测血清必须新鲜，放置2h以上可使补体活性下降。应无溶血，无污染。

2. 实验器材应洁净，残留的清洁剂或酸碱等能破坏补体。

3. 致敏SRBC吸附溶血素的量直接影响溶血程度，必须准确滴定溶血素效价、加入SRBC的量恒定。缓冲液和致敏SRBC均应新鲜配制。

4. 钙、镁离子的存在可稳定溶血系统，但含量过多反而抑制溶血系统。

【思考题】

1. 为什么以50%溶血为标准判定补体的溶血活性？

2. 补体溶血活性测定应注意哪些事项？

3. 补体溶血活性测定有哪些临床应用？

（王法权）

第五单元　酶免疫检测技术

酶免疫检测技术是将抗原抗体反应的特异性与酶高效催化反应的专一性相结合的一种免疫检测技术。它以酶作为标记物，与抗体或抗原联结，再与相对应的抗原或抗体作用后，以酶催化底物出现的颜色反应作为抗原抗体的定性和定量，亦可用于组织中抗原或抗体的定位研究，即酶免疫组织化学技术。

目前临床实验室最常用的酶免疫检测技术是酶联免疫吸附实验（ELISA），它是将抗原或抗体吸附于固相载体，使随后进行的抗原抗体反应均在固相载体表面进行，从而简化了分离步骤，提高了灵敏度，即可检测抗原，也可检测抗体。ELISA 的主要技术类型包括：夹心法、间接法、竞争法、捕获法等。

ELISA 试验中常用的酶有辣根过氧化物酶（HRP）和碱性磷酸酶（AP），相应的底物分别是邻苯二胺（OPD）和对硝基苯磷酸盐，前者呈色反应为棕黄色，后者为蓝色。可用目测定性，也可用酶标仪测定光密度值以反映抗原含量。

实验十三　ELISA 双抗体夹心一步法测 HBsAg

【目的和要求】

1. 掌握 ELISA 双抗体夹心一步法的试验原理、操作方法、结果分析及报告。
2. 熟悉 ELISA 双抗体夹心一步法测定 HBsAg 的临床意义。

【实验原理】

将乙肝表面抗体（抗 - HBs）吸附到固相载体上，加入待测血清标本和酶标抗体（抗 - HBs - HRP），若标本中含有待测的乙肝表面抗原（HBsAg）时，该抗原可同时结合到相应的固相抗体和酶标抗体上，则可形成抗体 - 抗原 - 酶标抗体复合物。洗涤后，加入酶的底物，酶可催化底物显色，其颜色的深浅与待测抗原浓度成正相关，借此可对患者血清标本中的 HBsAg 进行定性检测。见图 5 - 1。

【试剂与仪器】

1. 标本　待测血清、HBsAg 阳性及阴性对照血清（试剂厂家提供）。

2. 试剂　酶标抗体（抗 - HBs - HRP）、包被有乙肝表面抗体（抗 - HBs）的微量反应板（48 孔）、洗涤缓冲液（pH 7.4 PBS - Tween 20）；显色剂 A：TMB（四甲基联苯胺）使用液，显色剂 B：ABTS 使用液，终止液（2mol/L/H_2SO_4）。（均由试剂厂家提供）。

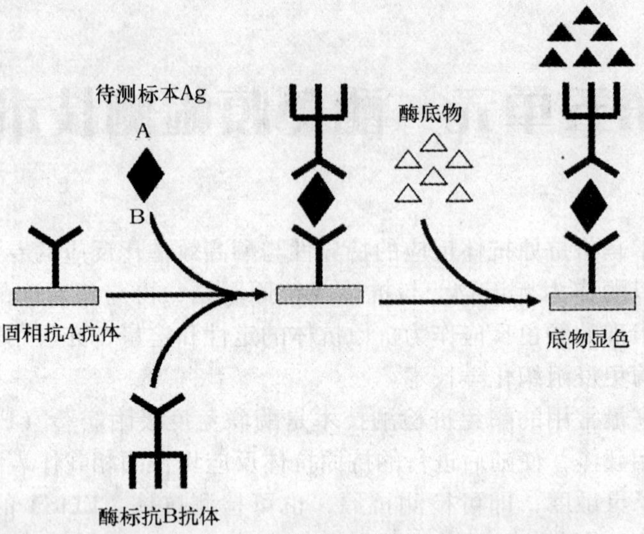

图 5－1　ELISA 双抗体夹心一步法原理示意图

3. 仪器　封板纸、微量移液器、水平快速振荡器、37℃温箱、酶标仪或全自动酶联免疫检测仪等。

【方法】

1. 基本步骤　见图 5－2。

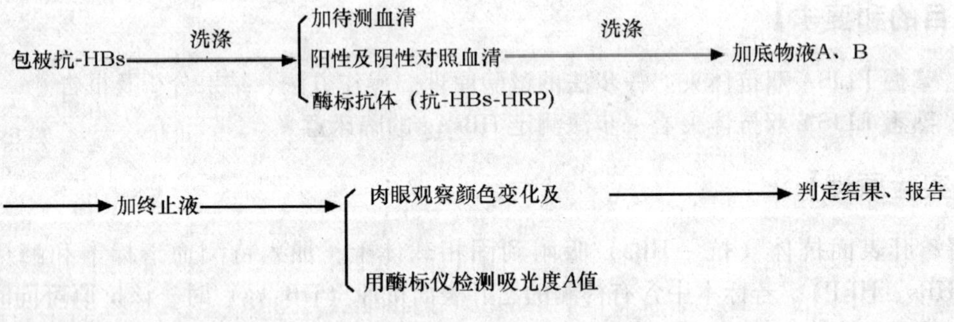

图 5－2　ELISA 双抗体夹心一步法测 HBsAg 基本步骤

2. 操作

（1）从试剂盒中取出包被有抗－HBs 的微量反应板，放置与室温下 60min，待其平衡至室温后，固定微孔板条于支架上，按顺序编号。

（2）每次试验设空白对照 1 孔（用于比色时校正零点）；另设阳性和阴性对照孔各 2 孔，每孔加相应试剂 1 滴（约 50μl）；其余孔加入待检标本各 50μl。

（3）除空白孔外，每孔加酶结合物 1 滴（约 50μl），充分混匀，封板，置 37℃孵育 30min。

（4）弃尽孔内液体，用洗涤液注满各孔，静置 5s，甩干，重复 5 次后，放在干净滤纸上。

(5) 每孔加显色剂 A 液、B 液各 50μl，充分混匀，封板，置 37℃ 孵育 15min（避光放置）。

(6) 每孔加终止液 150μl，终止反应，观察记录结果。

【结果判断】

1. 肉眼观察 明显显色为阳性，无色为阴性。现临床上规定不能仅凭肉眼来判读结果。

2. 酶标分析仪检测 选择波长为 450nm（建议使用双波长，参考波长为 630nm）。用单波长时应先用空白孔校正零点，测各孔的吸光度 *A* 值。当样品孔吸光度 *A* 值/阴性对照孔的平均 *A* 值≥2.1 时，则判定样品为阳性，反之为阴性。

当阴性对照孔的吸光度 *A* 值低于 0.05 以 0.05 计算，高于 0.05 以实际 *A* 值计算。

【结果记录】

【注意事项】

1. 对检测标本的要求 只能用于血清或血浆的检测，标本要求新鲜、无溶血、无微生物污染。如不能及时检测的样本，可置 -18 ~ -25℃ 储存 6 个月。

2. 待测标本不可用叠氮化钠防腐（NaN_3）；如需稀释，应用小牛血清做稀释液。标本中采用以下抗凝剂：肝素、枸橼酸钠、草酸钠、EDTA - K_2 盐。

3. 试剂盒自冰箱取出后应置于室温下平衡 30min 以上。每次试验后剩余试剂应及时放于 2 ~ 8℃ 储存。

4. 直接使用试剂瓶时，应将瓶内试剂混匀并弃去 1 ~ 2 滴后垂直方向滴下，加样量要准确。

5. 不同厂家、批次的商品试剂，操作方法和判定值各不相同，应严格按说明书要求进行操作，并应在有效期内使用。

6. 试剂盒应按含有传染性材料对待，应按传染病实验室检查规程处理。

7. 封板纸不能重复使用。

8. 判读结果必须在反应终止后10min内完成。

【参考范围】

正常人血清HBsAg的测定值应为阴性。

【临床意义】

1. 血清HBsAg阳性提示HBV感染，可见于以下几类人群：
(1) 乙型肝炎潜伏期和急性期的患者。
(2) 慢性乙型肝炎、肝硬化、肝癌的患者。
(3) HBsAg携带者。
2. HBsAg也可从乙型肝炎患者的体液、分泌液中检出，如唾液、精液、乳汁和阴道分泌物等。
3. 对HBsAg的检测可作为献血员筛选的重要指标之一。

【应用与评价】

双抗体夹心法是ELISA的基本模式之一，是临床上定性、定量检测抗原的最常用方法。而近几年来采用的双抗体夹心一步法，则是在保证实验特异性和敏感性的前提下，明显缩短了反应时间，简化了操作步骤，故深受临床检验工作者的欢迎。

【思考题】

1. 什么叫ELISA？其基本类型有那些？
2. 什么叫钩状现象？在实验中如何避免钩状现象的发生？

（杨元娟）

实验十四 ELISA竞争法测抗-HBc

【目的和要求】

1. 掌握ELISA竞争法测抗-HBc的操作方法、结果分析及报告。
2. 熟悉ELISA竞争法的试验原理和临床意义。

【实验原理】

该试验是用基因工程制备的乙肝病毒核心抗原（HBcAg）包被于微孔板，加入待测样品，同时加入酶标抗体（抗-HBc-HRP），若待测标本含有抗-HBc，则与抗-HBc-HRP竞争结合固相上的HBcAg。如待测标本中抗-HBc含量高，则抗-HBc-HRP与HBcAg结合少，加入TMB底物时显色淡，结果为阳性；反之，则显色深，结果为阴性；颜色的深浅于标本中的抗-HBc浓度成反比。见图5-3A、图5-3B。

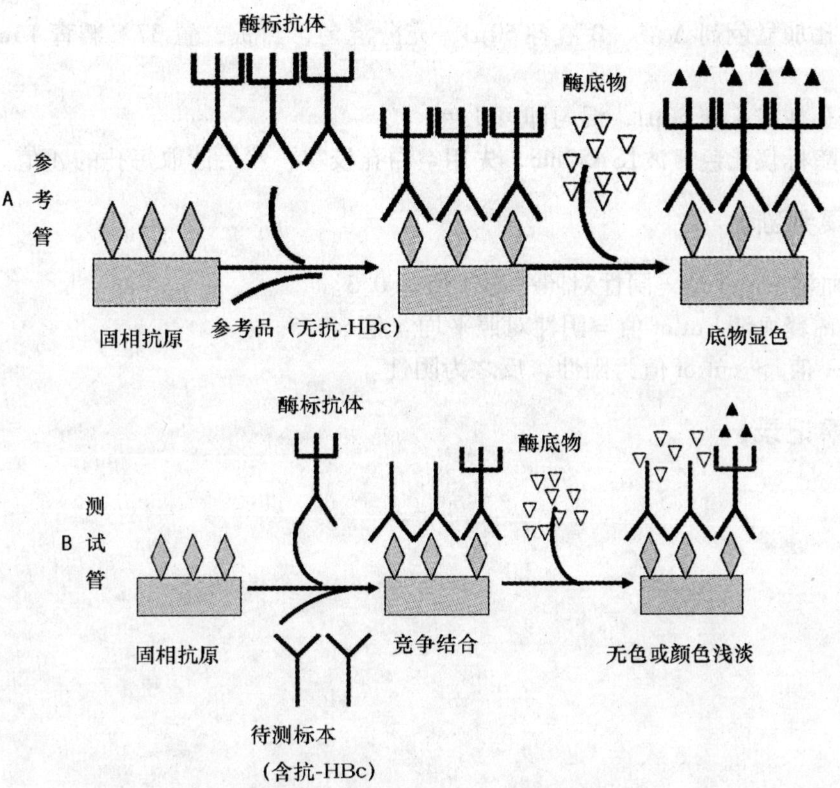

图 5－3 ELISA 竞争法测抗－HBc 原理示意

【试剂与仪器】

1. 标本 待检血清，阳性、阴性对照血清。

2. 试剂 已包被 HBcAg 的微孔反应板、抗－HBc－HRP、洗涤缓冲液（pH 7.4 PBS－Tween 20）；显色剂 A：TMB（四甲基联苯胺）使用液，显色剂 B：ABTS 使用液，终止液（2mol/L/H_2SO_4）。

3. 仪器 封板纸、微量移液器、移液头、水平快速振荡器、37℃温箱、洗板机、酶标仪或全自动酶联免疫检测仪。

【方法】

1. 从试剂盒中取出包被有 HBcAg 的微量反应板，放置于室温下 60min，待其平衡至室温后，固定微孔板条于支架上，按顺序编号。

2. 每次试验设空白对照 1 孔，空白孔只加生理盐水 100μl；另设阳性和阴性对照孔各 2 孔，每孔加相应试剂 50μl；其余各孔加入待检原血清，或经生理盐水 1∶30 稀释后的血清 50μl。

3. 除空白孔外，每孔加酶结合物 50μl，充分混匀，封板，置 37℃孵育 30min。

4. 弃尽孔内液体，用洗涤液注满各孔，静置 30s，甩干，重复 5 次后，在干净滤纸上拍干。

5. 每孔加显色剂 A 液、B 液各 50μl，充分混匀，封板，置 37℃孵育 15min（避光放置）。

6. 每孔加终止液 50μl，混匀即可比色。

7. 用酶标仪比色，波长 450nm，先用空白孔校零，然后读取每孔的 *A* 值。

【结果判断】

原倍血清 cut of 值 = 阴性对照平均 *A* 值 × 0.3。

1∶30 稀释血清 cut of 值 = 阴性对照平均 *A* 值 ×0.5。

样品 *A* 值 > cut of 值为阳性，反之为阴性。

【结果记录】

【注意事项】

同"ELISA 双抗体夹心一步法测 HBsAg"。

【参考范围】

正常人的测定值应为阴性。

【临床意义】

1. 抗 – HBc 是针对 HBcAg 的抗体，对机体无保护作用，而是一种反映 HBV 感染的重要指标。抗 – HBc（包括抗 – HBc – IgG 和抗 – HBc – IgM）。

2. 抗 – HBc – IgG 阳性常见于急性后期、慢性期、恢复期或既往感染，可持续存在数十年甚至终生，应结合其他各指标来判断。

3. 抗 – HBc – IgM 阳性提示体内有病毒复制，血清传染性强，多见于急性乙型肝炎的患者。

【应用与评价】

此方法适用于检测样本中小分子半抗原物质（如某些药物，激素 T_3、T_4、性激素等），这类物质往往只有一个抗原决定簇的、不能用双抗体夹心法检测。

【思考题】

1. 绘图并说明 ELISA 竞争法的原理及用途。

2. 在观察 ELISA 竞争法测抗 - HBc 的实验结果时，反应物颜色的深浅与标本中所含抗 - HBc 的浓度呈什么关系？

（杨元娟）

实验十五 ELISA 捕获法测抗 - HAV - IgM

【目的和要求】

1. 掌握 ELISA 捕获法测抗 - HAV - IgM 的操作方法、结果分析及报告。

2. 熟悉 ELISA 捕获法的试验原理和临床意义。

【实验原理】

在包被有抗人 IgM（μ 链）单克隆抗体的微孔反应板中，加入待测血清样品，血清中的抗 - HAV - IgM 即可被固相的抗人 IgM 所捕获而固定。再加入甲型肝炎病毒抗原（HAV - Ag），使之能将血清标本中的特异性抗 - HAV - IgM 筛选出来，然后再加入酶标记抗 - HAV 和酶的底物。若样品中含有抗 - HAV - IgM，则可形成抗人 IgM 的抗体 -（HAV - IgM）-（HAV - Ag）-（酶标记抗 - HAV）大分子复合物。根据底物显色的深浅即可测知 HAV - IgM 的存在及其浓度的高低。见图 5 - 4。

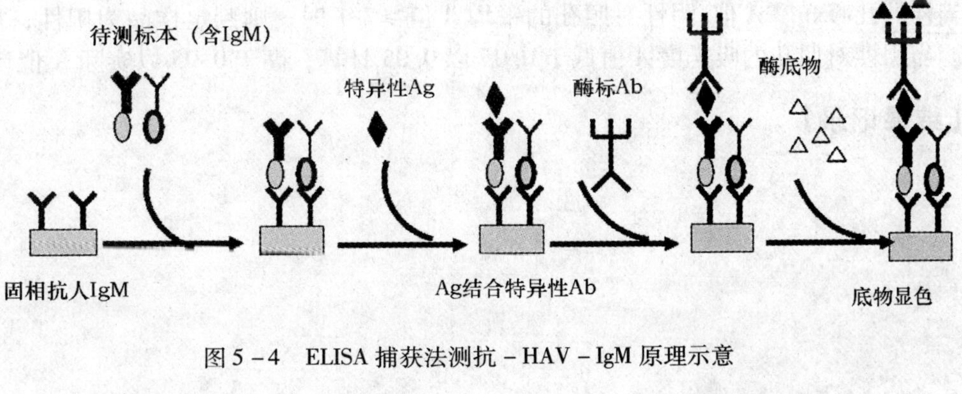

图 5 - 4 ELISA 捕获法测抗 - HAV - IgM 原理示意

【试剂与仪器】

1. 标本　待检血清，阳性、阴性对照血清。

2. 试剂　已包被抗人IgM（μ链）单克隆抗体的微孔反应板、一定浓度的甲型肝炎病毒抗原（HAV－Ag）、酶标记抗体（抗－HAV－HRP）、样品稀释液、洗涤缓冲液（pH 7.4 PBS－Tween 20），显色剂A、B及终止液。

3. 仪器　封板纸、微量移液器、移液头、水平快速振荡器、37℃温箱、洗板机、酶标仪或全自动酶联免疫检测仪。

【方法】

1. 从试剂盒中取出包被有抗人IgM（μ链）单克隆抗体的微孔反应板，放置与室温下60min，待其平衡至室温后，固定微孔板条于支架上，按顺序编号。

2. 每次试验设空白对照1孔，空白孔只加稀释液100μl。另设阳性和阴性对照孔各2孔，每孔加对照样本100μl。其余各孔加入经生理盐水按1∶1000稀释的待检血清各100μl，封板，置37℃孵育20min。

3. 反应完毕，弃尽孔内液体后用洗涤液注满各孔，静置30s，甩干，重复3次后，在干净滤纸上拍干。

4. 每孔加入HAV－Ag30μl、抗－HAV－HRP 50μl，空白孔加样本稀释液，充分混匀，封板，置37℃孵育20min。

5. 重复步骤3进行洗涤，共5次后拍干。

6. 每孔加显色剂A液、B液各50μl，充分混匀，封板，避光置37℃孵育10min。

7. 每孔加终止液50μl，混匀即可比色。

8. 用酶标仪比色，波长450nm（建议使用双波长，参考波长为630 nm），先用空白孔校零，然后读取每孔的*A*值并记录。

【结果判断】

当样品孔吸光度*A*值/阴性对照孔的平均*A*值≥2.1时，则判定样品为阳性，反之为阴性。当阴性对照孔的吸光度*A*值低于0.05以0.05计算，高于0.05以实际A值计算。

【结果记录】

【注意事项】

注意事项同“ELISA 双抗体夹心一步法测 HBsAg”，但必须排除类风湿因子（RF）及其他原因引起的假阳性。

【参考范围】

正常人抗 - HAV - IgM 的测定值应为阴性。

【临床意义】

抗 - HAV - IgM 是诊断甲型肝炎的早期特异性指标，患者发病最初 3 周内可检出抗 - HAV - IgM，随后 3 ~ 6 个月左右逐渐消退。抗 - HAV - IgM 阳性提示 HAV 急性感染，可用于甲型肝炎的早期诊断。

【应用与评价】

由于 ELISA - 捕获法测抗 - HAV - IgM 是使用单克隆抗体来进行捕获，可很好地避免同型抗体间因竞争抗原位点而导致的试验敏感性降低，也可避免类风湿因子等引起的假阳性。该试验具有较高的特异性和敏感性，在病毒感染性疾病的早期诊断中具有重要意义。

【思考题】

血清中的类风湿因子及其他非特性的 IgM 是影响捕获法检测中的主要因素，如何避免这些物质的影响?

（杨元娟）

实验十六 ELISA 间接法测抗 - HCV - IgG

【目的和要求】

1. 掌握 ELISA 间接法测抗 - HCV - IgG 的操作方法、结果分析及报告。
2. 熟悉 ELISA 间接法的试验原理及临床意义。

【实验原理】

将经人工合成或基因工程制备的丙型肝炎病毒抗原（HCV - Ag）包被在微孔反应板上，加入待测样品孵育，若待测患者血清中含有抗 - HCV - IgG 存在，则可与固相上的 HCV - Ag 结合，再加入酶标记的抗人 IgG 抗体，即可在固相上结合形成（HCV - Ag） - （抗 - HCV - IgG） - （抗人 IgG 抗体 - HRP）复合物。加入酶的底物即可显色，颜色的深浅与抗 - HCV - IgG 的浓度呈正相关。见图 5 - 5。

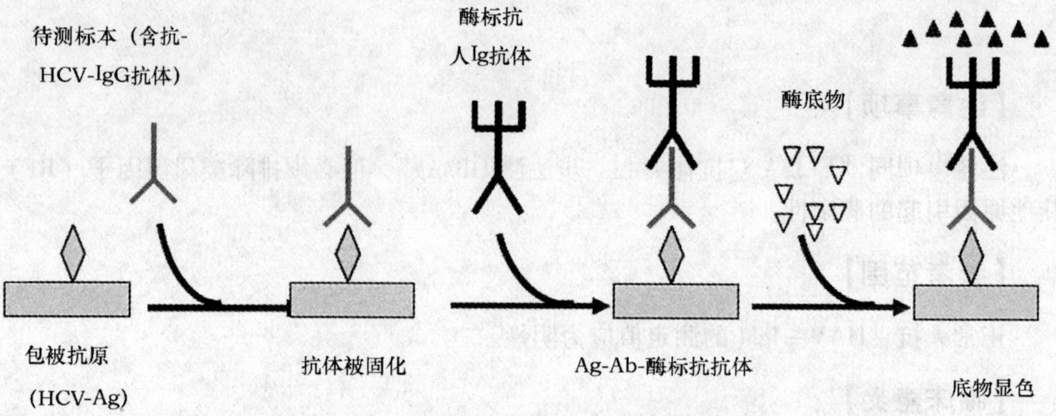

图 5 - 5 ELISA 间接法测抗 - HCV - IgG 原理示意

【试剂与仪器】

1. 标本　待检血清，阳性、阴性对照血清。

2. 试剂　已包被丙型肝炎病毒抗原（HCV - Ag）的微孔反应板、酶标抗体（抗人 IgG 抗体 - HRP）、样品稀释液、洗涤缓冲液（pH 7.4 PBS - Tween 20），显色剂 A、B 及终止液。

3. 仪器与材料　封板纸、微量移液器、移液头、水平快速振荡器、37℃温箱、洗板机、酶标仪或全自动酶联免疫检测仪等。

【方法】

1. 从试剂盒中取出包被有 HCV - Ag 的微孔反应板，放置于室温下 60min 以上，待其平衡至室温后，固定微孔板条于支架上，按顺序编号。

2. 每次试验设空白对照 1 孔，空白孔只需加稀释液 100μl。另设阳性和阴性对照孔各 2 孔，每孔加对照样本 100μl。在包被 HCV - Ag 的微孔板的各测试孔中，先加入 100μl 样品稀释液，然后加入待测血清 10μl，用振荡器缓慢混匀，封板，置 37℃孵育 30min。

3. 孵育完毕，弃尽孔内液体后用洗涤液注满各孔，静置 30s，甩干，重复 5 次后，放在干净滤纸上拍干。

4. 每孔加酶标抗体（抗人 IgG 抗体 - HRP）100μl，空白孔加样本稀释液，充分混匀，封板，置 37℃孵育 30min。

5. 重复步骤 3 进行洗涤，共 5 次后拍干。

6. 每孔加显色剂 A 液、B 液各 50μl，充分混匀，封板，避光置 37℃孵育 10min。

7. 每孔加终止液 50μl，混匀即可比色。

8. 用酶标仪比色，波长 450nm，先用空白孔校零，然后读取每孔的 *A* 值并记录。

【结果判断】

cut of 值 = 阳性对照平均 *A* 值 ×0.1 + 阴阳性对照平均 *A* 值。

样品 A 值 > cut of 值为阳性，反之为阴性。

【结果记录】

【注意事项】

同“ELISA 双抗体夹心一步法测 HBsAg”。

【参考范围】

正常人抗 - HCV - IgG 的测定值应为阴性。

【临床意义】

抗 - HCV - IgG 阳性可作为 HCV 感染的依据。抗 - HCV - IgM 阳性提示为急性丙型肝炎感染或慢性丙型肝炎活动期，而抗 - HCV - IgG 检出较晚，多在发病 1 ~ 3 个月检出，抗体可持续终生。

【应用与评价】

1. ELISA 间接法中所用的酶标二抗体是抗人 IgG 的抗体，标记一种抗体可检测多种抗原，而包被抗原的纯度对实验结果影响较大。

2. 因许多因素可导致人体内产生一些非特异性 IgG，为了避免高浓度的非特异性 IgG 的干扰，应对检测样本进行适当稀释。

【思考题】

1. 请写出 ELISA 间接法的原理。
2. ELISA 间接法具有哪些用途和优点？
3. 分析影响该实验结果的主要因素。

（杨元娟）

第六单元　其他免疫标记技术

免疫标记技术的种类很多，除了上一单元学习的酶联免疫检测技术外，还有荧光免疫技术、金免疫技术和发光免疫技术等多项免疫标记技术。近年来，这些检测技术都呈现出迅猛的发展趋势，由于其检测方法的不断地改进，敏感性和特异性的不断提高，使免疫标记技术在临床和科研中得到越来越广泛的应用。本单元选择介绍几类常用的免疫标记技术，通过进行实践操作，使学生能全面地掌握和熟悉不同类型免疫标记技术的实验原理、操作方法、注意事项、结果判定及正确报告。

实验十七　荧光免疫测定技术

荧光免疫测定技术是以荧光物质标记的特异性抗体或抗原作为诊断试剂，对组织、细胞或其他样品中的相应抗原或抗体进行分析鉴定和定位检测，是将抗原抗体反应的特异性与荧光物质检测的敏感性和直观性结合起来的一种免疫分析技术。本实验以荧光抗体染色技术间接法检测抗核抗体（ANA）为例。

【实验原理】

将含有抗原的细胞制成抗原基质片（本实验采用小鼠肝细胞组织切片），加待检血清于抗原基质片上。若样品中含有 ANA，则 ANA 与细胞核成分发生特异性结合，洗涤时也不会脱落。再加入异硫氰酸荧光素（FITC）标记的羊抗人 IgG 抗体，又可与 ANA 结合，形成核抗原 - 抗核抗体 - 标记抗抗体复合物，在荧光显微镜下观察，可见细胞核部位呈现荧光。见图 6 - 1。

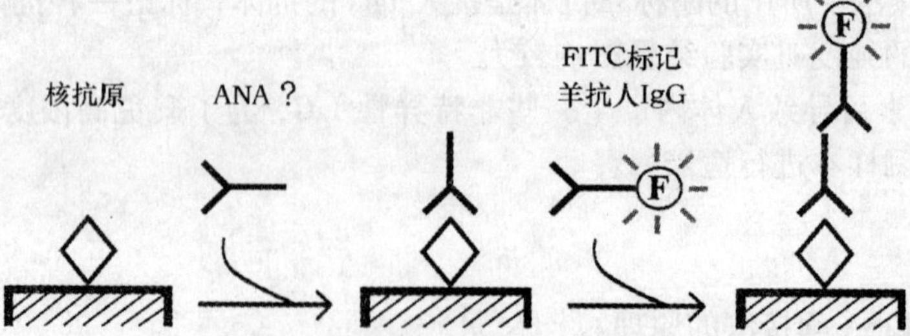

图 6 - 1　荧光抗体染色技术间接法检测抗核抗体原理示意

【试剂与仪器】

1. 抗原基质片　固定有核抗原，目前有商品化试剂供应。
2. 荧光抗体　FITC 标记的羊抗人 IgG，有商品化试剂供应。临用前按说明书稀释至工作浓度。

3. 洗涤液 0.01mol/L pH 7.2 PBS（配制方法见附录一）。

4. 待检血清，阴性和阳性对照血清。

5. 缓冲甘油 取甘油9份加PBS 1份，混匀。

6. 仪器和材料 荧光显微镜、湿盒、染色缸、吸管、滴管、37℃培养箱等。

【方法】

1. 自冰箱中取出抗原基质片，平衡至室温。

2. 将待检血清、阴性和阳性对照血清分别用PBS作1∶10稀释，用滴管加1滴待检血清或对照血清于抗原基质片上，水平置于湿盒中，于37℃培养箱孵育30min。

3. 以PBS冲洗抗原基质片，再分别浸于盛有PBS染色缸中，反复漂洗3次，每次5min。

4. 取出抗原基质片，吹干余留的液体，滴加荧光抗体1滴于抗原基质片上，水平置于湿盒内，37℃培养箱孵育30min。

5. 重复步骤3，用PBS浸洗3次，洗去未结合的荧光抗体。

6. 吹干，滴加缓冲甘油封片，荧光显微镜观察。

【结果判断】

1. 阳性 镜下可见明亮、清晰、点状黄绿色荧光，大小均一，为ANA阳性细胞。根据荧光分布情况，可分为4种荧光核型：

（1）均质型 细胞核呈均匀一致的荧光。

（2）周边型 细胞核周围呈现荧光，核中央染色弱或无荧光。

（3）斑点型 细胞核呈现斑点状荧光。

（4）核仁型 核仁部分呈现荧光。

（5）混合型 兼有2种以上的核染色。

2. 阴性 镜下未见到荧光。

3. 非特异性荧光 镜下见到模糊、较暗淡、块状或片状荧光，一般为非特异性荧光。

【结果记录】

【注意事项】

1. 滴加的血清或荧光抗体应充分覆盖满抗原基质片。样品之间防止交叉污染。反应时应置于湿盒内，防止干燥。

2. 每次洗涤应彻底，防止非特异荧光的干扰。

3. 荧光染色后尽可能及时观察，不宜超过24h；不能及时观察时，应注意低温避光保存。

【参考范围】

正常人抗核抗体（ANA）的测定值应为阴性。

【临床意义】

抗核抗体（ANA）是一组将细胞的核成分作为靶抗原的自身抗体的总称，能与所有动物的细胞核发生反应。抗核抗体呈阳性的疾病很多，最多见于系统性红斑狼疮（SLE），也可见于类风湿关节炎（RA）、混合性结缔组织病、干燥综合征等其他自身免疫性疾病。抗核抗体的检测在自身免疫病的临床诊断、鉴别诊断、评价疗效和预后估计中具有较大的意义，因此常将抗核抗体的检测作为自身免疫病的重要初筛试验。

【应用与评价】

间接荧光免疫技术是检测ANA最常用的方法。该法简便、快速、敏感，且可根据核染色形态确定核抗原的类型。缺点在于荧光易淬灭，实验结果不能长期保存。

【思考题】

1. 分析影响荧光抗体染色技术间接法检测抗核抗体结果的主要因素有哪些?
2. 荧光抗体染色技术在检验医学中有哪些应用?

（张　彩）

实验十八　斑点金免疫渗滤试验

斑点金免疫渗滤试验（dot immunogold filtration assay，DIGFA）为胶体金标记的定性检测方法，具有简便、快速的特点。除试剂外，无需任何仪器设备，目前已成为“床边检验（point off care testing，POCT）”的主要方法之一。本实验以双抗体夹心法检测尿中绒毛膜促性腺激素（HCG）为例。

【实验原理】

利用两株抗HCG不同表位的单克隆抗体，将其中一株抗HCG单克隆抗体点加在固相载体硝酸纤维素膜中央，制成抗体包被的微孔滤膜并贴置于吸水材料上；另一株抗HCG

单克隆抗体用胶体金标记成免疫金试剂。实验时，依次在膜上滴加待测标本、免疫金及洗涤液。若样品中含有 HCG，则在渗滤过程中与膜上抗 HCG 抗体结合，并与随后滴加的免疫金形成双抗体夹心复合物；通过洗涤液的洗涤，过量试剂很快渗入吸水材料中，阳性结果即在膜中央呈现红色斑点（胶体金聚集）。

【试剂与仪器】

1. 试剂盒组成 渗滤装置（由塑料小盒、吸水垫料和点加了抗 HCG 单克隆抗体的硝酸纤维素膜片组成）、胶体金标记物、洗涤液。

2. 样品 孕妇尿液。

3. 仪器 滴管等。

【方法】

1. 基本步骤 见图 6－2。

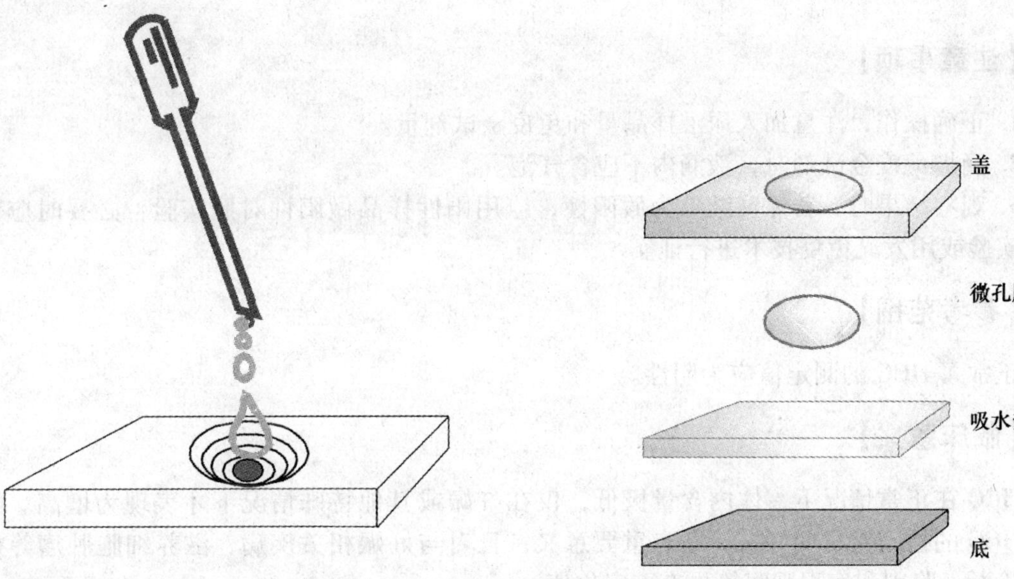

图 6－2 DIGFA 渗滤装置及操作示意

2. 操作

（1）将渗滤装置（或称反应板）平放于实验台面上，用滴管加待检样品 1～2 滴于盒孔中央，待完全渗入。

（2）于小孔内滴加免疫金试剂 1～2 滴，待完全渗入。

（3）于小孔内滴加洗涤液 2～3 滴，待完全渗入。

（4）目测观察结果。

【结果判断】

1. 阳性 膜中央出现清晰的淡红色或红色斑点，斑点呈色的深浅相应地提示阳性程度。

2. 阴性 膜中央未出现红色斑点。

【结果记录】

【注意事项】

1. 正确操作，注意加入尿液样品量和免疫金试剂量。

2. 滴加免疫金试剂时，液滴内不应含气泡。

3. 观察结果时，若怀疑结果为假阳性，应用阳性样品做阳性对照实验，必要时应做中和实验或用发光免疫技术进行证实。

【参考范围】

正常人 HCG 的测定值应为阴性。

【临床意义】

HCG 在正常情况下，体内含量极低，仅在妊娠或其他特殊情况下才表现为增高。因此，HCG 的检查对早期妊娠诊断有重要意义，且对与妊娠相关疾病、滋养细胞肿瘤等疾病的诊断、鉴别和病程观察等也有一定价值。

【应用与评价】

1. 斑点金免疫渗滤试验操作简便、快速、可单份测定和立等获取结果。除试剂外，无需特殊仪器设备，且试剂稳定、便于保存。因此，特别适于急诊检验和基层医院开展。

2. 斑点金免疫渗滤试验灵敏度不及酶标法和酶发光免疫测定法，在临床应用中应引起高度重视。

3. 本方法不能准确定量，目前主要应用于检测正常体液中不存在的物质（传染病抗原和抗体以及毒品类药物等）和正常含量极低而在特殊情况下异常升高的物质（如 HCG 等）。

【思考题】

1. 简述斑点金免疫渗滤试验的原理。
2. 斑点金免疫渗滤试验临床应用中应注意哪些问题？

（张　彩）

实验十九　斑点金免疫层析试验

斑点金免疫层析试验（dot immunochromatographic assay，DICA）是将胶体金标记技术和蛋白质层析技术相结合的、以微孔滤膜为载体的快速固相膜免疫分析技术。本法除层析试剂条外，不需任何仪器设备，实验过程短，是“床边检验”的主要方法之一。本实验以双抗体夹心法检测尿中绒毛膜促性腺激素（HCG）为例。

【实验原理】

金标抗 HCG 抗体（鼠型）干片粘贴在试纸条近下端，抗 HCG 单克隆抗体（兔型）和抗小鼠 IgG 抗体分别包被在硝酸纤维素膜的测试区和质控参照区。测试时，当试纸条下端浸入标本中，下端吸水材料即吸取液体通过层析作用向上端移动，流经干片时，将金标抗 HCG 抗体复溶，并带动其向膜条渗移。若待检标本中含 HCG 抗原，可与金标抗 HCG 抗体结合。此抗原抗体复合物移至测试区时，即被固相抗体所捕获，形成金标抗 HCG - HCG - 抗 HCG 复合物，在膜上显出红色反应线条。过剩的金标抗 HCG 抗体继续前行，移至质控参照区被固相抗小鼠 IgG 抗体捕获，呈现红色质控线条。见图 6 - 3。

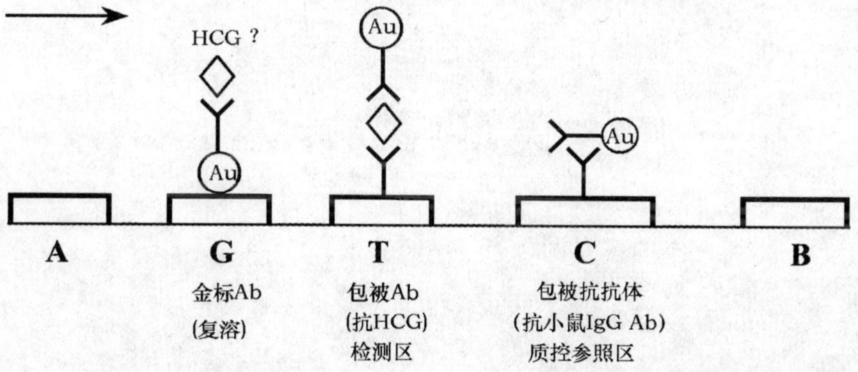

图 6 - 3　斑点金免疫层析试验双抗体夹心法测 HCG 原理示意

【试剂与仪器】

1. 胶体金层析条　所用试剂全部为干试剂被组合在该层析条上，有商品供应。
2. 样品　孕妇尿液。

【方法】

1. 将试纸条标记线一端浸入待检样品中约5s，取出后平放于实验台面上。
2. 置室温下，约5min，目测观察结果。

【结果判断】

结果判断见图6－4。

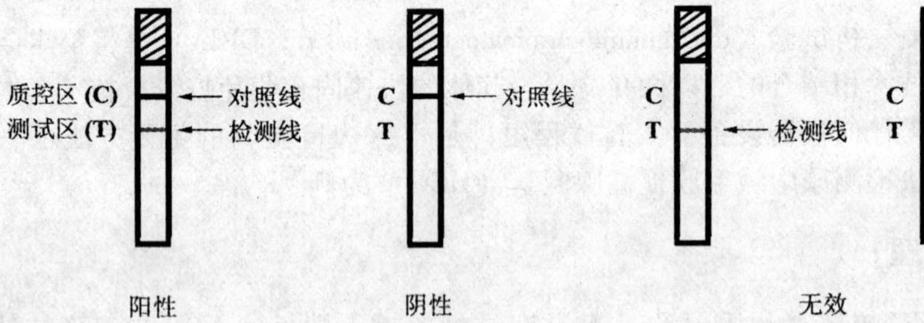

图6－4 斑点金免疫层析试验结果判断示意

1. 阳性（＋） 试剂条上出现两条红色条带。
2. 阴性（－） 试剂条上仅质控区（C）出现一条红色条带。
3. 无效 质控区（C）未出现红色条带，表明不正确的操作过程或试剂条失效。

【结果记录】

【注意事项】

1. 从冰箱刚取出的试纸条，应置室温一定时间，让其充分复温，然后再打开密封，可避免反应线模糊不清。

2. 将试剂条插入样品中时，样品液面不能超过试剂条的标记线。

3. 若发现试剂条无效，应再次仔细阅读说明书，并用新的试剂盒重新测试。如果问题仍然存在，应立即停止使用此批号产品。

【参考范围】

正常人 HCG 的测定值应为阴性。

【临床意义】

HCG 在正常情况下，体内含量极低，仅在妊娠或其他特殊情况下才表现为增高。因此，HCG 的检查对早期妊娠诊断有重要意义，对与妊娠相关疾病、滋养细胞肿瘤等疾病的诊断、鉴别和病程观察等也有一定价值。

【应用与评价】

1. 斑点金免疫层析试验具有操作简便、快捷，以及操作人员不需技术培训，无需特殊仪器设备，试剂稳定、便于保存等特点。

2. 斑点免疫层析试验灵敏度不及酶标法和酶发光免疫测定法，在临床应用中应引起高度重视。

3. 本实验不能准确定量，临床上主要针对正常人体液中不存在或含量很低的生物活性物质的定性结果，如毒品类物质、传染病抗原和抗体以及 HCG 等物质。

【思考题】

试分析比较斑点金免疫层析试验和斑点金免疫渗滤试验原理的异同点。

（张　彩）

实验二十　发光免疫技术

发光免疫技术是将发光分析和免疫反应相结合而建立的一种新型超微量分析技术。这种方法兼具有发光分析的高灵敏性和抗原抗体反应的高度特异性。根据发光标记物及标记方法的不同，可分为以下 3 种类型：化学发光免疫测定、化学发光酶免疫测定和电化学发光免疫测定。本实验以化学发光酶免疫测定中双抗体夹心法检测乙肝表面抗原（HBsAg）为例。

【实验原理】

利用两株抗 HBsAg 不同表位的单克隆抗体，将其中一株抗 HBsAg 单克隆抗体包被到固相载体上；另一株抗 HBsAg 单克隆抗体用酶标记成酶标抗体。向固相载体中加入待检样品，若样品中含有待检抗原（HBsAg），则相应抗原将与固相抗体结合。洗涤后，加入酶标抗体，形成固相抗体 - HBsAg - 酶标抗体复合物，通过洗涤分离游离的抗原和酶标抗体。然后加入发光底物液，在酶的催化作用下，产生发光反应，通过检测酶促化学发光的强度，结合标准曲线来实现对待测样品的定量分析。

【试剂与仪器】

1. 包被液 0.05mol/L pH 9.6 碳酸钠 - 碳酸氢钠缓冲液（配制方法见附录一）。

2. 洗涤液 PBS - Tween20（配制方法见附录一）。

3. 样品稀释液 PBS - 1% BSA（配制方法见附录一）。

4. HBsAg 化学发光免疫分析酶试剂盒组成 包被抗体、辣根过氧化物酶标记乙肝表面抗体和阳性标准品（有商品出售）。

5. 底物液 AMPPD 溶液（有商品出售）。

6. 样品 待检血清。

7. 仪器和材料 酶促化学发光免疫分析仪、37℃培养箱、96 孔聚苯乙烯板、加样枪、湿盒、吸水纸等。

【方法】

1. 包被 用包被液稀释包被抗体（按说明书提供的参考稀释度），向 96 孔聚苯乙烯板中每孔加入 100μl，置湿盒内，于 37℃培养箱孵育 2h 或 4℃过夜。

2. 洗涤 取出反应板，弃去孔中液体，用洗涤液洗 3 次，每次 1min，每孔内加洗涤液 300μl，于吸水纸上充分拍干。

3. 加入待检样品和阳性标准品 用样品稀释液不同倍数稀释 HBsAg 阳性标准品或待检血清，每孔加入 100μl，同时设一空白对照孔（加入洗涤液 100μl），置湿盒内，于 37℃培养箱孵育 1h。

4. 洗涤 同步骤 2。

5. 加入酶标抗体 用样品稀释液将酶标抗体稀释至工作浓度（按说明书提供的参考稀释度），加入反应孔中，每孔 100μl，置湿盒内，于 37℃培养箱孵育 1h。

6. 洗涤 同步骤 2。

7. 加入底物溶液 向反应板中每孔加发光底物液（AMPPD）50μl，室温避光反应 30 min。

8. 化学发光测定 将反应板放入酶促化学发光免疫分析仪中，检测化学发光强度。

【结果判断】

以不同稀释度的 HBsAg 阳性标准品的化学发光强度为纵坐标，不同稀释倍数为横坐标，做出剂量反应曲线（标准曲线），则待测样品中 HBsAg 的含量就可由测量的化学发光强度换算得到。

【结果记录】

【注意事项】

1. 若试剂在室温放置超过40h，应弃之不用；不使用任何过期试剂。
2. 使用加样枪手工加样时，每次应更换吸头吸取样品。
3. 在操作过程中，应尽量避免反应孔中有气泡产生。
4. 底物发光强度会随时间增加而减弱，最佳检测时间为加底物反应后30~90 min之间。

【参考范围】

正常人的HBsAg参考值为0~0.5ng/ml。待检血清中HBsAg值若高于该参考值，即为阳性；反之，即为阴性。

【临床意义】

乙肝表面抗原（HBsAg）是检测乙型肝炎病毒（HBV）感染的重要血清学指标。HBsAg阳性提示受检者为乙型肝炎患者或HBV携带者。临床上，检测该指标可协助乙型肝炎的早期诊断和鉴别诊断，有助于预测乙型肝炎的预后，并可作为筛选供血员及各种血制品的临床指标之一。

【应用与评价】

化学发光免疫技术的敏感性高，可达放射免疫水平，特异性强，反应时间短，分离简便，标准曲线范围广，试剂稳定，无放射性污染。目前在免疫学检验中应用日趋广泛，已成为生命科学领域中一种很重要的免疫学分析手段。

【思考题】

试比较发光免疫技术3种类型（化学发光免疫测定、化学发光酶免疫测定和电化学发光免疫测定）之间的异同点。

（张　彩）

第七单元　细胞免疫检测技术

细胞免疫检测技术是观察和研究机体免疫状态的重要手段之一，而外周血液常被作为研究机体免疫细胞的最好材料来源，利用体外检测技术对各种免疫细胞进行数量和功能的研究，包括免疫细胞的分离、鉴定、计数及功能的检测。

实验二十一　外周血单个核细胞的分离

【目的和要求】

1. 熟悉免疫细胞的常用分离方法。
2. 掌握外周血单个核细胞分离方法的原理、操作方法及临床意义。

【实验原理】

人外周血单个核细胞（peripheral blood mononuclear cell，PBMC）包括淋巴细胞和单核细胞。临床上常用的细胞分离技术有密度梯度离心法、尼龙毛柱分离技术、荧光激活细胞分离技术、免疫磁珠法分离技术等。本实验讲述的是密度梯度离心法。单个核细胞的比重与外周血其他细胞不同，介于1.075～1.090之间。因此，本实验利用一种比重介于1.075～1.090之间而近于等渗的聚蔗糖－泛影葡胺（Ficoll－Hypaque）混合分离液做密度梯度离心，离心后不同比重的血细胞在分离液中呈梯度分布。单个核细胞位于分离液面的上层，红细胞和多个核白细胞位于分离液面的最下层，将单个核细胞吸出后，经洗涤后即可用于细胞免疫的某些试验。

【试剂与仪器】

1. 试剂　细胞分离液（聚蔗糖－泛影葡胺，比重1.075～1.090）、Hanks液、2%台盼蓝染液。
2. 仪器　水平式离心机、显微镜、细胞计数板等。
3. 标本　经肝素钠抗凝的外周静脉血2ml（约需1000U/ml肝素溶液0.01ml）。

【方法】

1. 基本步骤　见图7－1。

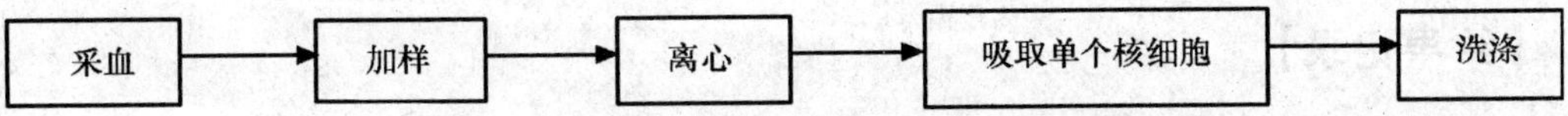

图7－1　外周血单个核细胞的分离基本步骤

2. 操作

（1）采取新鲜静脉血2ml，加入含0.01ml肝素（1000U/ml）的试管中，加2ml Hanks液混匀。

（2）用滴管将稀释过的血液3～4ml沿管壁缓慢加入2ml细胞分离液的液面上（分离液与稀释血液体积比例为1∶2），注意两者不能混合，保持界面清晰，且总体积不能超过离心管的3/4。

（3）用水平离心机以2000r/min离心20min后，可见红细胞沉降至最下层，上层为血浆，中层为分层液，血浆与分层液的界面有一比较清楚的乳白色淋巴细胞和单核细胞层（图7－2）。

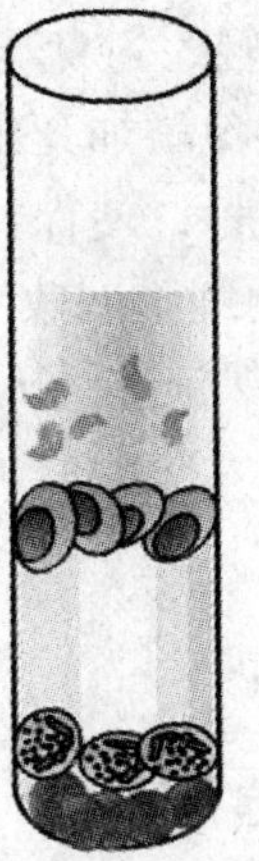

图7－2　Ficoll分层液分离单个核细胞示意

（4）用毛细滴管轻轻插到白膜层，沿试管壁周缘吸取该层，移到另一试管，滴加5滴（约0.05ml）肝素及5倍以上体积无Ca^{2+}、Mg^{2+}的Hanks液，混匀后，以2000r/min离心10min后，弃上清液，以同样试液再洗涤1次。

（5）尽量吸去上清液，将沉于管底的细胞沉积块摇散，加Hanks液至1ml做细胞计数，计算单个核细胞的回收率。

$$单个核细胞回收率=\frac{分离后所得细胞悬液（ml）\times 每毫升悬液中单个核细胞数}{原全血量（ml）\times 每毫升原全血中的单个核细胞数}\times 100\%$$

（6）取2滴细胞悬液加1滴2%台盼蓝染液，混匀，5min后，取样做湿片检查。

【结果判断】

经2%台盼蓝染色后，活细胞不着色，折光性强，死亡细胞被染料渗入呈蓝色。高倍镜下计数200个细胞，计算活细胞的百分率即为细胞活性。

【结果记录】

计算本实验的单个核细胞回收率和细胞活性。

【注意事项】

1. 抽取人外周静脉血时要注意无菌操作。

2. 本实验的关键是要求稀释的血液与细胞分离液之间必须形成分明界面，因此，将稀释血液叠加于分离液界面时，动作一定要轻，避免与分离液混合而影响分离效果。

3. 操作全程应尽可能短时间内完成，以免增加死细胞数。

4. 离心机转速的增加和减少要均匀、平稳，使保持清晰的界面。

5. 本实验与室温有关，超过25℃会影响细胞回收率。

6. 用2%台盼蓝染液检查细胞活性，应保证在15min内完成，避免时间过长使活细胞摄取2%台盼蓝染液而着色。

【参考范围】

1. 该方法单个核细胞回收率可在80%以上。

2. 2%台盼蓝染液染色计数，计算活细胞百分率，一般活性应在95%以上。

【临床意义】

应用于T细胞亚群、B细胞、自然杀伤细胞等免疫细胞的分离纯化。

【应用与评价】

密度梯度离心法是一种分离单个核细胞的常用方法，具有速度快、纯度高的优点，细胞回收率可高于80%，淋巴细胞纯度也可达90%以上，但仅用该方法不能去除其中的单核细胞。

（俞北伟）

实验二十二 E花环形成试验

【目的和要求】

1. 掌握E花环试验的原理、操作方法及临床意义。

2. 熟悉在光镜下观察 E 花环的形态和计数方法。

【实验原理】

人外周血 T 淋巴细胞表面具有绵羊红细胞（SRBC）受体，称为 E 受体，它是人类 T 细胞所特有的表面标志。当 T 细胞与 SRBC 混合后，SRBC 便黏附于 T 细胞表面，呈现花环状。通过检查 E 花环的形成情况来反映 T 细胞数量的方法，称为 E 花环形成试验。其中淋巴细胞与 SRBC 在 4℃环境作用 2h 以上形成的花环，代表外周血中 T 细胞总数占淋巴细胞的百分比，称为总（total）E 花环试验（Et）。如果将两种细胞悬液混合后，不经 4℃作用立即反应，仍可发现有一部分淋巴细胞形成花环，称为活性（active）花环试验（Ea），代表对 SRBC 亲和力高的一个 T 细胞亚群。Et 代表 T 淋巴细胞总数，Ea 代表 T 淋巴细胞的一个活性亚群，根据花环形成的多少，可测知 T 细胞的数目，从而间接了解机体细胞免疫功能状态，判断疾病的预后，考核药物疗效等。

【试剂与仪器】

1. 试剂　Hanks 液、Alsever 液、2% 台盼蓝染液、Wright - Giemsa 染液、1% SRBC 悬液、10% 小牛血清（FCS）、5.0g/L 水解乳蛋白的 Hanks 液等。

2. 仪器　冰箱、显微镜、恒温水浴箱、水平离心机、计数板、吸管、载玻片、毛细吸管等。

3. 标本　取外周静脉血加肝素钠抗凝，按实验二十一分离单个核细胞。

【方法】

1. 基本步骤　见图 7 - 3。

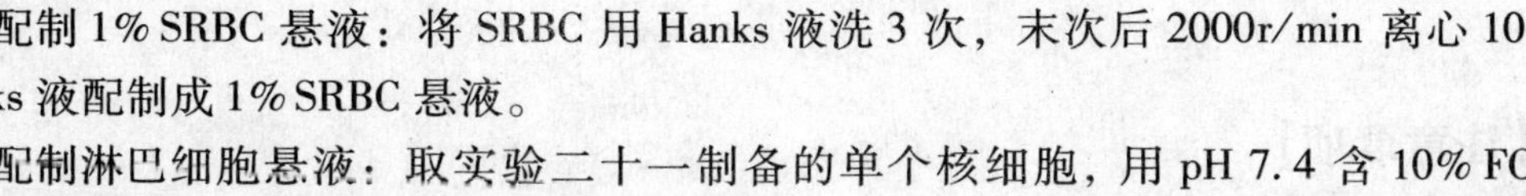

图 7 - 3　E 花环形成试验基本步骤

2. 操作

(1) 总 E 花环试验

①配制 1% SRBC 悬液：将 SRBC 用 Hanks 液洗 3 次，末次后 2000r/min 离心 10min，用 Hanks 液配制成 1% SRBC 悬液。

②配制淋巴细胞悬液：取实验二十一制备的单个核细胞，用 pH 7.4 含 10% FCS 和 5.0g/L 水解乳蛋白的 Hanks 液配制成 $1 \times 10^6 \sim 2 \times 10^6$/ml。

③取 0.1ml 淋巴细胞悬液（约含细胞 $1 \times 10^5 \sim 2 \times 10^5$），加 0.1ml 1% SRBC 悬液（约含细胞 1×10^7），混匀，放 37℃水浴 5min，低速（500r/min）离心 5min，然后放 4℃冰箱 2h 或过夜。

④取出试管，吸去部分上清液。轻轻使沉淀的细胞重悬，加入 0.8% 戊二醛 1 滴，固定 20 ~ 30min。

⑤结果观察：a. 湿片观察：用尖吸管取出 1 滴细胞悬液置清洁载玻片上，加 1 滴 Wright－Giemsa 染液，盖上盖玻片，于高倍镜观察计数。b. 干片观察：将制备好的花环细胞悬液轻轻摇匀后，加入 0.8% 戊二醛 1 滴，摇匀后置 4℃冰箱 20min，然后涂片，自然干燥，苏木精染液浸染 30min，水洗，伊红染液浸染 20s，水洗，干燥，高倍镜或油镜观察。

（2）活性 E 花环试验

①配制 1% SRBC 悬液：方法同总 E 花环试验。

②配制淋巴细胞悬液：方法同总 E 花环试验。

③取 0.1ml 淋巴细胞悬液（约含细胞 $1\times10^5\sim2\times10^5$），加 0.1ml 1% SRBC 悬液（约含细胞 1×10^7），混匀，低速（500r/min）离心 5min。离心后立即加入 0.8% 戊二醛 1 滴固定。

（4）结果观察：方法同总 E 花环试验。

【结果判断】

在显微镜下，Wright－Giemsa 染色淋巴细胞呈蓝紫色或淡蓝色，SRBC 无色并围绕淋巴细胞形成花环；苏木精、伊红染色，玫瑰花呈蓝蕊红瓣，清晰美观。一个淋巴细胞吸附 3 个或 3 个以上 SRBC 即为 E 花环形成细胞（E rosette forming cell，ERFC）。计数 200 个淋巴细胞，计算本实验中 EtRFC 和 EaRFC 的百分率。

【结果记录】

【注意事项】

1. 检测的血标本要新鲜，放置时间不要超过 3～4h。

2. 试验用的 SRBC 要新鲜，脱纤维血 4℃保存不得超过 10 天。

3. 绵羊红细胞与淋巴细胞的比例以 16:1～50:1 为宜。

4. 由于 T 淋巴细胞与 SRBC 的结合仅是表面的黏附，结合不牢固，极易解离，故 E 花环计数前，应轻轻旋浮，不能用滴管用力吹打，否则会使形成的花环脱落；但震荡不够，没有充分混悬，也会影响计数。戊二醛固定前应充分混匀，否则，戊二醛加入后，将很难混匀，造成SBRC成团。

【参考范围】

EtRFC：(64.4 ±6.7)%。

EaRFC：(23.6 ±3.5)%。

【临床意义】

1. E花环值减低

(1) 见于免疫缺陷病（如Digeorge综合征、Wiskott－Aldrich综合征、Nezelof综合征）以及原发性细胞和体液免疫同时缺乏性疾病；当用胸腺素等来治疗上述疾病后EaRFC可明显增高。

(2) 患者患某些恶性肿瘤、麻疹、麻疹脑炎、腮腺炎、带状疱疹、系统性红斑狼疮、皮肌炎、瘤型麻风等疾病及应用免疫抑制剂时，亦见E花环值降低。有人认为某些恶性肿瘤EaRFC的变化可早于病情恶化的临床表现，而此时EtRFC仍可为正常。

2. E花环值增高 见于甲状腺功能亢进、甲状腺炎（此两症病情缓解时可恢复正常）、重症肌无力、慢性活动性或迁延性肝炎、慢性淋巴细胞白血病以及移植排斥反应的患者。

【应用与评价】

E花环形成试验操作简单易行，但重复性和稳定性较差，并容易受温度、细胞、时间等多种因素的影响。

（俞北伟）

实验二十三 T淋巴细胞转化试验

【目的和要求】

1. 掌握T淋巴细胞转化试验的原理、操作方法及临床意义。

2. 学会区分转化和未转化淋巴细胞的形态特征。

【实验原理】

T淋巴细胞在体外培养时，受到非特异性有丝分裂原（如PHA、ConA）或特异性抗原刺激后，可出现代谢旺盛、蛋白质和核酸合成增加、细胞体积增大并能进行分裂的淋巴母细胞，此称为淋巴细胞转化现象。淋巴细胞转化率的高低，可以反映机体的细胞免疫水平。淋巴细胞转化试验结果的读取可以有形态计数法、MTT法和同位素法3种。

本实验采用形态学方法进行淋巴细胞转化试验。T淋巴细胞在体外培养过程中受有丝分裂原如植物血凝素刺激后，转化为体积较大的母细胞，胞浆增多而深染，核增大并可见核仁裂，计数转化细胞的百分率可反映机体的细胞免疫功能。

【试剂与仪器】

1. 试剂　细胞培养液（常用 RPMI1640 培养基）、Giemsa 染液、植物血凝素（PHA）、吉姆萨染液。

2. 仪器　离心机、恒温箱、计数器及显微镜等。

3. 标本　肝素抗凝人全血。

【方法】

1. 基本步骤　见图 7－4。

图 7－4　T 淋巴细胞转化试验基本步骤

2. 操作

（1）取无菌肝素抗凝血 0. 1ml，加入 1. 8ml 细胞培养液中，同时加入 PHA 0. 1ml，对照管不加 PHA，将细胞置 37℃、5% CO_2 培养 3 天，其中每天旋转摇匀 1 次。

（2）2500r/min，离心 10min 后弃上清液，留 0. 2ml 沉淀细胞制片，迅速吹干。

（3）吉姆萨染色 10～20min，水洗，干燥。

（4）油镜计数 200 个淋巴细胞中转化的细胞数，计算转化率。

【结果判断】

1. 转化的淋巴细胞，应根据淋巴细胞的体积大小、形态、核与浆的比例、胞质的染色性、核结构、核仁的有无等特征进行判别。转化和未转化淋巴细胞的形态特征见表 7－1，观察 200 个淋巴细胞，计数其中的转化细胞数。

表 7－1　未转化和转化的淋巴细胞形态特征

细胞类别		转化的淋巴细胞		未转化淋巴细胞
		母细胞	过渡型	
细胞体积（直径，μm）		12～20 或更大	12～16	6～8
胞核	大小	增大	增大	不增大
	染色质	疏松	疏松	密集
	核仁	清晰可见 1～4 个	有或无	无
	有丝分裂	有或无	无	无
胞浆	增多	＋＋	＋	－
	着色	嗜碱	嗜碱	天青色
	空泡	有或无	有或无	无
	伪足	有或无	有或无	无

2. 淋巴细胞转化率的计算

$$淋巴细胞转化率（\%）=\frac{转化的淋巴细胞}{转化的淋巴细胞+未转化的淋巴细胞}\times 100\%$$

【结果记录】

计算本实验的淋巴细胞转化率。

【注意事项】

1. 培养基成分对转化率影响较大，注意其有效期。
2. 小牛血清用前需灭活。
3. 培养时要保证有足够的气体。
4. 试验前需先确定PHA的量适用量，一般在试管中加入0.1ml 50U的PHA。PHA剂量过大对淋巴细胞有一定毒性，量太小又不足以刺激淋巴细胞转化，实验要求培养瓶内液体总量不要超过2ml。
5. 严格按无菌操作。是否污染是淋巴细胞转化试验的成败关键。

【参考范围】

在正常情况下，PHA诱导的淋巴细胞转化率为60%～80%，如为50%～60%则偏低，50%以下则为降低。

【临床意义】

1. 淋巴细胞转化率增高　见于Down综合征，主要是由于外周血淋巴细胞对PHA刺激较正常人敏感，不能使正常人T细胞发生转化的微量PHA即可使该患者T细胞转化。

2. 淋巴细胞转化率降低　见于细胞免疫缺陷或功能低下者，如运动失调性毛细血管扩张症，本病系由胸腺发育不良、细胞免疫功能低下引起。此外，如恶性肿瘤、何杰金病、淋巴瘤、淋巴肉芽肿等PHA转化率可低于正常值。

【应用与评价】

形态学检测法简单易行，不需特殊设备，没有放射污染，各基层实验室均可开展。但结果判断易受主观因素影响，中等大小的原淋巴细胞难于分类，并且重复性较差。

【思考题】

1. 试述外周血单个核细胞的分离操作中的注意要点。
2. 分析比较未转化和转化淋巴细胞的形态特征。

（俞北伟）

第八单元　非特异免疫功能测定

实验二十四　中性粒细胞吞噬功能检测（小吞噬试验）

【目的和要求】

1. 掌握机体非特异性免疫功能的构成及吞噬细胞的功能与意义。
2. 掌握镜下计数中性粒细胞吞噬细菌的实验操作方法。

【实验原理】

中性粒细胞具有吞噬功能，可非特异性吞噬葡萄球菌等颗粒性物质，并将其消化分解。本实验取人外周血在体外与葡萄球菌混合，孵育一段时间后取出制成血涂片，瑞氏染色，观察并计算其吞噬百分率和吞噬指数，以此可反映机体的非特异性免疫功能。

【试剂与仪器】

1. 白色葡萄球菌液（2.4×10^9/ml）。
2. 抗凝管（内含3.8%柠檬酸钠0.2ml）。
3. Wright染液。
4. 37℃水浴箱、显微镜、载玻片、滴管、无菌注射器、碘酒、酒精棉球、二甲苯、香柏油等。

【方法】

1. 抽取静脉血1ml，置抗凝管中混匀，加入白色葡萄球菌悬液3～5滴。
2. 充分混匀后置37℃水浴箱中孵育10～15 min，取血1小滴制成血推片。
3. 待载玻片自然干燥后，Wright染色，水洗，干燥，在光学显微镜下观察。

【结果判断】

油镜下计数100个中性粒细胞，分别计数吞噬细菌的中性粒细胞数和吞入的细菌数，计算吞噬百分率和吞噬指数。

$$吞噬百分率=\frac{100个中性粒细胞中吞噬细菌的中性粒细胞数}{100}\times100\%$$

$$吞噬指数=\frac{100个中性粒细胞吞噬的细菌总数}{100}\times100\%$$

【参考范围】

白细胞吞噬细菌百分率：62%～76%。

白细胞吞噬指数：132%～172%。

【临床意义】

白细胞吞噬功能试验常用于诊断中性粒细胞吞噬功能障碍性疾病，如急性白血病、粒细胞减少综合征、多发性骨髓瘤、某些病毒感染等。

【结果记录】

【注意事项】

1. 所用器材要洁净。
2. 血推片不宜太薄或太厚，否则影响细胞计数。
3. 中性粒细胞多分布于血推片的尾部，计数时应取前、中、后3段计数，以提高准确性。

【思考题】

1. 机体的非特异性免疫功能由哪几部分构成？
2. 吞噬细胞有哪些？吞噬功能有什么意义？
3. 血推片计数中性粒细胞吞噬细菌数量时，为提高准确性应注意什么？

（王法权）

第九单元　其他免疫学实验

实验二十五　动物（豚鼠）Ⅰ型超敏反应试验

【目的和要求】

1. 掌握动物（豚鼠）Ⅰ型超敏反应的发生机制。
2. 熟悉Ⅰ型超敏反应的常见疾病及其防治原则。

【实验原理】

豚鼠对马血清的过敏反应属Ⅰ型超敏反应，与人类对青霉素的过敏性休克发生机制相似。当变应原（马血清）初次进入豚鼠体内时，诱导其产生特异性 IgE 抗体，IgE 吸附于肥大细胞、嗜碱粒细胞表面，使豚鼠处于致敏状态。当再次给豚鼠注射较大量相同抗原时，抗原与肥大细胞和嗜碱粒细胞表面的 IgE 结合，触发细胞脱颗粒，释放生物活性介质，作用于效应器官，引起过敏反应症状，严重时发生过敏性休克。

【试剂与仪器】

1. 豚鼠　体重 250g 左右的成年雄性豚鼠 9 只。
2. 抗原　1∶5 稀释马血清、1∶10 稀释马血清；1∶5 稀释鸡蛋清。
3. 无菌生理盐水、无菌注射器、针头、酒精棉球等。

【方法】

1. 将 9 只豚鼠分成 3 组，并分别编号标记。
2. 致敏试验（初次注射抗原）

（1）第一组豚鼠腹腔或皮下注射 1∶10 稀释的马血清 0.2ml。

（2）第二组豚鼠腹腔或皮下注射 1∶10 稀释的马血清 0.2ml。

（3）第三组豚鼠腹腔或皮下注射生理盐水 0.2ml。

3. 发敏试验（第二次注射抗原）　初次注射抗原 2 周后：

（1）给第一组豚鼠心脏注射 1∶5 稀释的马血清 1.5ml。

（2）给第二组豚鼠心脏注射 1∶5 稀释的鸡蛋清 1.5ml。

（3）给第三组豚鼠心脏注射 1∶5 稀释的马血清 1.5ml。

4. 注射后，在 1 ~5 min 内观察结果（豚鼠的表现）。

【结果判断】

第一组豚鼠出现兴奋不安、用前爪搔鼻、呃逆、耸毛、打喷嚏、呼吸困难、大小便失禁和痉挛性跳跃等症状，重者在数分钟内死亡。有的豚鼠虽然出现上述症状，但并不严重，反应后可幸免死亡。第二组和第三组豚鼠无任何症状出现。

【结果记录】

【注意事项】

1. 豚鼠是较好的动物过敏反应模型，应选用敏感性较高的品系。
2. 选择适宜浓度的变应原。
3. 处理动物的手法应温和，以免动物受刺激过强，产生激动而出现非特异性反应。
4. 再次注射变应原时，应做心内或静脉注射，使变应原直接进入血循环，才能引起明显的休克反应。

【思考题】

1. 解释第一组豚鼠出现的症状的发生机制。为什么有的豚鼠死亡而有的豚鼠不死亡？
2. 第二组和第三组豚鼠为什么不出现任何症状？

（王法权）

病案综合分析

以下为3例自身免疫性疾病的病案。从免疫学检验的角度，综合分析各案例的临床症状体征及相关实验检测结果，为了进一步明确临床诊断，还应该做哪些免疫学检查？是否需要追踪观察？应观察哪些指标？

案例1　张某某，女，31岁，主诉“晨僵，双侧手指关节痛3月余”。患者3个月前无明显诱因出现晨僵，每次持续约1h，后自行缓解。同时伴双侧手指关节痛，未做特殊处理，无明显缓解。查体：生命体征平稳，头颈部无异常，双侧手指关节压痛，未见关节肿及皮下结节，余无特殊。免疫学检查：IgG 31.10g/L，IgA 2610mg/L，IgM1340mg/L，IgE 15.80IU/ml，C3 0.9810g/L，C4 0.1910g/L，CIC 0.19OD，RF 112IU/ml，ANA 1:320（斑点型），AntidsDNA（-），ENA（-），CD3 78.5%，CD4 48.1%，CD8 27.7%，CD4/CD8 1.6。

案例2　王某，女，29岁，主诉“进食困难伴皮疹2月余”。患者2个月前无明显诱因出现进食困难，唇舌干燥，大量饮水，无缓解。肢体及躯干出现皮疹，为红色，局部瘙痒。查体：生命体征平稳，头颈部无特殊，见四肢及躯干散在红色皮疹，余无明显异常。免疫学检查：IgG 77.5g/L，IgA 3880mg/L，IgM 3690mg/L，IgE 197.3IU/ml，C3 1.46g/L，C4 0.273g/L，CIC 0.48OD，RF 205IU/ml，ANA 1:1000（斑点型），AntidsDNA（-），AntiSSA（++），AntiSSB（++），CD3 55.5%，CD4 18.7%，CD8 32.1%，CD4/CD8 0.6。

案例3　李某，女，34岁，主诉“发热、乏力6月余”。患者6个月前无明显诱因出现发热，体温在37~38℃之间，持续不退，浑身无力，口服抗生素治疗，无明显缓解，查体：T 7.5℃，P 90次/min，R 20次/min，BP14.63/9.98kPa（110/75mmHg）。头颈部无特殊，胸腹无异常。免疫学检查：IgG 28.4g/L，IgA 3470mg/L，IgM 3220mg/L，IgE 0.0583IU/ml，C3 0.152g/L，C4 0.25g/L，CIC 26.3OD，ANA 1:320（胞质型），AntidsDNA+（1:10），AntiSm（+++），AntiRNP（-），AntiSSA（-），AntiSSB（-），AntiScl-70、AntiJo-1（-），Antirid（-），CRP 32.70mg/L。

附录

附录一　免疫学实验常用试剂及溶液的配制方法

1. 0.1mol/L 磷酸钾缓冲液的配制　配制方法见附表 1－1。

附表 1－1　0.1mol/L 磷酸钾缓冲液的配制方法*

pH	1mol/L K_2HPO_4（ml）	1mol/L KH_2PO_4（ml）
5.8	8.5	91.5
6.0	13.2	86.8
6.2	19.2	80.8
6.4	27.8	72.2
6.6	38.1	61.9
6.8	49.7	50.3
7.0	61.5	38.5
7.2	71.7	28.3
7.4	80.2	19.8
7.6	86.6	13.4
7.8	90.8	9.2
8.0	93.2	6.8

注：*用蒸馏水将混合的两种 1mol/L 贮存液稀释至 1000ml，根据 Henderson Hasselbalch 方程计算其 pH：$pH = pk^1 + lg$［（质子受体）/（质子供体）］。在此，$pk^1 = 6.86$（25℃）。

2. 0.2mol/L pH7.4 磷酸盐缓冲液（phosphate buffer，PB）

试剂：$NaH_2PO_4 \cdot 2H_2O$　　$Na_2HPO_4 \cdot 12H_2O$

配制方法：配制时，常先配制 0.2mol/L 的 NaH_2PO_4 和 0.2mol/L 的 Na_2HPO_4，两者按一定比例混合即成 0.2mol/L 的磷酸盐缓冲液（PB），根据需要可配制不同浓度和 pH 的 PB 和 PBS。具体配制方法见附表 1－2。

（1）0.2mol/L 的 NaH_2PO_4　称取 $NaH_2PO_4 \cdot 2H_2O$ 34.8g，加双蒸馏水至 1000ml 溶解。

（2）0.2mol/L 的 Na_2HPO_4　称取 $Na_2HPO_4 \cdot 12H_2O$ 71.632g，加双蒸馏水至 1000ml 溶解。

（3）0.2mol/L pH7.4 的 PB 的配制　取 19ml 0.2mol/L 的 NaH_2PO_4 和 81ml 0.2mol/L 的 Na_2HPO_4，充分混合即为 0.2mol/L 的 PB（pH 为 7.4～7.5）。若 pH 偏高或偏低，可通

过改变二者的比例来加以调整，室温保存即可。具体配制方法见附表 1－2。

附表 1－2　0.2mol/L pH7.4 磷酸盐缓冲液（PB）的配制方法

pH	0.2mol/L NaH_2PO_4（ml）	0.2mol/L Na_2HPO_4（ml）
5.7	93.5	6.5
5.8	92.0	8.0
5.9	90.0	10.0
6.0	87.7	12.3
6.1	85.0	15.0
6.2	81.5	18.5
6.3	77.5	22.5
6.4	73.5	26.5
6.5	68.5	31.5
6.6	62.5	37.5
6.7	56.5	43.5
6.8	51.0	49.0
6.9	45.0	55.0
7.0	39.0	61.0
7.1	33.0	67.0
7.2	28.0	72.0
7.3	23.0	67.0
7.4	19.0	81.0
7.5	16.0	84.0
7.6	13.0	87.0
7.7	10.5	89.5
7.8	8.5	91.5
7.9	7.0	93.0
8.0	5.3	94.7

3. 0.01mol/L 磷酸盐缓冲生理盐水（phosphate buffered saline，PBS）

试剂：0.2mol/L PB　　50ml

NaCl　　8.5～9g（约 0.15mol/L）

加双蒸馏水　　至 1000ml

配制方法：称取 NaCl 8.5～9g 及 0.2mol/L 的 PB 50ml，加入 1000ml 的容量瓶中，最后加双蒸馏水至 1000ml，充分摇匀即可。若拟配制 0.02mol/L 的 PBS，则 PB 量加倍即可，依此类推。

说明：PB 和 PBS 是免疫细胞化学实验中最为常用的缓冲液。0.01mol/L 的 PBS 主要用于漂洗组织标本、稀释血清等，其 pH 应在 7.25～7.35 之间，否则需要调整。0.1mol/

L 的 PB 常用于配制固定液、蔗糖等。一般情况下，0.2mol/L PB 的 pH 稍高些，稀释成 0.01mol/L 的 PBS 时，常可达到要求的 pH；若需调整 pH，通常也是调 PB 的 pH。

4. 0.015 mol/L pH 7.2 PBS 配制

试剂：0.2mol/L PB　　75ml（0.2mol/L NaH_2PO_4 21ml，0.2mol/L Na_2HPO_4 54ml）

NaCl　　8.5～9g（约 0.15mol/L）

加双蒸馏水　　至 1000ml

配制方法：称取 NaCl 8.5～9g 及 0.2mol/L 的 PB 75ml，加入 1000ml 的容量瓶中，最后加双蒸馏水至 1000ml，充分摇匀即可。

5. 0.05 mol/L pH 8.6 巴比妥缓冲液的配制（离子强度 0.05）

巴比妥　　1.84g

巴比妥钠　　10.3g

加蒸馏水至　　1000ml

6. pH 7.4 巴比妥缓冲液的配制

（1）贮存液　NaCl 85g，巴比妥 5.75g，巴比妥钠 3.75g，$MgCl_2$ 1.017g，无水 $CaCl_2$ 0.166g，逐一加至热蒸馏水中，溶解冷却后，加蒸馏水至 2000ml，过滤，4℃冰箱内保存备用。

（2）应用液　贮存液 1 份 + 蒸馏水 4 份，当日配用。

7. 0.1mol/L pH 8.4 硼酸缓冲液的配制

四硼酸钠（$Na_2B_4O_7 \cdot 10H_2O$）4.29g，硼酸（H_3BO_3）3.40g，溶后加蒸馏水至 1000ml，用 G3 或 G4 玻璃滤器过滤。

8. 0.2mol/L 醋酸 - 醋酸钠（HAC - NaAC）缓冲液

冰醋酸 11.6ml 加蒸馏水至 1000ml 为 0.2mol/L 醋酸；无水醋酸钠 16.4g 加蒸馏水至 1000ml 为 0.2mol/L 醋酸钠。取 0.2mol/L 醋酸和 0.2mol/L 醋酸钠按比例混合可得到不同 pH 的醋酸 - 醋酸钠缓冲液。具体配制方法见附表 1 - 3。

附表 1 - 3　0.2mol/L 醋酸 - 醋酸钠（HAC - NaAC）缓冲液的配制方法

pH	0.2mol/L 醋酸（ml）	0.2mol/L 醋酸钠（ml）
3.6	46.3	3.7
3.8	44.0	6.0
4.0	41.0	9.0
4.2	36.8	13.2
4.4	30.5	19.5
4.6	25.5	24.5
4.8	20.0	30.0
5.0	14.8	35.2
5.2	10.5	39.5
5.4	8.8	41.2
5.6	4.8	45.2

9. 0.05 mol/L pH 9.6 碳酸盐缓冲液（包被液）

Na_2CO_3	1.6g
$NaHCO_3$	2.9g
NaN_3	0.2g
加蒸馏水至	1000ml

10. PBS - Tween20（标本稀释液）

NaCl	8g
KH_2PO_4	0.2g
$Na_2HPO_4 \cdot 12H_2O$	2.9g
KCl	0.2g
Tween20	0.5ml
加蒸馏水至	1000ml

调节 pH 至7.4，置4℃冰箱内保存备用。用前根据需要按终浓度 10% 加入正常人血清或小牛血清。此溶液用于稀释血清标本。

11. 0.02mol/L pH7.4Tris - HCl - Tween20（“酶标”洗涤液）

Tris	2.42 g
1mol/L HCl	13.0ml
Tween20	0.5ml
加蒸馏水至	1000ml

12. 底物（邻苯二胺）稀释液

柠檬酸（19.2g/L）	48.6ml
$Na_2HPO_4 \cdot 12H_2O$（71.7g/L）	51.4ml

13. 底物（邻苯二胺）溶液（临用前配制，储于棕色瓶中）

邻苯二胺	40mg
底物稀释液	100ml
30% H_2O_2	0.15ml

14. TMB 显色液及使用

试剂：TMB，HCl，亚硝基铁氰化钾，无水乙醇。

配制方法：

（1）醋酸盐缓冲液　取 1.0mol/L 的 HCl 190ml 加入 1.0mol/L 的醋酸钠 400ml 中混合，再加蒸馏水稀释至1000ml，用醋酸或 NaOH 将 pH 调至3.3。

（2）A 液　取上述缓冲液5ml，溶解 100mg 亚硝基铁氰化钾，加蒸馏水 92.5ml 混合。

（3）B 液　称取 5mg TMB 加入2.5ml 无水乙醇中，可加热至 37～40℃直到 TMB 完全溶解。

（4）孵育液　放入标本前数秒，取2.5ml B 液及97.5ml A 溶于试管中充分混合（液体在 20min 内应保持清亮的黄绿色，否则可能已有污染）。酶反应时，加入终浓度为 0.005% 的 H_2O_2。

（5）主要显色步骤　组织标本在蒸馏水（或 PBS）中漂洗数次（每次约 10～15min）

后放入未加 H_2O_2 的孵育液中作用 20min（19～30℃），然后向孵育液中放入 H_2O_2（每 100ml 孵育液中加 0.3% 的 H_2O_2 1.0～5.0ml）继续孵育 20min 左右（19～23℃），捞出标本漂洗数次（共 30min 左右）。在 0～4℃ 条件下可在漂洗液放置 4h 直至贴片、脱水、封片。也可在贴片前在 1% 的中性红负染 2～3min，也可在 1% 派诺宁（pH 3.3～3.5）中负染 5min 后贴片、脱水、封片。

说明：TMB 即四甲基联苯胺（Tetrabenzidine）是一种脂溶性较强的基团，因此容易进入细胞与细胞器中的 HRP 反应，且由于这种高度的脂溶性，使其易形成多聚体，在 HRP 活性部位产生粗大的、深蓝色沉淀物，这使得 TMB 成为免疫组化实验中的一种很好的发色团。同时反应产物的沉淀，使得 HRP 的活性部位更加暴露，利于酶氧化反应进行。TMB 的反应产物为深蓝色，利于光镜观察，且反应产物越聚越大，常超出单个细胞器的范围（而 DAB 则被限制在其内），故 TMB 反应的检测阈较低。由于上述优点，目前 TMB 常用于光镜及超微结构水平的 HRP 的研究。需要注意的是：TMB 显色液中的 A 液和 B 液应在 2h 内新鲜配制。另外，TMB 是一种较强的皮肤刺激剂，并有致癌的潜在可能，故使用时应带手套及在通风条件下操作。

15. Alsever 液（阿氏血细胞保存液，常用于保存红细胞）

葡萄糖	2.05g
柠檬酸钠	0.8g
柠檬酸	0.55g
氯化钠	0.42g
加无离子水或双蒸馏水至	100ml

配好后高压灭菌（3.6288kg）20min，置于 4℃ 冰箱内保存备用。血细胞与 Alsever 液的比例为 1∶1～1∶2。

16. Hanks 液

原液甲 NaCl	160g
KCl	8 g
$MgSO_4 \cdot 7H_2O$	2g
$MgCl_2 \cdot 6H_2O$	2g

按顺序溶于 800 ml 双蒸馏水。

$CaCl_2$	2 g

溶于 100ml 双蒸馏水中，两液混合加双蒸馏水至 1000 ml，再加入 2ml 氯仿做防腐剂。盖紧瓶塞。保存于 4℃。

原液乙 $Na_2HPO_4 \cdot 12H_2O$	304g
KH_2PO_4	1.2g
葡萄糖	20g

按顺序溶于 800ml 双蒸馏水。

0.4% 酚红溶液	100ml

将酚红液加到上述溶液中，加双蒸馏水至 1000ml，再加入 2ml 氯仿做防腐剂。盖紧瓶塞。保存于 4℃。

用时按 原液甲 1份

原液乙 1份

双蒸馏水 1份

于10磅（4.536kg）10min高压灭菌，4℃保存1个月。用前以5.6%碳酸氢钠调pH为7.2~7.4，根据需要加青、链霉素。

17. 无Ca^{2+}、Mg^{2+} Hanks液

NaCl	8g
KCl	0.4g
$Na_2HPO_4 \cdot 12H_2O$	0.152g
KH_2PO_4	0.06g
$NaHCO_3$	0.175g
葡萄糖	1g

加蒸馏水1000ml。溶解后115℃灭菌10min，置室温或4℃保存备用。

18. RPMI 1640培养基

1640培养基10.4g（有些商品是以10.4g为一小包装），溶于1000ml双蒸馏水中，过滤除菌后分装，存放于-30℃冰箱中备用。临用前加入10%的小牛血清及青霉素100U/ml、链霉素100μg/ml，*L*-谷氨酰胺50mg，并用60.0g/L $NaHCO_3$调pH至7.2~7.6。

19. 氨基黑染色液

氨基黑	1g
1mol/L醋酸	500ml
0.1mol/L醋酸钠	500ml

将染料溶解在醋酸溶液中，然后加入醋酸钠溶液。

20. 1%酚红

取1g酚红置于研钵中，加入少量1mol/L NaOH研磨，将溶解溶液移至100ml量瓶中。分批加入1mol/L NaOH研磨，直至酚红溶解，所得染液都移入量瓶中，NaOH的用量不能超过7ml。加双蒸馏水至100ml，过滤，置室温或4℃保存。

21. 台盼蓝染色液

（1）2%台盼蓝水溶液

台盼蓝	2g
蒸馏水	100ml

称取2g台盼蓝放入研钵中，边研磨边加蒸馏水溶解。

（2）1.7%氯化钠水溶液

临用前取（1）、（2）等量混合，离心沉淀10min，取上清液供染色用。混合后的染液存放过久易发生沉淀，故应新鲜配制使用。

22. 0.5%伊红-Y染色液

伊红-Y	0.5g
蒸馏水	100ml

称取伊红-Y 0.5g溶解于100ml蒸馏水中，放置2天后用滤纸过滤，取滤液供染色用。

23. 瑞氏（Wright）染色液

称取瑞氏粉 0.1g，放入研钵中，充分研细后缓慢加入 60ml 甲醇，边加边研磨，直到染料溶解，过滤，贮存于棕色试剂瓶中，密封，经常摇动，1 周后可用，保存半年以上染色效果好。

24. 姬姆萨（Giemsa）染色液

姬姆萨粉	0.5g
甘油	33ml
甲醇	33ml

先将姬姆萨粉加入甘油内，置 60℃水浴箱内 2h，再加入甲醇充分溶解，混合即可。

25. 瑞氏－姬姆萨染色液

瑞氏染液	5ml
姬姆萨染液	1ml
双蒸馏水（或 PB）	6ml

取瑞氏染液 5ml，姬姆萨染液 1ml，加双蒸馏水或磷酸盐缓冲液（PB，pH 6.4～7.0）6ml 混匀，如有沉淀生成，则重新配制。

26. 中性红染色液

中性红	125mg
无水乙醇	65ml

取中性红 125mg 溶解于 65ml 无水乙醇中，置 4℃冰箱保存，使用时再以无水乙醇稀释 1 倍，如有沉淀可用滤纸过滤。

27. 吕氏碱性美蓝染液

溶液 A	美蓝 0.6g	95% 乙醇 30ml
溶液 B	氢氧化钾 0.01g	蒸馏水 100ml

分别配制溶液 A 和 B，配好后混合即可。

28. 1N HCl 溶液

取比重为 1.19 的盐酸 8.3ml，加蒸馏水稀释成 1000ml。

29. 1N NaOH 溶液

称取化学纯 NaOH 40g 溶于 1000ml 蒸馏水中。

30. 3，3－二氨基联苯胺四盐酸盐（DAB，Diaminobenzidine）显色液

试剂：DAB	50mg
0.05mol/L pH7.6 Tris 缓冲生理盐水（TBS）	100ml
30% H_2O_2	30～40μl

配制方法：先以少量 0.05mol/LpH 7.6 的 TBS 溶解 DAB，然后加入余量 TBS，充分摇匀，使 DAB 终浓度为 0.05%，过滤后显色前加入 30% 的 $H_2O_2$30～40μl，使其终浓度为 0.01%。

DAB 显色液主要用于免疫过氧化物酶法（如酶标法、PAP 法等），其终产物可直接在光镜下观察，也可经四氧化锇（OsO_4）处理后，增加反应产物的电子密度，用于电镜观察。但有几点需注意：DAB 溶解要完全，否则未溶解的颗粒沉积于标本上影响观察；

DAB浓度不易过高，否则显色液呈棕色，增加背景染色；另外DAB有致癌作用，故操作时应戴手套，尽量避免与皮肤接触，用后及时彻底冲洗，而接触DAB的实验用品最好经洗液浸泡24h后使用。

31. 0.5mol/L pH7.6的Tris－HCl缓冲液

试剂：Tris（三羟甲基氨基甲烷）　60.57g

1N HCl　420ml

加双蒸馏水至　1000ml

配制方法：先以少量双蒸馏水（300～500ml）溶解Tris，加入HCl后，用1N的HCl或1N的NaOH将pH调至7.6，最后加双蒸馏水至1000ml。此液为储备液，于4℃冰箱中保存。免疫细胞化学中常用的Tris－HCl缓冲液浓度为0.05mol/L，用时取储备液稀释10倍即可。

说明：该液主要用于配制Tris缓冲生理盐水（TBS）、DAB显色液。

32. 0.05mol/L Tris－HCl缓冲液（pH 7.19～9.10）　具体配制方法见附表1－4。

附表1－4　0.05mol/L Tris－HCl缓冲液（pH 7.19～9.10）的配制方法

pH	0.2mol/L Tris（ml）	0.2mol/L HCl（ml）	H_2O
7.19	10.0	18.0	12.0
7.36	10.0	17.0	13.0
7.54	10.0	16.0	14.0
7.66	10.0	15.0	15.0
7.77	10.0	14.0	16.0
7.87	10.0	13.0	17.0
7.96	10.0	12.0	18.0
8.05	10.0	11.0	19.0
8.14	10.0	10.0	20.0
8.23	10.0	9.0	21.0
8.32	10.0	8.0	22.0
8.41	10.0	7.0	23.0
8.51	10.0	6.0	24.0
8.62	10.0	5.0	25.0
8.74	10.0	4.0	26.0
8.92	10.0	3.0	27.0
9.10	10.0	2.0	28.0

33. 聚蔗糖－泛影葡胺分层液（比重 1.077 ±0.001）

（1）用双蒸馏水将 400g/L 葡聚糖（Ficoll，分子量 40 万）溶液或干粉配成 60g/L 溶液，其比重为 1.020。

（2）用生理盐水将 600g/L 或 750g/L 泛影葡胺（Hypaque）配成 340g/L 溶液，其比重为 1.200。

（3）取 2 份 60g/L 葡聚糖与 1 份 340g/L 泛影葡胺混合，pH 应为 7.2～7.4；一般偏酸，可用 $NaHCO_3$ 调节 pH。

（4）用波美比重计测比重应为 1.077 ±0.001；如超出 1.078，用 60g/L 葡聚糖溶液调节；如低于 1.076，用 340g/L 泛影葡胺溶液调节。

（5）过滤除菌，或 112 ℃灭菌 15min。置 4℃保存备用，一般可保存 3 个月。

34. 肝素抗凝剂　取肝素用 Hanks 液（或其他溶剂）稀释至终浓度为 250U/ml，112℃灭菌 15min（或 115 ℃ 10min）后分装，－20℃保存。用时按每毫升血液加 0.1～0.2ml 肝素抗凝。或按实验要求浓度配制、使用。

（赵晋英）

附录二　洗液的配制

清洁液的配制：

玻璃器皿清洗液分强液和弱液 2 种，根据用途的不同可自由选择。

稀浓度：	重铬酸钾	50g
	浓硫酸	100ml
	自来水	850ml
浓浓度：	重铬酸钾	40g
	浓硫酸	800ml
	自来水	160ml

先将重铬酸钾加水混匀后，加热搅拌至溶解，冷却（不能让重铬酸钾结晶析出），倒入较大的器皿（耐酸塑料或瓷钵等）内。将器皿放入冷水中，再将浓硫酸缓慢加入，边加边搅拌，配好的洗液应呈酱色，无红色结晶物析出。

注意：配制好的清洁液应存放于有盖的玻璃、耐酸塑料器皿内。需要浸泡的玻璃器皿一定要干燥。如果清洁液经过长期使用已呈黑色，表明已经失效，不宜再用。由于清洁液有强腐蚀性，故操作时要特别注意，一般要带橡胶手套。

（赵晋英）

附录三　微量加样器质控及校准标准操作程序

微量加样器作为一种简便、快捷、精密的液体计量器具，已被广泛应用于临床实验室，已成为实验室定量移取各种液体样品或试剂的必不可少的仪器设备。微量加样器的吸液量准确与否与实验结果的准确性密切相关，尤其对定量分析的影响更为显著。因此，对医学检验专业学生来说，熟练掌握微量加样器的正确使用方法是实验教学的重要目标之一。以下对如何正确使用微量加样器及其校准等进行介绍。

一、微量加样器的使用

1. 设定容量值　加样前，应逆时针或顺时针转动微量加样器的调节旋钮，将微量加样器调至所需吸取液体量值的位置上来设定移液量。

2. 吸液　标准吸液步骤如下：

（1）把按钮压至第一停点。

（2）垂直握持加样器，使吸头浸入液样中，浸入液体深度视型号而定（附表3－1）。

（3）缓慢、平稳地松开按钮，吸液样。等1s后将吸头提离液面。以药用吸纸抹去吸嘴外面可能附着的液滴，小心勿触及吸头口。

附表3－1　加样器型号与吸头侵入液体深度的关系

加样器型号	侵入液体深度（mm）
P2 和 P10	≤1
P20 和 P100	2～3
P200 和 P1000	2～4
P5000	3～6
P10ML	5～7

3. 放液

（1）将吸头口贴到容器内壁或底部并保持10°～40°倾斜缓慢放液，以免在加样的容器中形成气泡，影响后续反应。

（2）平稳地把按钮压到第一停点。等1s后再把按钮压到第二停点以排出剩余液体。

（3）压住按钮，同时提起加样器，使吸头贴容器壁擦过。

（4）松开按钮。

（5）按吸头弹射器除去吸头（只有改用不同液体时才需要换吸头）。

4. 预洗　当装上一个新吸头（或改变吸取的容量值）时应预洗吸头，先吸入1次液样并将之排回原容器中。预洗新吸头能有效提高移液的精确度和重现性。这是因为第一次吸取的液体会在吸头内壁形成液膜，导致计量误差。而同一吸头在连续操作时液膜相对保持不变，故第二次吸液时误差即可消除。

5. 高密度及黏稠液体的吸取 可将容量计的读数调到低于所需值来进行补偿。例如，用P20移液器转移10μl血清。先将读数调到10μl，吸取后以重量法测定。如实测体积为9.5μl，即偏差为0.5μl，则将读数调到10.5μl并重复1次。如第二次测定仍不够准确，根据偏差再做调整。排放致密或黏稠液体时，宜在第一停点多等1～2s再压到第二停点。

6. 加样器吸头 加样器吸头是整个移液系统的有机组成部分，基本要求如下：

（1）必须有高机械、热力学和化学稳定性，且纯度高，生产过程纯净，无有机或化学物质（如染料）和重金属污染。

（2）环口密封良好、薄壁和嘴口尖细，将使得在加样时，吸头的安装或卸脱更加容易。

（3）吸头管壁有弹性，加样吸液时不产生漩涡，加样的精密度就更高。

（4）吸头嘴口无毛刺，表面光洁平滑，黏湿性就小，可避免液体流外壁引起的误差。

（5）吸头与加样器上吸头套密封完好，防止空气泄露而造成加样精度或准确度的误差。

（6）吸头应有液体容积刻度线。D200吸头在20μl和100μl有标记；D1000吸头在300μl处有标记；D10吸头在2μl处有标记。

（7）吸头应在121℃及1Pa压力下消毒20min。如果在使用加样器加样中，想绝对避免样品与样品、样品与加样器或样品与操作人员之间的污染，建议使用Diamand带滤芯吸头。Diamand带滤芯吸头可以经高温消毒，其内置滤芯不会损坏。

二、微量加样器的校准

加样器的吸入容量准确与否与实验结果的准确性密切相关，尤其对定量分析的影响更为显著。加样器长期使用后弹簧变形、弹力减小以及器件磨损等，均可导致加样器吸入液体量出现误差。新购的加样器失准率为1.56%，使用后可达到21.7%～47.6%，所以必须定期校准加样器。

加样器容量性能的鉴定，可根据国际标准化组织（ISO）文件ISO/DIS8655和国家技术监督局颁发的有关定量、可调移液器的中华人民共和国国家计量检定规定——《定量、可调移液器试行检定规程》（JJG646－90）规定的重量测试方法。这是目前用于此类仪器有效地校准方法。实验室可根据上述文件建立本室加样器校准的标准操作程序（SOP），下面是一个加样器校准的具体实例。

加样器校准标准操作程序：

1. 适用加样器范围 各种品牌、型号的固定、可调或多通道加样器。

2. 校准环境和用具要求

（1）室温20～25℃，测定中波动范围不大于±0.5℃。

（2）电子天平 放置于无尘和无震动影响的台面上，房间尽可能有空调。称量时，为保证天平的湿度（相对湿度60%～90%）；天平内应放置10ml蒸馏水的小烧杯。

（3）烧杯 5～10ml体积。

（4）测定液体 温度为20～25℃的去气双蒸馏水。

3. 选定校准体积

（1）拟校准体积。

（2）加样器标定体积的中间体积。

（3）最小可调体积（不小于拟校准体积的10%）。如为固定体积加样器，则只有一种校准体积。

4. 校准步骤

（1）将加样器调至拟校准体积，选择合适的吸头。

（2）调节好天平。

（3）来回吸吹蒸馏水3次，以使吸头湿润，用纱布拭干吸头。

（4）垂直握持加样器，将吸头浸入液面2～3mm处，缓慢（1～3s）一致地吸取蒸馏水。

（5）将吸头离开液面，靠在管壁，去掉吸头外面的液体。

（6）将加样器以30°角放入称量烧杯中，缓慢一致地将加样器压至第一档，等待1～3s，再压至第二档，使吸头里的液体完全排出。

（7）记录称量值。

（8）擦干吸头外面。

（9）按上述步骤称量10次。

（10）取10次测定值的均值作为最后加样器吸取的蒸馏水重量，按附表3－2所列蒸馏水在不同温度和气压下的重量与体积的换算因子计算体积。然后，按校准结果调节加样器。

（11）资料记录　将校正结果登记，注明校准时间、校准人员姓名，存档。

附表3－2　蒸馏水重量与体积换算因子

温度（℃）	毫巴（mbar）*					
	800	853	907	960	1013	1067
15	1.0018	1.0018	1.0019	1.0019	1.0020	1.0020
15.5	1.0018	1.0018	1.0019	1.0020	1.0020	1.0020
16	1.0019	1.0020	1.0020	1.0021	1.0021	1.0022
16.5	1.0020	1.0020	1.0021	1.0022	1.0022	1.0023
17	1.0021	1.0021	1.0022	1.0022	1.0023	1.0023
17.5	1.0022	1.0022	1.0023	1.0023	1.0024	1.0024
18	1.0022	1.0023	1.0024	1.0024	1.0025	1.0025
18.5	1.0023	1.0024	1.0025	1.0025	1.0026	1.0026
19	1.0024	1.0025	1.0025	1.0026	1.0027	1.0027
19.5	1.0025	1.0026	1.0026	1.0027	1.0028	1.0028
20	1.0026	1.0027	1.0027	1.0028	1.0029	1.0029
20.5	1.0027	1.0028	1.0028	1.0029	1.0030	1.0030
21	1.0028	1.0029	1.0030	1.0030	1.0031	1.0031
21.5	1.0030	1.0030	1.0031	1.0031	1.0032	1.0032
22	1.0031	1.0031	1.0032	1.0032	1.0033	1.0033
22.5	1.0032	1.0032	1.0033	1.0033	1.0034	1.0035

续表

温度	毫巴 (mbar)*					
(℃)	800	853	907	960	1013	1067
23	1.0033	1.0033	1.0034	1.0035	1.0035	1.0036
23.5	1.0034	1.0035	1.0035	1.0036	1.0036	1.0037
24	1.0035	1.0036	1.0036	1.0037	1.0038	1.0038
24.5	1.0037	1.0037	1.0038	1.0038	1.0039	1.0039
25	1.0038	1.0038	1.0039	1.0039	1.0040	1.0041
25.5	1.0039	1.0040	1.0040	1.0041	1.0041	1.0042
26	1.0040	1.0041	1.0042	1.0042	1.0043	1.0043
26.5	1.0042	1.0042	1.0043	1.0043	1.0044	1.0045
27	1.0043	1.0044	1.0044	1.0045	1.0045	1.0046
27.5	1.0044	1.0045	1.0046	1.0046	1.0047	1.0047
28	1.0046	1.0046	1.0047	1.0048	1.0048	1.0049
28.5	1.0047	1.0048	1.0048	1.0049	1.0050	1.0050
29	1.0049	1.0049	1.0050	1.0050	1.0051	1.0052
29.5	1.0050	1.0051	1.0051	1.0052	1.0052	1.0053
30	1.0052	1.0052	1.0053	1.0053	1.0054	1.0055

注：*1 mbar = 0.1 kPa。

（赵晋英）

参 考 文 献

[1] 叶应妩，王毓三，申子瑜．全国临床检验操作规程［M］．第3版，南京：东南大学出版社，2006.
[2] 吴俊英．免疫学检验［M］．北京：高等教育出版社，2008.
[3] 刘辉．临床免疫学与免疫检验实验指导［M］．第2版．北京：人民卫生出版社，2005.
[4] 吕世静．临床免疫学检验实验指导［M］．全国高等医药院校规划教材（供医学检验，临床医学专业用）［M］．北京：中国医药科技出版社，2004.
[5] 吕世静．免疫学检验［M］．第2版．北京：人民卫生出版社，2004.
[6] 季育华．临床检验免疫学实验指导全国高等学校医学规划教材（供医学检验等专业用）［M］．北京：高等教育出版社，2006.
[7] 鲜尽红．免疫学检验［M］．第2版．北京：人民卫生出版社，2008.
[8] 王兰兰．临床免疫学和免疫学检验－全国高等医药院校规划教材（供医学检验专业用）［M］．第3版．北京：人民卫生出版社，2003.
[9] 刘辉．临床免疫学与检验实验指导［M］．第3版．北京：人民卫生出版社，2008.
[10] 郭尧君．蛋白质电泳试验技术［M］．第2版．北京：科学出版社，2005.
[11] 陈占良，丑广程．临床检验操作技术系列丛书－免疫学检验分册［M］．北京：军事医学科学出版社，2007.
[12] 许以平．现代免疫学检验与临床实践（第四分册）－现代检验学与临床实践丛书［M］．上海：上海科学技术文献出版社，2007.
[13] 朱正美，刘辉．简明免疫学实验技术［M］．北京：科学出版社，2002.
[14] 李开金，林逢春．医学检验专业实验教材［M］．昆明：云南科技出版社，2004.